PROFESSION INFIRMIÈRE

YOLANDE COHEN

Profession infirmière

Une histoire des soins dans les hôpitaux du Québec

LES PRESSES DE L'UNIVERSITÉ DE MONTRÉAL

À Marcel Fournier

Je remercie sincèrement Nadia Fahmy Eid
qui a bien voulu me faire l'amitié de relire le manuscrit.

Données de catalogage avant publication (Canada)

Cohen, Yolande
Profession infirmière: une histoire des soins dans les hôpitaux du Québec

Comprend des réf. bibliogr.

ISBN 2-7606-1764-5

1. Soins infirmiers – Québec (Province) – Histoire.
2. Infirmières – Québec (Province) – Associations – Histoire.
3. Soins infirmiers – Pratique – Québec (Province) – Histoire.
4. Collaboration infirmière-médecin – Québec (Province) – Histoire.
5. Infirmières – Québec (Province) – Biographies.
I. Titre.

RT6.Q8C63 2000 610.73'09714 C00-940566-6

Les Presses de l'Université de Montréal remercient le ministère du Patrimoine canadien du soutien qui leur est accordé dans le cadre du Programme d'aide au développement de l'industrie de l'édition.

Les Presses de l'Université de Montréal remercient également le Conseil des Arts du Canada et la Société de développement des entreprises culturelles du Québec (SODEC).

Dépôt légal: 2e trimestre 2000
Bibliothèque nationale du Québec

IMPRIMÉ AU CANADA

Introduction

POLYVALENTE, encore presque exclusivement exercée par des femmes et incomplètement intégrée à la médecine, la profession d'infirmière pratiquée au Québec a connu une histoire complexe, qui déborde largement les revendications syndicales ou les réformes législatives. Et si la reconnaissance professionnelle est désormais acquise, les avantages qui en découlent généralement ne le sont pas toujours.

Considéré dans une perspective historique, le « virage ambulatoire » amorcé ces dernières années, apparaît comme un retour du balancier. Après un mouvement en faveur de l'institutionnalisation des soins infirmiers dans les années 1930 qui fera quasiment disparaître les services privés d'infirmières, aujourd'hui, près de la moitié des 67 000 infirmières du Québec — dont plus de 30 000 travaillent à temps partiel — exercent leur métier à l'extérieur des hôpitaux[1].

Affectées par des réformes principalement motivées par des impératifs économiques, les infirmières ont néanmoins choisi de participer à la reconstruction du réseau de la santé, ce que l'Ordre des infirmiè-

1. Grand reportage de Carole BEAULIEU, *L'actualité,* 15 juin 1997, vol. 22, nº 10, p. 14-34.

res et infirmiers du Québec (OIIQ) appelle le « virage clientèle ». Or, si la terminologie peut sembler nouvelle, l'histoire mouvementée et passionnante des infirmières au Québec témoigne de cette tension constante entre les impératifs professionnels et ceux créées par les liens privilégiés avec les patients. Le rappel, par un récent congrès de l'OIIQ, des pouvoirs réconfortants des infirmières dans « une société en mal de sollicitude » indique bien les priorités mises dans l'aspect humain des soins. En fait, une histoire des soins infirmiers doit avoir pour but d'illustrer les différentes influences qui ont marqué cette profession.

Or, cette histoire, déjà largement défrichée grâce aux préoccupations de la recherche féministe, a déjà produit des résultats et des interprétations fort pertinentes. Certes, elle s'est construite sur de solides bases. L'interprétation traditionnelle, qui a privilégié une approche évolutive du métier à la profession, a fait une large place à la lutte des pionnières pour obtenir le titre d'infirmière enregistrée et accéder au statut de profession à part entière[2]. L'issue de cette lutte est cependant loin de faire l'unanimité et favorise l'émergence de nouvelles analyses[3].

Ainsi en est-il de l'approche qui considère les soins infirmiers en termes d'organisation du travail, de prolétarisation du travail infirmier, de rationalisation de l'industrie des soins. Dans cette perspective, et à l'inverse de la précédente qui fait de l'histoire du nursing une longue conquête vers plus d'autonomie pour arriver graduellement à l'obtention du statut professionnel, les infirmières verraient leurs conditions de travail se dégrader, de la relative autonomie du

2. Édouard DESJARDINS, Suzanne GIROUX et Eileen FLANAGAN, *Histoire de la profession infirmière au Québec,* Montréal, AIPQ, 1970, 270 p.
3. Amitai ETZION (dir.), *The Semi-Professions and Their Organization*, New York, 1969. Voir dans une perspective féministe, Jo-Anne ASHLEY, *Hospitals, Paternalism and the Role of the Nurse*, New York, 1976. Voir aussi Mary KINNEAR, *Subordination, Professional Women, 1870-1970*, Montréal, McGill-Queen's University Press, 1995. Celia DAVIES préfère situer historiquement cette bataille et la réduire à une bataille pour la professionnalisation ou à une idéologie professionnelle, « Professionalizing Strategies as Time and Culture-Bound: American and British Nursing, Circa 1893 » in LAGEMANN (dir.), *Nursing History: New Perspectives, New Possibilities,* New York, Columbia University, Teachers' College Press, 1983.

travailleur indépendant avant la Seconde Guerre mondiale au travailleur salarié et syndiqué, encadré de façon rigide par une hiérarchie stricte et des réglements draconiens. Ce type d'analyse, plus matérialiste, explique bien l'évolution du travail infirmier et sa syndicalisation. Il laisse toutefois dans l'ombre un élément central, le fait que ce soit majoritairement des femmes qui effectuent ce travail. C'est à cette question qu'une pléthore de travaux s'intéressent, pour montrer l'incidence des rapports de genre dans la définition des tâches et des savoirs infirmiers. Les plus récentes synthèses considèrent la catégorie de genre comme aussi importante que celle de profession pour analyser l'évolution du nursing au Canada[4].

Genre, travail et ethnicité

L'apparition au tournant du siècle d'un métier directement lié à l'identité de genre féminin ne manque pas de surprendre. À un moment où les interdits frappent le travail des femmes d'un opprobre sans pareil, se constitue une niche accommodant parfaitement le travail des femmes, qui devient aussi, on l'a abondamment souligné ensuite, un ghetto d'emploi féminin, soumis à des règles et à une discipline particulières. Certes, on le sait, les femmes occupent déjà des emplois salariés dans certains secteurs sous-qualifiés, comme le travail domestique, l'emploi dans les industries textiles, et dans la confection. Le métier d'infirmière, comme d'ailleurs celui d'institutrice, présente la particularité de s'adresser à des jeunes filles, issues de familles aisées, et pouvant devenir, du moins telle en est l'ambition initiale, une véritable carrière.

Toutefois, contrairement aux carrières en éducation, d'abord masculines et qui se sont féminisées avec l'accession partielle des femmes à l'éducation supérieure[5], le métier d'infirmière se modèle sur des valeurs exclusivement féminines. Pour que se réalise ce projet, il ne suffit pas que des visionnaires telles que Florence Nightingale en

4. Alice BAUMGART et Jenniece LARSEN (dir.), *Canadian Nursing Faces the Future : Development and Change*, St. Louis, 1988 ; Janet KERR et Jannetta MACPHAIL, *Canadian Nursing: Issues and Perspectives*, St. Louis, 1991.
5. N. THIVIERGE et M. TREMBLAY, « Féminisation des sciences de l'administration et insertion des diplômées dans la carrière », in Nicole THIVIERGE (dir.), *Savoir et développement: pour une histoire de l'UQAR*, Rimouski, GRIDEQ/UQAR, 1994, p. 191-224.

fassent la promotion, il faut encore que certaines conditions soient réunies. Plusieurs hypothèses ont été avancées pour expliquer la transformation d'une activité charitable en un véritable corps de métier revendiquant sa place dans les professions de la santé dans les pays occidentaux.

La présence d'un large mouvement philanthropique qui fait la promotion d'idéaux de charité et de dévouement féminins explique en partie l'apparition du nursing au tournant du siècle. L'orientation d'une profession réservée aux femmes suggère un processus de professionnalisation incomplet. D'autres arguments sont apportés à l'appui de cette analyse.

Les dames patronnesses recrutées dans le mouvement philanthropique ont imposé le modèle médical au nursing[6]. Les contraintes de l'idéologie professionnelle ont ainsi entravé le développement d'une solidarité féministe, soudant artificiellement les infirmières aux valeurs diffusées par les classes moyennes aisées auxquelles les pionnières de la réforme des soins infirmiers appartenaient. Mais c'est aussi cette idéologie qui a permis aux infirmières de se construire une place dans le système de santé. D'autres interprétations renforcent cette analyse en y ajoutant la variable confessionnelle et ethnolinguistique.

Au Canada, le travail infirmier est différent selon les origines confessionnelles, régionales, sexuelles et ethniques de celles et ceux qui l'exercent[7]. Le rôle de l'Église catholique au Québec apparaît comme l'élément qui retarde l'introduction de la science et de la modernisation. Cette impression mérite d'être nuancée[8]. On a égale-

6. Susan M. REVERBY, *Order to Care: The Dilemma of American Nursing, 1850-1945*, Cambridge History of Medicine, 1987, 286 p. voir aussi Meryn STUART in DODD et GORHAM, *Caring and Curing: Historical Perspectives on Women and Healing in Canada*, Ottawa, University of Ottawa Press, 1994.
7. Kathryn MCPHERSON, *Bedside Matters: The Transformation of Canadian Nursing, 1900-1990*, Toronto, Oxford University Press, 1996.
8. Les travaux de Goulet, Fournier, Gingras, Keel, Laurin et Juteau nuancent chacun à leur façon cette idée, en précisant les rapports entre science, religion et genre. Marcel FOURNIER, Yves GINGRAS et Othmar KEEL, *Science et médecine au Québec : perspectives socio-historiques*, Québec, IQRC, 1987 ; Denis GOULET, *Histoire de la Faculté de médecine de l'Université de Mont-*

ment montré une profession en proie à des contraintes importantes où les conditions de travail et le mode de recrutement ont conduit les infirmières à se doter de modes pluriels de représentation (syndicats, amicales, corporations...). Ces ambivalences ne peuvent s'expliquer par le seul fait que l'on a ici affaire à une profession fortement identifiée au genre féminin[9]. D'autres professions, qui furent d'abord masculines, ont été tiraillées par des contraintes similaires. Ce qui suggère l'intérêt de multiplier les angles d'approche pour mieux cerner cette histoire : aux catégories de genre qu'il faut scruter, ajoutons l'analyse du rôle de l'État, observons la détermination des associations volontaires et professionnelles, la participation des médecins, le rôle des institutions hospitalières et de leurs directions (souvent religieuses).

Les infirmières dans les statistiques

Les infirmières apparaissent dans les statistiques canadiennes pour la première fois dans le recensement de 1911 : elles y sont identifiées comme aides familiales. Leur nombre connaît une importante progression à partir de 1921, date à laquelle presque toutes les provinces ont accordé l'enregistrement et la reconnaissance professionnelle.

De 463 en 1911, les infirmières sont 3142 dix ans plus tard et 7224 en 1951. C'est donc une carrière qui n'est pas affectée par la Crise ou la guerre. C'est également un métier qui concentre à Montréal une bonne moitié de ses effectifs. Notons par ailleurs que c'est un métier où dominent les femmes âgées de 25 ans et plus, avant 1911. Cette structure par âge restera prépondérante (51% d'entre elles ayant 35 ans et plus en 1951), ce qui ne manque pas d'étonner, compte tenu de la propension plus grande des jeunes femmes à occuper des emplois rémunérés. Il faudra bien sûr tenir compte du statut civil des infirmières pour expliquer ce phénomène : se maintiennent dans cette carrière des femmes à 93,8% célibataires en 1941 et encore à 86,75% en 1951.

réal, 1843-1993, Montréal, VLB, 1993 ; Danielle Juteau et Nicole Laurin, *Un métier et une vocation : le travail des religieuses au Québec de 1901 à 1971*, Montréal, Presses de l'Université de Montréal, 1996.

9. Comme le suggère Mary Kinnear, *op. cit.*

Le fort taux de célibat reste une donnée majeure du statut d'infirmière avant la Seconde Guerre mondiale. Avec la valorisation qu'elle gagne dans les années 1920, la profession d'infirmière semble avoir suivi la trajectoire voulue par les pionnières. Ce qui expliquerait en partie l'engouement des femmes pour ce type de profession durant une période où le travail salarié féminin est en déclin. Et ce, même si cette profession n'est ouverte qu'à un nombre très restreint de femmes, surtout âgées de 35 ans et plus, et pour la plupart célibataires (moins de 1% de la population active féminine). Les exclusions, grands marqueurs de la distinction voulue par les pionnières, seront nombreuses: la moralité, la couleur de la peau, l'origine sociale, la pratique religieuse, la langue parlée, etc. Pour être infirmière, il faut être une femme, mais toutes les femmes ne peuvent devenir infirmières. Il sera intéressant de voir comment ces critères de sélection sont mis en place et comment les modèles auxquels ils réfèrent sont transformés au cours de la période étudiée.

Le second grand changement que révèlent les chiffres se situe au sein même de la profession: il s'agit de la répartition entre les infirmières employées dans les hôpitaux, celles en service privé et celles en santé publique. La proportion s'inverse en 10 ans et passe de 60% pour les infirmières en service privé en 1930 (6370), à 31% en 1943 (6387), tandis que l'emploi des infirmières dans les hôpitaux augmente considérablement; il passe de 14% en santé publique en 1930 (1521) et 25% en hôpital (2639) à 69% en 1943 (13 959). Ces chiffres indiquent bien la tendance lourde du travail infirmier, en institution, qui s'accentue après la Seconde Guerre mondiale[10].

Ces chiffres suggèrent aussi d'autres pistes de recherche: les débats autour de la professionnalisation des infirmières ont lieu alors que les soins infirmiers sont majoritairement privés, souvent dispensés à domicile et s'apparentant encore à des services domestiques indifférenciés. Ces débats ont-ils suscité l'émergence de soins spécialisés et d'un corps d'infirmières compétentes? En outre, une fois reconnu le statut d'infirmière enregistrée, plusieurs sous-catégories d'infirmières continuent d'œuvrer au sein de la profession et rendent la lecture des statistiques encore plus difficile: graduées et non-graduées, infirmiè-

10. Ces chiffres sont repris par K. McPHERSON du Rapport Weir, *op. cit.* Voir aussi KINNEAR, *op. cit.*, p. 181.

res en service privé et infirmières dans les hôpitaux ou en service public, religieuses et laïques, etc.

Une histoire multiforme

L'étude que nous proposons est construite autour d'une identité sociale de genre. À l'inverse de la naturalisation, par exemple, le métier d'infirmière vise à socialiser les femmes en tant que telles[11]. On assiste alors à une surdétermination du féminin, source et objet de savoirs, qui donne aux femmes une position exclusive pour occuper le poste de soignante. Toutefois, très vite, les qualités dites intrinsèques de toutes les femmes ne suffisent plus pour être infirmière : s'y ajoutent des caractéristiques nouvelles, telles que la vocation, la mission, la moralité, la discipline, la charité... et plus tard la science, des connaissances sur l'organisation du travail, une éducation formelle spécialisée, etc. Ainsi aux stéréotypes féminins existants, eux-mêmes construits, viennent se greffer d'autres caractéristiques considérées comme typiquement féminines.

Mis en contexte, ce processus est également révélateur d'autres paradoxes. D'abord on transgresse l'interdit du travail féminin, au moment même où il est strictement réglementé (lois limitant le travail des femmes et des enfants, par exemple). Ensuite, le métier d'infirmière apparaît comme répondant à une demande sociale, qu'elle soit formulée par les médecins, qui cherchent une assistante docile, par l'Église qui vise à élargir son emprise sociale, ou par ce que l'on a appelé la croissance de la demande de soins. Mais la demande sociale et les progrès de la science et de la médecine ne font que décrire un processus sans vraiment l'expliquer. Qui demande plus de soins et pour quoi faire ? Pourquoi des soins dans les hôpitaux et pas des soins à domicile ? Pourquoi une telle répartition des tâches entre médecins et infirmières, en fonction de l'identité de genre et de la valorisation du savoir formel par rapport au savoir-faire ? Il s'agira ici de mieux évaluer le rôle des hommes et des femmes dans l'ouverture d'un espace de travail féminin, en le mettant aussi en rapport avec l'extension des sphères d'intervention de

11. Colette GUILLAUMIN, *Sexe, race et pratique du pouvoir : l'idée de nature*, Paris, Cité-femmes, 1992 ; Mathieu JACQUES (dir.), *La mémoire dans la culture*, Sainte-Foy, Presses de l'Université Laval, 1995.

l'État en matière d'assistance sociale. Certaines associations volontaires, corporations et institutions se font les vecteurs d'une demande d'intervention plus grande de l'État dans des secteurs qu'elles jugent névralgiques, telles que la protection de l'enfance, la maternité, ou l'hygiène.

Histoire des identités de genre, histoire des savoirs féminins et des modalités de leur transmission, histoire de l'éducation, histoire de la santé publique, histoire du travail, histoire des pratiques sociales, l'histoire des infirmières est tout cela à la fois[12]. Elle se présente comme une quête active de reconnaissance sociale, par les femmes et pour les femmes, qui ne défie pas sciemment le consensus social sur la définition des rôles sexuels. Nous chercherons à comprendre ce qui a conduit aux différentes transformations de la profession en faisant valoir les raisons intrinsèques et externes aux changements.

La chronologie

Une première périodisation est ainsi suggérée : les balbutiements d'une profession de 1880 à 1920; la professionnalisation de 1920 à 1946; la division entre travail et profession de 1946 à nos jours. C'est à partir de cette périodisation que nous avons établi la structure générale de cet ouvrage, divisé en trois grandes parties chronologiques, elles-mêmes subdivisées en chapitres thématiques[13].

L'histoire des infirmières au Québec s'est donc constituée en trois grands moments : le premier est celui de l'émergence d'une demande de soins (demande sociale mais aussi demande de main-d'œuvre spécialisée dans les hôpitaux), à laquelle on commence par répondre de façon très éclatée et selon les institutions (chaque hôpital devient un

12. Voir entre autres: Susan REVERBY, *op. cit.*; Barbara MELOSH, *The Physician's Hand: Work, Culture and Conflict in American Nursing,* Philadelphie, Temple University Press, 1982; Ellen CONDLIFFE-LAGEMANN (dir.), *op. cit.*; Celia DAVIES (dir.), *Rewriting Nursing History*, Totowa, NJ, Crown Helm London, 1980; Carol GILLIGAN, *In a Different Voice: Psychological Theory and Women's Development,* Cambridge, Mass., Harvard University Press, 1982; Luc BOLTANSKI, *Prime éducation et morale de classe,* Paris, Mouton, 1982; Jacques COMMAILLE, *Les stratégies des femmes*, La Découverte, Paris, 1993; Pierre BOURDIEU, *Le sens pratique*, Éditions de Minuit, Paris, 1980.

13. Cette périodisation recoupe sensiblement celle des soins infirmiers dans d'autres régions du globe, même si son interprétation reste problématique.

microcosme où ces tensions se font jour). Un corps spécialisé d'infirmières naît avec la réforme des soins dans les années 1880.

L'industrialisation et l'urbanisation fournissent le contexte général de cette histoire dont la trame est tissée par de nombreux autres facteurs qu'il s'agit de mettre en lumière. En fait la question qui se pose, au-delà de l'appréciation du changement, c'est comment celui-ci est rendu possible et quels en sont les acteurs principaux.

De telles questions réordonnent l'enquête autour d'éléments à la fois plus conjoncturels et plus profonds. Ainsi, alors même que se déploie un discours libéral, qui laisse aux agences privées (surtout religieuses) les responsabilités de la santé et des soins, différentes associations revendiquent et obtiennent une intervention ponctuelle de l'État dans des secteurs reconnus comme névralgiques. Ainsi, la coalition en faveur de la défense des mères et des enfants réussit à faire admettre la protection de l'enfance comme une urgence nationale, première brèche ouverte dans le non-interventionisme libéral, à l'origine de l'État-providence canadien[14]. Il s'agira de comprendre le rôle des groupes de pression dans la définition de ce qui relève du bien public, et de leur demande de prise en charge collective de prérogatives jusque-là confinées au domaine privé.

La revendication en faveur d'une réforme des soins sera également décisive dans le déploiement de la santé publique, dans lequel se retrouveront une armée d'infirmières, anciennes gardes en service privé recyclées en entrepreneurs indépendantes et infirmières hygiénistes. Là s'arrête toutefois l'influence de groupes extérieurs au milieu de la santé, relayés par les groupes professionnels durant les années qui suivent la Première Guerre mondiale. À partir de cette époque, les soins ne seront plus jamais pareils, bien que l'idéologie professionnelle connaisse aussi ses premières grandes victoires. En effet, à partir de 1913, toutes les provinces canadiennes se dotent d'une loi sur l'enregistrement des infirmières. Au cours de cette

14. JOY, PARR, *Childhood and Family in Canadian History*, Toronto, McClelland and Stewart, 1982; R. L. SCHNELL, « A Children Bureau For Canada: The Origins of The Canadian Council on Child Welfare, 1913-1921» in Allan MOSCOVITCH et Jim ALBERT, *The Benevolent State: The Growth of Welfare in Canada*, Toronto, Garamond Press, 1987, p. 95-110; MITCHINSON, WENDY, « Early Women's Organizations and Social Reform: Prelude to the Welfare State », *ibid.*, p. 77-92.

seconde période, les volontés de professionnalisation du métier se font jour partout, surtout dans les écoles de formation, censées uniformiser la pratique, tandis que le nombre d'infirmières en service privé ne cesse d'augmenter. Tout se passe comme si les exigences professionnelles faisaient office de critères de sélection stricts pour contingenter l'accès à la profession et à l'emploi dans les institutions publiques. Une manière de les contourner pour nombre d'infirmières dans les régions du Québec est de continuer une pratique privée, puisque l'enregistrement n'est pas obligatoire pour exercer. Mais la Loi de l'assistance publique (1921) et la volonté de rendre certains services publics, contiennent en germe la fin d'une façon de faire qui laissait une grande marge d'autonomie à ce genre de professionnels indépendants.

La seconde période est marquée par l'intégration du système de santé à l'État. Alors que les associations canadiennes-anglaises préconisent l'enregistrement comme meilleur moyen de reconnaissance, les canadiennes-françaises tentent de concilier mission apostolique et carrière professionnelle. Cette double revendication aboutit en 1946 à leur rassemblement au sein d'une corporation aux objectifs communs et à une structure semblable à celle des médecins.

À ces réglementations s'ajoutent la subdivision de la profession en plusieurs catégories et l'exaspération des conflits confessionnels qui conduiront à la seconde grande transformation des soins, celle du salariat et de la syndicalisation des infirmières. La spécialisation accrue de la pratique médicale et l'émergence des infirmières auxiliaires dans nombre d'hôpitaux aboutissent à la définition de paramètres plus axés sur le travail que sur la profession, pour caractériser le métier d'infirmière. C'est d'ailleurs à ce moment-là que la mixité apparaît comme le moyen d'éliminer une trop grande identification de la profession au genre féminin et sa subordination au corps médical. Les amendements contenus dans la loi de 1943 intègrent précisément l'ensemble de ces dimensions.

Enfin, l'explosion des divergences de classe plutôt que d'ethnie aboutissent à la constitution de plusieurs catégories d'infirmières qui tenteront de prendre le contrôle sur les autres intervenantes, auxiliaires, préposés, etc. Cette troisième période, qui va de 1946 à 1970, est également marquée par l'explosion de mouvements féministes et nationalistes qui mettent les revendications salariales et identitaires au premier plan.

On le voit, ces différentes étapes marquent l'histoire de la profession comme autant de couches de sédimentation qui se superposent et finissent par en faire un ensemble complexe et contradictoire. À chaque période correspondent des façons de faire, une logique des soins et des cohortes de soignantes particulières. C'est à cet ensemble complexe et mouvant que nous allons consacrer l'essentiel de notre analyse, que nous devons compléter par l'étude de facteurs exogènes, tels que les institutions hospitalières, les conditions de travail en pratique privée. Les hôpitaux occupent une place centrale dans cette histoire : l'environnement hospitalier est déterminant dans la façon dont se construisent les pratiques infirmières. La grande diversité d'institutions et leur tranformation au cours de cette période favorise l'approche qualitative. Les cinq hôpitaux analysés en profondeur, l'Hôtel-Dieu de Montréal, l'hôpital Notre-Dame, le Montreal General Hospital, l'hôpital Sainte-Justine et le Sherbrooke Hospital, offrent une variété de situations. Ils sont situés dans différentes régions du Québec, sont administrés par des ordres religieux ou par des laïques, sont rattachés à des universités francophones ou anglophones, sont la propriété de communautés religieuses ou gérés par des conseils d'administration, et ils sont parmi les premiers à s'être dotés d'écoles d'infirmières. Bien que chacun d'entre eux soit unique, ils n'en constituent pas moins des modèles pour les autres hôpitaux du pays. Ainsi l'Hôtel-Dieu de Montréal, second hôpital fondé en Nouvelle-France, est une institution catholique propriété des hospitalières de Saint-Joseph. Comme les Hôtels-Dieu à Chicoutimi, à Lévis, à Québec et à Trois-Rivières, il met sur pied une école qui s'inscrit dans la première vague d'écoles d'infirmières de la province, dès les années 1890[15]. À l'Hôtel-Dieu de Montréal, les étudiantes laïques sont admises très tôt, contrairement à ce qui se passe en région, où leur admission se fera bien plus tard.

Le Montreal General Hospital est le premier hôpital anglo-protestant d'envergure au Québec et au Canada, qui s'est doté d'une affiliation universitaire très vite ainsi que d'une école d'infirmières établie sur des principes de Nightingale. Il sera le modèle suivi par les autres hôpitaux anglophones du Québec. Les hôpitaux Sainte-

15. Denis Goulet et André Paradis, *Trois siècles d'histoire médicale au Québec. Chronologie des institutions et des pratiques (1639-1939)*, Montréal, VLB, 1992.

Justine, Notre-Dame et de Sherbrooke font partie d'une seconde vague d'institutions, créées au début du xxe siècle et tournées tant vers la science que vers la charité. Notre-Dame et Sainte-Justine font partie de ce petit groupe d'hôpitaux catholiques dirigés par des laïques. Ainsi, Notre-Dame sera une des premières institutions catholiques au Québec à être gérée par les sœurs de la Charité, par un conseil d'administration et par un bureau médical. Sainte-Justine, administrée par les Filles de la Sagesse et par un conseil laïque, présente la particularité d'incorporer travail bénévole et travail rémunéré, entièrement géré par des femmes, pour les soins des femmes et des enfants, à l'instar de ce qui se fait au Children's Hospital. Enfin, le Sherbrooke Hospital représente une autre variété d'hôpital, celle d'un petit hôpital régional, dont on retrouve l'équivalent dans d'autres localités, qui a l'ambition d'être un grand hôpital régional pour les anglo-protestants.

Outre les hôpitaux, dont une grande partie du fonctionnement interne est assurée par des infirmières (gestion, soins infirmiers, enseignement), nous avons également porté notre attention sur tous les autres lieux d'intervention des infirmières, afin de rendre compte de l'ensemble du champ de leur intervention.

1 Les soins comme mission

Centrées sur le corps et son entretien de la naissance à la mort, les pratiques soignantes d'avant l'ère chrétienne sont exercées selon les régions par des experts, hommes ou femmes, qui connaissent les plantes médicinales. On a pu par contre établir une division assez stricte du travail entre, d'une part, les guérisseuses, nourrices, sages-femmes, capables d'aider les autres femmes à donner la vie et à perpétuer la communauté, et d'autre part, les barbiers, embaumeurs, rebouteux, guerriers et médecins qui réparent, cautérisent, incisent les corps blessés[1]. Entre les deux, chamans, prêtres et sorciers s'occupent des âmes et de leur rédemption. L'avènement du christianisme transforme durablement cette configuration, en conférant aux prêtres le pouvoir sur les corps. Dès lors, à moins d'être religieuses, les femmes sont évincées de ces fonctions et dénoncées comme sorcières si elles s'avisent de les exercer.

Cette transformation majeure dans l'histoire des soins traditionnels, qui fait de l'entretien et des soins du corps un enjeu de pouvoir, mérite qu'on s'y arrête. Dès le IIe siècle, dans les diaconats, monastères et abbayes, des petits groupes de femmes se consacrent au soin

1. Marie Françoise Collière, *L'univers de la profession infirmière*, Paris, Presses de Lutèce, 1991.

des pauvres, en faisant vœu de chasteté ou, comme pour les béguines, en restant dans le siècle. Certaines congrégations hospitalières, comme les Augustines de l'Hôtel-Dieu de Paris, marqueront de l'empreinte de l'enfermement et du cloître leur conception des soins. Il se produit alors une rupture entre les soins de voisinage, prodigués par des femmes et des hommes du peuple, et les soins prodigués en institution par des religieuses. Si d'autres ordres échappent à la règle du cloître, comme les Filles de la Charité, plus proches des pauvres dans les dispensaires, les écoles ou les ouvroirs, la finalité spirituelle des soins s'avère prioritaire durant la période qui va du XIVe au début du XVIIIe siècle. On veut ainsi valoriser celles qui oublient leur propre corps pour dispenser les soins aux malades dont on attend, en échange, une certaine reconnaissance. Ce pouvoir sur les corps sera particulièrement significatif en situation coloniale.

L'œuvre humanitaire et hospitalière est une des missions sacrées des communautés religieuses qui arrivaient avec les premiers colons en Nouvelle-France. Les Sœurs de la Miséricorde, les premières à s'établir en 1639, sont bientôt suivies de plusieurs autres, notamment les Sœurs de la Charité de Montréal, communément appelées Sœurs Grises, les Sœurs de Sainte-Anne, les Sœurs de la Providence et les Sœurs de la Congrégation Notre-Dame. Ces communautés fondent les premières missions médicales et introduisent un apprentissage formel des aspirantes infirmières, sur un modèle qui sera repris par les Sœurs de Saint-Joseph de la Flèche à Montréal. Si l'on en croit les relations de Marie de l'Incarnation, les sœurs sont des lettrées qui possèdent les ressources nécessaires (accès à des livres spécialisés et à un réseau de relations influentes) pour exercer leur ministère avec une grande efficacité[2]. Comparées aux nurses et aux sages-femmes des colonies anglo-protestantes avoisinantes, elles bénéficient d'une reconnaissance et d'une situation enviables, tant par leurs savoirs que par le système de soins qu'elles réussissent à établir.

Les valeurs qui ont marqué les soins en milieu franco-catholique relèvent tant de la mission dictée au départ par les seigneurs et leurs épouses que des pratiques établies dans la colonie pour s'y installer et survivre. Fer de lance du mouvement de colonisation, les installations hospitalières érigées en Nouvelle-France sont aussi des entrepri-

2. Natalie Ann ZEMON DAVIS, *Juive, catholique, protestante : trois femmes en marge au XVIIe siecle*, Paris, Éditions du Seuil, 1997.

ses téméraires marquées du sceau de l'espoir de convertir les sauvages en les soignant... Essentiellement le fait de dames de la haute société, préoccupées par la santé des leurs et de celles des colons, les soins infirmiers sont entourés ici d'une aura de prestige, contrairement à la tradition anglaise, où le travail infirmier est effectué par des femmes à tout faire. Même s'il est difficile de connaître les influences réciproques entre pratiques autochtones et pratiques importées, et de mesurer les changements qui en ont résulté (taux de guérison, par exemple), les soins connaissent en Nouvelle-France un essor et une reconnaissance remarquables.

L'étude d'un des premiers hôpitaux du Canada permet d'analyser ce qu'il advient dans la pratique de cette mission au cours des siècles. On distinguera trois grandes étapes dans le processus de réforme des soins : la mission colonisatrice, la mission charitable et la mission féminine. Toutes trois ont pour dénominateur commun de réaliser la mission de rédemption issue de la tradition catholique. Nous verrons ensuite ce que cette triple mission signifie concrètement pour les femmes qui en font leur métier.

Une triple mission apostolique

Jeanne Mance établit l'Hôtel-Dieu de Ville-Marie en 1642, rue Saint-Paul ; pour l'aider à diriger, administrer et soigner, elle a quelques servantes et un médecin chirurgien, Jean Poupée. En 1644, une donation lui permet d'emménager dans des locaux un peu plus vastes et de s'adjoindre, en 1659, trois religieuses hospitalières de Saint-Joseph (Judith Moreau de Brisolles, Catherine Macé et Marie Maillet). Chargée de la gestion de l'hôpital tant que Jeanne Mance en demeure l'administratrice, la congrégation des Sœurs de Saint-Joseph[3] a été fondée en 1636 dans le but « d'exercer auprès des malades toutes les œuvres de Miséricorde, tant spirituelles que temporelles, sans autre but que celui du pur amour de Dieu et de la parfaite charité du prochain[4] ». En 1669, quatre ans avant la mort de

3. Voir Robert LAHAISE, « L'Hôtel-Dieu du Vieux-Montréal », dans *L'Hôtel-Dieu de Montréal 1642-1973* (en collaboration), Montréal, Hurtubise HMH, 1973 ; S. A., *Hôtel-Dieu, le plus ancien hôpital de Montréal,* Montréal, 1973 ; Sœur Jeanne BERNIER, « L'hôpital de Jeanne Mance à Ville-Marie, son évolution à travers les siècles », thèse (1955), Montréal, École d'administration hospitalière, 1957.
4. *AHDM*, S.A., « Notice historique : Hôtel-Dieu de Montréal », 1929.

Jeanne Mance, Louis XIV cède la propriété de l'Hôtel-Dieu de Ville-Marie aux Hospitalières. Ce deuxième plus ancien hôpital au Canada (le premier étant l'Hôtel-Dieu de Québec) demeure jusqu'en 1822 le seul établissement de soins de la région montréalaise, bien que trois incendies majeurs obligent, en 1695, 1721 et 1734, à la reconstruction totale du bâtiment. Devant faire face à des problèmes financiers constants, l'Hôtel-Dieu s'établit à son adresse actuelle, avenue des Pins, en 1861. Il triple sa capacité d'accueil en moins de 20 ans (de 32 lits en 1825 à 100 en 1842), pour atteindre 268 lits en 1902 et 750 en 1949. Dans cet hôpital, général jusqu'à l'aube du XXe siècle[5], les divisions entre hommes et femmes, religieuses et laïques ainsi qu'entre patients payants et non payants (1861) structurent l'organisation du travail dans un contexte entièrement franco-catholique. En tant que propriétaire de l'hôpital, « la Communauté en est la seule administratrice[6] » depuis sa fondation jusqu'à la loi sur les hôpitaux en 1961 et reste présente au conseil d'administration jusqu'à l'étatisation des services de santé en 1970. La supérieure détient ce pouvoir qu'elle délègue à l'hospitalière en chef ou surintendante. Cette dernière s'adjoint des compagnes qui assurent la direction des salles. L'organisation de la vie à l'hôpital est réglée sur celle de la communauté, qui dicte son horaire comme sa discipline.

Cet impératif charitable ne s'impose véritablement dans le monde occidental qu'au milieu du XIXe siècle. La sacralisation du pauvre malade, propre au catholicisme, inspire la réforme de nombreuses communautés augustines et suscite l'apparition de nouvelles congrégations soignantes. Un mouvement de renouveau spirituel marque les ordres religieux enseignants et caritatifs. L'Église catholique consolide son engagement dans le domaine de la santé ; les Sœurs de la Charité, en particulier, définissent un modèle qui sera repris par les diaconesses du côté protestant. La forte féminisation du champ religieux sera un des effets les plus immédiats de la confessionnalisation des soins[7]. C'est dans ce contexte de compétition et d'émulation religieuse qu'il

5. Les départements séparés selon les spécialités médicales font leur entrée en 1899.

6. *ARHSJ*, « Petit coutumier des Religieuses hospitalières de Saint-Joseph, sous la règle de St-Augustin », 1872, chap. V.

7. Isabelle VON BUELTZINGSLOEWEN, « Confessionnalisation et médicalisation des soins aux malades au XIXe siècle », *Revue d'histoire moderne et contemporaine*, 1996, p. 645.

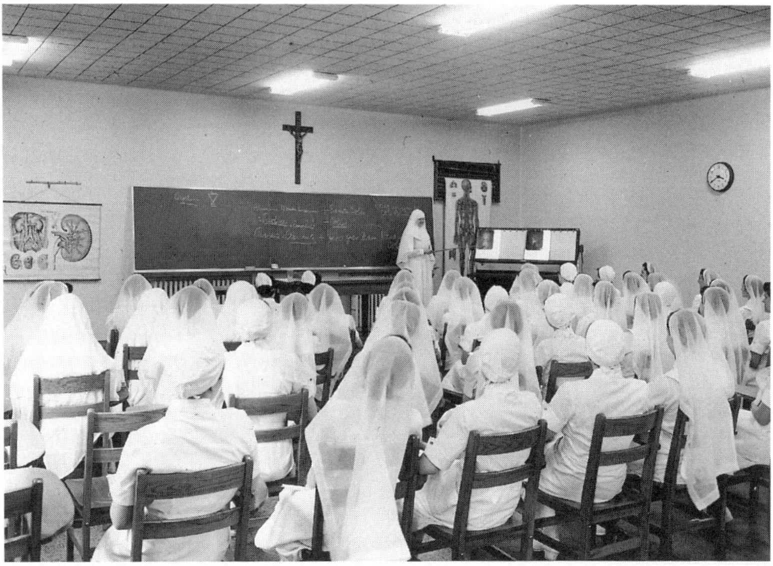

Classe d'étudiantes infirmières, Hôtel-Dieu de Montréal, entre 1952 et 1965. Professeur : sœur Madeleine Bachand, RHSJ, ARHSJ.

faut comprendre les premières entreprises de formation des gardes-malades ; ces tentatives n'aboutiront pas, mais elles marquent l'importance désormais accordée à ces nouvelles soignantes tant par les médecins que par les autorités municipales. L'explosion des effectifs de sœurs catholiques et protestantes au milieu du siècle dernier coïncide avec la croissance du nombre d'hôpitaux et de malades soignés. Le succès rencontré par les sœurs soignantes, tant en Allemagne qu'en France ou en Angleterre, crée une conjoncture doublement favorable à la réforme des soins infirmiers : d'une part, les soins sont désormais imprégnés de dévotion et de don de soi, d'inspiration nettement chrétienne et dont les femmes seraient exclusivement garantes, et d'autre part, la moralisation du métier le rend conforme au rôle de la missionnaire laïque ou religieuse. On le voit, les sœurs vont conférer respectabilité et influence aux soins infirmiers, en plus de les identifier aux qualités féminines.

Un mouvement semblable se manifeste aussi au Canada. L'emprise grandissante exercée par Mgr Jean-Jacques Lartigue et surtout par Mgr Ignace Bourget, évêque de Montréal de 1840 à 1876, sur l'essor du réseau de santé correspond au réveil du catholicisme face aux volontés assimilatrices des Canadiens anglais[8]. Les communautés religieuses occupent pour ainsi dire toute la place, reléguant les associations laïques à un rôle de deuxième ordre[9]. Le gouvernement se questionne parfois sur leurs compétences, mais intervient peu et se limite à leur apporter un certain soutien financier et à agir en période de crise, comme lors de l'épidémie de choléra de 1832 notamment. Malgré l'émergence d'une administration municipale de la santé publique à Montréal entre 1865 et 1885[10], les interventions au niveau municipal sont rares. L'action des Sœurs Grises à l'Hôpital général de Montréal et au Jardin de l'enfance de Saint-Joseph, fondé en 1859, témoigne de la place qu'elles occupent aussi dans le domaine de l'hygiène et de la santé publique. En 1863, sensibles aux conclusions du *French Report from the Health Committee on the Causes of Mortality Among Children*, elles chercheront à établir des critères d'hygiène reconnus pour faire de la prévention partout où elles interviennent. Les Sœurs de la Miséricorde s'associent en 1897 aux docteurs Cormier et Dubé, à qui elles donnent carte blanche pour organiser l'Hospice de la Miséricorde, connu aussi sous le nom de Maternité Sainte-Pélagie, « d'après les principes modernes et les données hygiéniques[11] ». Et leur propre savoir-faire est largement reconnu :

> Leur savoir pourrait faire envie à beaucoup de médecins ; car il est vraiment beau de les voir à l'œuvre, faisant leur diagnostic, ou terminant un accouchement. Elles connaissent parfaitement tous les caractères du pouls et se servent bien du thermomètre[12].

8. Huguette LAPOINTE-ROY, *Charité bien ordonnée. Le premier réseau de lutte contre la pauvreté à Montréal au XIXe siècle*, Montréal, Boréal, 1987 ; Philippe SYLVAIN et Nive VOISINE, *Histoire du catholicisme québécois*, vol. 2, tome 2 : « Réveil et consolidation (1840-1898) », Montréal, Boréal, 1991.
9. Martha DANYLEWYCZ, *Profession religieuse. Un choix pour les Québécoises, 1840-1920*, Montréal, Boréal, 1988.
10. Michael FARLEY *et al.*, « Les commencements de l'administration montréalaise de la santé publique (1865-1885) », *HSTC Bulletin*, n° 21, 1991, p. 85-109.
11. « Crèche de la Miséricorde », *L'Union médicale du Canada*, vol. 26, n° 4, mai 1897, p. 310.
12. « L'Hospice de la Maternité de Montréal », *L'Union médicale du Canada*, vol. 26, n° 11, novembre 1897, p. 695.

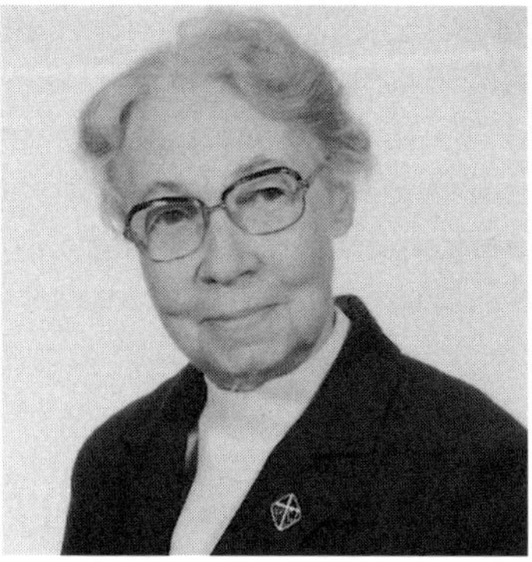

Sœur Béatrice Hébert, RHSJ*,*
neuvième directrice de l'École d'infirmières de l'Hôtel-Dieu de Montréal, 1933-1941 et 1942-1955, ARSHJ.

Toutefois, avec l'émergence des villes industrielles, la prolifération de maladies dues à des épidémies dévastatrices, comme le choléra, la typhoïde et la variole, oblige à une révision des pratiques de soins. Les pratiques charitables de soins se heurtent alors à l'introduction des savoirs scientifiques dans l'univers hospitalier. Les techniques antiseptiques liées à la théorie des germes entraînent une transformation majeure dans la conception des soins et de la médecine, dont les premiers bénéficiaires sont les médecins et les institutions hospitalières. La création d'écoles de haut savoir pour former les médecins a pour effet d'instituer une division étanche entre les savoirs médicaux et les savoir-faire féminins. Les praticiennes du nursing, les sages-femmes et autres guérisseuses seront progressivement mises en marge de l'univers hospitalier. À partir de 1870, la masculinisation du pouvoir médical naissant va de pair avec l'établissement de limites de plus en plus explicites (interdiction d'accès à la profession médicale pour les femmes, par exemple) au sein d'un univers de la santé que l'on veut désormais dominer par la science. De leur côté, les hôpitaux, qui sont pour la plupart la propriété de communautés religieuses soignantes, se verront confrontés à l'extension de leur champ d'intervention en même temps qu'aux demandes contradictoires des médecins. Le cas de l'Hôtel-Dieu de Montréal permet d'illustrer ce processus.

Les médecins de l'Hôtel-Dieu se recrutent majoritairement à l'École de médecine et de chirurgie de Montréal, fondée en 1843 et qui s'associe à l'Université Laval à Montréal en 1891. En 1919, l'Université de Montréal se sépare de l'Université Laval et, deux ans plus tard, la Faculté de médecine revoit ses ententes avec l'administration de l'Hôtel-Dieu. Il s'agit de changer une entente qui « ne répond plus aux besoins de la situation présente » et qui assurerait « sous certaines conditions la direction scientifique de l'Institution, notamment [...] la nomination des médecins de service[13] ». Les médecins cherchent à obtenir plus de pouvoir sur les soins, laissant aux religieuses la « direction économique ». L'accord de 1921 confère donc la direction médicale et scientifique de l'Hôtel-Dieu aux médecins de la Faculté qui s'engagent à « pourvoir l'hôpital de personnel médical compétent[14] ».

La direction médicale passe sous l'autorité conjointe de la supérieure, assistée de son conseil et du bureau médical. Le bureau médical, constitué de l'ensemble des médecins réguliers de l'Hôtel-Dieu, peut « faire tous les règlements qu'il juge propres à assurer le bon fonctionnement des services » sous réserve de « recevoir l'approbation des Autorités de l'Hôpital », c'est-à-dire de la communauté. L'exécutif du Bureau a comme attributions : « a) l'administration disciplinaire [...] du personnel médical ; b) la nomination des médecins réguliers ; c) les promotions ; d) leurs répartitions dans les services ». Toutes les décisions doivent être soumises à l'approbation de la supérieure, même l'élection des sept membres de l'exécutif du bureau médical. Quant à la direction scientifique, qui désigne, selon la nouvelle entente, l'administration des laboratoires, elle relève également du bureau médical qui « ne fera rien de contraire aux désirs des Dames religieuses[15] ». En cas de graves désaccords entre les parties, c'est l'archevêque de Montréal, Mgr Gauthier, qui trancherait le litige. Les diverses clauses de l'entente de 1921 pourraient laisser croire que le pouvoir des médecins de l'Hôtel-Dieu est bien fragile. Les sœurs peuvent tout refuser et le corps médical, s'il se rebiffe, doit se soumettre à l'arbitrage de l'Archevêque. En réalité, la dépendance de l'hôpital envers son personnel médical oblige les religieuses à de nombreux accommodements, d'autant plus importants que les médecins verront leur prestige social et scientifique s'accroître avec le temps.

13. *ARHSJ*, « Petit coutumier des Religieuses hospitalières de Saint-Joseph », 1872, chap. VI.
14. Sr J. Bernier, *op. cit.*, p. 85-86.
15. *AAM*, « Projet d'entente », 1921.

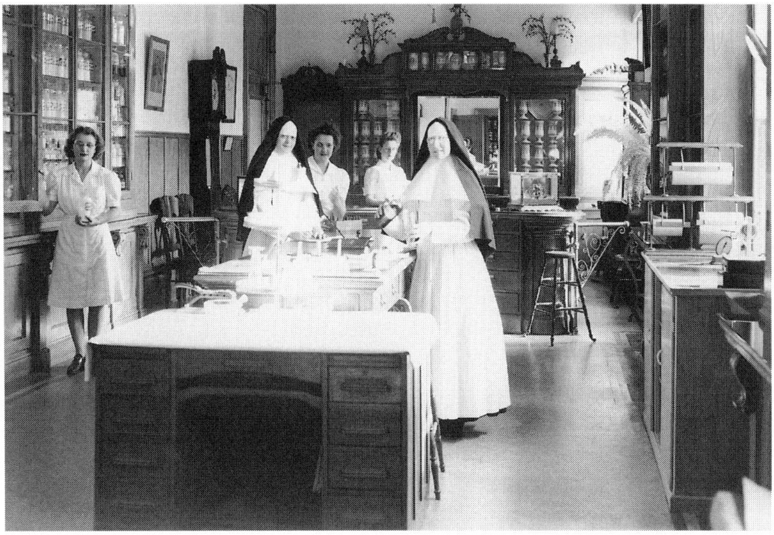

Pharmacie de l'Hôtel-Dieu de Montréal, 1944, ARSHJ.

Ces accommodements inspireront d'ailleurs des réformes à l'Hôtel-Dieu de Québec, où les relations avec les médecins passaient pour être encore plus difficiles. Le règlement de 1901 donne plus de latitude au corps des médecins dans le choix du personnel médical : « Le Séminaire continuera donc à appeler les médecins à l'institution parmi le corps professoral de la Faculté de médecine, les Augustines se réservant seulement d'entériner ou non ce choix[16]. » Ce n'est qu'en 1925 qu'un bureau médical sera constitué[17], avec un pouvoir très

16. François Rousseau, *La croix et le scalpel. Histoire des Augustines et de l'Hôtel-Dieu de Québec,* tome I, Sillery, Septentrion, 1989, p. 99.
17. Rousseau mentionne l'existence de ce comité en 1868, lors d'une plainte sur la ventilation des pavillons, et en 1902 la proposition de constituer un comité de régie interne composé de trois médecins et du chapelain restera sans suite. En 1925, les sœurs approuvent l'initiative des médecins de créer un bureau médical tout en les contraignant à y faire des amendements pour conserver leur pouvoir de réglementation (articles 3 et 4). « Ces articles confèrent au conseil des médecins l'autorité nécessaire pour établir des règles, prendre des initiatives propres à promouvoir le progrès des services de l'hôpital et s'enquérir du fonctionnement des services afin d'assurer la collaboration nécessaire à leur bonne marche. Soucieuses d'éviter toute érosion de leurs pouvoirs de gestion, les Augustines feront ajouter que ces initiatives

limité, du moins jusqu'à la Seconde Guerre mondiale. Les efforts de coopération des Augustines deviennent patents à partir de 1937, mais il est clair que ce sont elles qui détiennent tout le pouvoir administratif et décisionnel à l'hôpital[18].

À Montréal, les sœurs n'ont pas toute cette latitude, et doivent revoir les conditions de travail des médecins beaucoup plus tôt. Un conflit, en apparence mineur, est révélateur de la façon dont se négocient et se redéfinissent ces liens. En 1924, une polémique éclate entre la supérieure des Hospitalières, sœur Le Royer, et un médecin de l'Hôtel-Dieu, Eugène Saint-Jacques. Ce dernier vient de publier, dans *L'Union médicale du Canada*, un long article soulignant « la nécessité de collaboration intime et de confiance réciproque » entre les médecins et les autorités d'un hôpital religieux, et critiquant les usages en vigueur qui veulent « que les questions médicales comme les autres regardent surtout, pour ne pas dire exclusivement, les autorités religieuses[19] ». Bien que l'Hôtel-Dieu de Montréal ne soit pas explicitement cité dans l'article en question, les Hospitalières se disent « froissées » de cette remarque. La supérieure convoque le docteur Saint-Jacques et celui-ci, insatisfait de la discussion, lui fait parvenir un mémoire où, tout en rappelant les profondes attaches qui le lient à l'Hôtel-Dieu depuis 25 ans, fait part de ses griefs envers les hôpitaux à direction religieuse. Ce sont : « a) l'esprit routinier ; b) l'absence de l'esprit à chercher à toujours faire mieux ; c) le manque de collaboration entre les autorités et les médecins ; d) l'absence d'organisation générale et interne[20] ».

À la suggestion du même médecin de créer un conseil général d'administrateurs qui agirait à titre de conseiller auprès de la communauté pour les affaires hospitalières, la réponse négative de la

demeurent sujettes à l'approbation des religieuses » (F. Rousseau, *op. cit.*, p. 109-110).

18. Jusqu'à la Première Guerre mondiale, ce sont elles qui poussent les médecins, dont plusieurs n'étaient pas liés à l'université, à constituer des fiches de malades, à faire des protocoles opératoires, et à constituer des histoires de cas pour chaque patient. Elles interviennent également dans les discussions scientifiques du conseil médical, ainsi que sur leur rémunération même à l'extérieur de l'hôpital. F. Rousseau, *op. cit.*, p. 266.
19. Eugène Saint-Jacques, « L'organisation d'un hôpital public », *L'Union médicale du Canada*, mai-juin-juillet 1924.
20. *AAM*, Eugène Saint-Jacques, « Mémoire à la Supérieure », 1924.

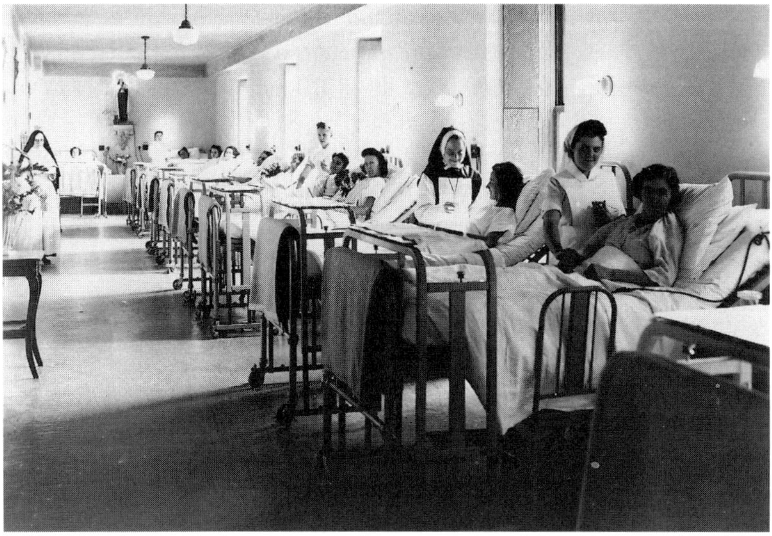

Salle Sainte-Thérèse de l'Hôtel-Dieu de Montréal, 1944, ARSHJ.

supérieure fait dire au docteur Saint-Jacques que les sœurs perçoivent cette recommandation « comme un attentat à leurs libertés[21] ». Sœur Le Royer répond par une lettre où elle affirme que les autorités de l'hôpital ont « toujours exprimé le vif désir de marcher de pair » avec le corps médical. Elle ne propose aucune mesure concrète pour répondre au docteur Saint-Jacques, se contentant de souligner qu'il « serait bien consolant de donner autant de satisfaction [aux médecins] que nous éprouvons de gratitude pour leurs inappréciables services[22] ».

Cet épisode montre que le maintien de l'ordre établi suscite des oppositions dont l'influent docteur Saint-Jacques s'est sans doute fait le porte-parole. Les rapports avec les médecins ont poussé la communauté à établir formellement les types de liens qu'elle voudra reproduire par la suite avec les autres corps professionnels. L'impératif charitable se heurte à la résistance de corps professionnels aux objectifs divergents. Encore là, on le sait, les médecins canadiens-français

21. *AAM*, Correspondance, lettre du Dr E. Saint-Jacques à la Supérieure, août 1924.
22. *AAM*, Correspondance, lettre de Sœur Le Royer à Eugène Saint-Jacques, août 1924.

de l'époque partagent largement l'idéal apostolique de la communauté et ne chercheront pas tout de suite à contrecarrer ses directives. Les rapports des sœurs avec les infirmières connaissent le même cheminement.

Les femmes à l'Hôtel-Dieu de Montréal

Si les sœurs ont pour mission de soigner les malades, elles doivent aussi faire fonctionner l'hôpital et former des soignantes. Ces tâches requièrent une organisation stricte. Nous verrons comment sont distribuées les tâches entre les membres de la communauté, pour ensuite analyser le mode de formation des infirmières et l'impact qu'a pu avoir l'arrivée de laïques dans l'école, au sein de l'hôpital.

Le fonctionnement interne de l'Hôtel-Dieu de Montréal est enchâssé dans la Constitution des Religieuses hospitalières de Saint-Joseph[23]. Les règles adoptées au milieu du XVIIe siècle sont encore en usage à l'orée du XXe avec « cet antique coutumier qui est l'interprète fidèle des constitutions observées de tout temps dans l'Institut et approuvées par le Saint-Siège[24] ».

Hormis quelques cours dispensés aux religieuses en 1898 et 1900, les soignantes de l'Hôtel-Dieu de Montréal ont acquis leurs connaissances sur le tas et en 1900 aucune d'entre elles ne possède de diplôme de garde-malade. Un rituel bien établi règle cependant le parcours des sœurs : « Il y a une filière à suivre pour avoir droit au titre d'officière de salles. On n'y nomme que des personnes expérimentées, formées au traitement scientifique des malades à la pharmacie[25]. » L'emploi du mot « scientifique » par les Hospitalières au début de ce siècle recouvre plusieurs techniques, dont la fabrication et l'administration de médicaments, l'application de frictions et de pansements. Tout le reste — accueil, propreté, nourriture et observation du malade — est du ressort de l'hospitalière. D'une façon schématisée, l'Hôtel-Dieu de Montréal en 1900 comprend 14 salles où

23. Les Religieuses ne peuvent en déroger, et pour en faciliter la compréhension et l'application, la communauté dispose de deux outils conçus par la maison-mère française : *Le Coutumier* et *Le Petit Coutumier*.

24. *ARHSJ*, « Petit coutumier des Religieuses hospitalières de Saint-Joseph », 1872, chap. VI.

25. Sr J. BERNIER, *op. cit.*, p. 58.

sont affectées 34 religieuses aux soins directs des malades. Chaque salle est sous l'autorité d'une compagne de l'Hospitalière en chef, secondée d'une assistante. La pharmacienne de l'hôpital dirige six compagnes-pharmaciennes ainsi qu'une assistante à la pharmacie et une autre aux pansements. La pharmacienne et ses aides « accompagneront toujours les médecins quand ils visiteront les malades de la maison, elles leur présenteront le livre des prescriptions et leur rendront un compte fidèle des effets qu'auront produits les remèdes [...] La pharmacienne fera elle-même en son particulier, aussi souvent qu'il sera nécessaire, la visite des malades afin de pouvoir les soulager dans les choses qui seront faciles et ordinaires, sinon, elle fera appeler le médecin [...]. Elle et ses compagnes se feront aider par la sœur converse des salles pour les frictions, applications et autres soins à donner[26]. »

De plus, la pharmacienne assume la responsabilité du laboratoire et de la salle d'opération où elle assiste le chirurgien, surveillant « que quelques apprentis mal entendus soient employés à soigner ou panser[27] » les malades. Quant à l'hospitalière, « elle observera le jour que la maladie a commencé, les heures de la fièvre, relâchement ou redoublement, pour en informer le médecin. Elle ne permettra jamais que le malade quitte le lit sans la permission du médecin, et aura soin que le malade soit visité de celui-ci le plus tôt possible [...]. L'hospitalière ne fera point prendre de nourriture autre que celle qui luy est prescrite s'y appliquant soigneusement [...][28]. »

Bien que le rôle de l'hospitalière soit essentiel, la pharmacienne détient jusqu'en 1900 le poste-clé des soins aux malades. En 1901, la supérieure de la communauté hospitalière spécifie certaines de leurs attributions : « faire les pansements [...] administrer les remèdes, accompagner le médecin ». Le rôle de la pharmacienne et de ses compagnes est désormais restreint « aux drogues et aux bouteilles[29] ». Ce ne sont plus elles qui seconderont les médecins-chefs de services auprès des malades. Le personnel présent dans les salles, les compa-

26. *ARHSJ*, « Petit coutumier des Religieuses hospitalières de Saint-Joseph », 1872, chap. VI.
27. Sr J. Bernier, *op. cit.*, p. 8.
28. *Ibid.*, p. 55-56.
29. *ARHSJ*, « Les offices de la Communauté », Hôtel-Dieu de Saint-Joseph, septembre 1901.

gnes de l'hospitalière, qui jusque-là s'occupaient surtout « d'ordre et d'administration générale[30] », deviennent les bras droits des médecins. Cette nouvelle distribution des tâches aura des effets sur les effectifs soignants : les religieuses attachées à la pharmacie qui comptent près de 30% du personnel en 1900, ne totalisent plus que 10% du personnel soignant en 1907 et 8% en 1921. Trois compagnes de l'hospitalière et autant d'assistantes travaillent dans les salles.

Les médecins semblent avoir été à l'origine de ce changement. De retour d'un voyage d'études en Europe, le docteur Saint-Jacques suggère en effet aux autorités de l'hôpital de prendre conscience que « les religieuses qui avaient le soin immédiat des malades [la pharmacienne et ses compagnes] ne demeuraient pas auprès d'eux dans les salles ». En conséquence, il propose « que les religieuses assignées aux soins des malades soient non les pharmaciennes, mais [des] permanentes auprès des malades dans les salles[31] ». La supérieure s'empresse d'accéder aux demandes qui lui paraissent conformes à l'idée qu'elle se fait des soins : une certaine place est laissée au changement dans la mesure où il ne contrevient pas à l'organisation générale de l'hôpital. Celle-ci s'appuie d'abord et avant tout sur le contrôle de la formation.

La formation à la dévotion : l'école Jeanne-Mance de l'Hôtel-Dieu de Montréal

Ce changement dans le rôle des infirmières coïncide avec l'arrivée d'élèves laïques au chevet des malades. L'ouverture d'une école de gardes-malades confère à l'institution le bénéfice du travail des élèves infirmières, en même temps qu'elle remet en cause le caractère sacré de cette vocation. Les religieuses de la Congrégation de Notre-Dame sont divisées quant au bien-fondé de la création d'une école ouverte aux laïques. « On ne devient pas infirmière sans aimer les malades et les mettre au premier plan de sa propre vie, écrit une religieuse. Pour se dévouer jour et nuit, il faut sacrifier son temps, ses forces et parfois sa santé [...]. Pouvons-nous confier à des jeunes filles des fonctions aussi lourdes. Elles n'ont pas renoncé à leur famille, à un

30. *ARHSJ*, Eugène Saint-Jacques, « Pour les archives de l'Hôtel-Dieu : réminiscences médicales de la période 1900 », mars 1931.

31. *Ibid.*

amour légitime, à un avenir[32]... » D'autres croient que des laïques bien formées en seraient parfaitement capables, surtout sœur Désaulniers, forte de l'appui de Mgr Bruchési[33]. En fait, « des aides non professionnelles ne répondent plus à l'esprit du temps[34] ».

Le cours, d'une durée de deux ans jusqu'en 1908 et de trois ans jusqu'à la fermeture de l'école, à l'aube des années 1970, comporte deux volets : l'acquisition de connaissances théoriques réalisée grâce aux conférences des médecins et aux lectures obligatoires, d'une part, et l'apprentissage des techniques de soins par du travail auprès des patients supervisé par les religieuses, d'autre part.

Les deux premières diplômées n'ont pas tout à fait suivi ce parcours : déjà à l'emploi de l'Hôtel-Dieu de Montréal depuis plusieurs années en tant que responsable des soins gynécologiques, Marie-Valéda Gagnon obtient son diplôme en 1901, après avoir assisté à quelques conférences ; et Aline Hudon, ancienne novice chez les Hospitalières, reçoit son diplôme en 1902, juste avant son mariage avec un médecin de l'hôpital. L'exclusivité des médecins en matière d'enseignement théorique disparaît bientôt. En 1911, deux religieuses enseignent le système digestif, les « solutions » et les secrets de la salle d'opération[35]. Les médecins et les sœurs se partagent les tâches d'enseignement théorique pendant plusieurs années, tant que les infirmières sont peu nombreuses. L'école, qui obtient la reconnaissance légale de l'Association des gardes-malades enregistrées de la Province de Québec (AGMEPQ) en 1920, s'affilie à l'AGMEPQ en 1922 et à l'Université de Montréal en 1924, ce qui lui permettra de bénéficier des deux systèmes d'enseignement. En 1943, l'enseignement théorique est dispensé par des médecins, sauf trois matières qui demeurent

32. *ARHSJ*, « Historique de la fondation de l'école des gardes-malades de l'Hôtel-Dieu de Montréal », texte composé à partir d'un récit oral de sœur Marthe Dupuis à sœur Béatrice Hébert.

33. Mgr Bruchési a compris que seule une formation professionnelle structurée pouvait permettre à des gardes-malades catholiques de lutter contre la concurrence des nurses anglophones et protestantes déjà présentes dans son diocèse. À ce sujet voir : Y. Cohen et M. Gélinas, « Les infirmières hygiénistes de la Ville de Montréal : du service privé au service public », *Histoire sociale*, vol. 22, n° 44, 1989, p. 219-246.

34. *Le Symphatique*, journal des infirmières de l'Hôtel-Dieu de Montréal, été 1943, p. 4.

35. *Ibid.*, p. 11.

l'apanage des religieuses-infirmières: la pharmacologie, la diététique et la chimie pratique. En 1948, l'Hôtel-Dieu compte une institutrice à temps plein (nombre en deçà des normes de l'AIPQ) et en 1956, six institutrices y sont employées à temps complet.

En comparaison, l'école d'infirmières de l'Hôtel-Dieu de Québec a des ambitions et des résultats plus modestes. Avant 1909, de quatre à six étudiantes suivent régulièrement les cours du seul conférencier attitré, le docteur Michael Ahern. Vingt et une sœurs augustines passeront en 1907 les premiers examens formels, tenus par les docteurs Michael Joseph Ahern, Laurent Catellier et Edwin Turcot. Entre 1907 et 1933, 112 Augustines y obtiendront leurs diplômes. Le docteur Ahern base ses conférences annuelles sur le *Manuel des Hospitalières et des gardes-malades* du médecin français Charles Vincq, dans lequel l'infirmière est présentée comme l'assistante du médecin. Arthur Rousseau remplace le docteur Ahern en 1914 et reste le seul professeur durant les 14 années suivantes; trois autres collègues viennent le soutenir dans l'enseignement spécialisé. Les cours se donnent au rythme d'une heure ou deux par semaine et sont complétés par des stages d'une durée de six mois dans les différents services de l'hôpital.

À partir de 1912, l'école adopte une formation en trois ans, placée dès la seconde année sous la supervision d'une « sous-directrice des études », la mère supérieure ne déléguant son autorité à un directeur de l'école qu'en 1920. Il va sans dire qu'un tel régime est totalement étranger aux mesures préconisées par la loi de l'enregistrement passée la même année, et à l'adhésion à l'AGMEPQ, unanimement refusée par les Augustines. Il faut attendre les années 1930 pour que l'école d'infirmières de l'Hôtel-Dieu de Québec rentre dans le rang. L'affiliation à l'Université Laval est officiellement établie en 1933, mais les diplômes décernés avant sont reconnus rétroactivement. En 1937, l'école est enfin reconnue par l'AGMEPQ, et en 1941 elle commence à admettre des religieuses d'autres congrégations comme étudiantes. La pression exercée par l'expansion hospitalière permet enfin l'ouverture de l'école aux étudiantes laïques en 1950, deux ans après l'embauche de quelques infirmières laïques formées à l'extérieur. Fortes de leur expérience et de leur domination incontestée, les Augustines ouvrent d'autres écoles d'infirmières, à Chicoutimi (1938), à Gaspé (1948), à Saint-Georges-de-Beauce (1955) et à Alma (1956).

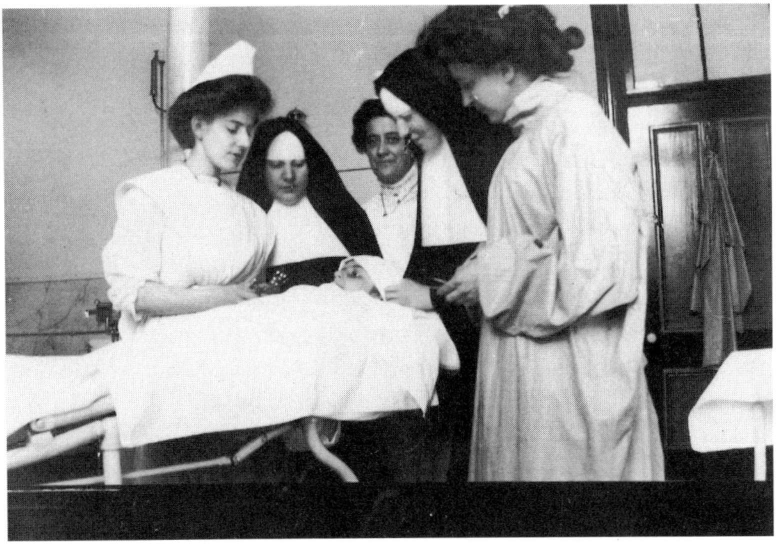

Préparation d'un enfant pour une opération à l'Hôtel-Dieu de Montréal, 1944, ARSHJ.

La pression en faveur de la laïcisation s'exerce plus tôt à l'Hôtel-Dieu de Montréal, engendrant toutes sortes de problèmes. L'école est ouverte aux laïques à partir de 1922, mais l'organisation interne fait en sorte que les religieuses sont séparées des autres infirmières. Ainsi, deux groupes distincts se côtoient pour la formation: les laïques sous la tutelle de la directrice de l'école, et les religieuses sous l'autorité de l'hospitalière en chef. Concrètement, cela signifie pour les laïques l'assurance que le programme de stages sera suivi à la lettre, puisque les religieuses doivent en premier lieu répondre aux besoins de l'hôpital. Seules les élèves laïques possèdent des dossiers d'admission complets et il est possible, à partir de 1922, de dresser un profil des élèves laïques de l'école Jeanne-Mance.

Ainsi, de 1925 à 1949, 589 jeunes filles y obtiennent un diplôme de garde-malade. La majorité d'entre elles viennent de l'extérieur de Montréal (27% sont montréalaises de naissance et 36% y habitent au moment de l'admission). Elles sont surtout filles d'agriculteurs et de petits propriétaires (50% en 1930). Mais en 1949, le profil est moins homogène: la catégorie professionnelle la plus représentée demeure celle des agriculteurs et des petits propriétaires (24%), mais celle des employés du secteur tertiaire prend de l'importance (5% en 1930;

20% en 1949). Les autres catégories demeurent relativement stables tout au long de la période étudiée : propriétaires et administrateurs (4,6% et 8,8%), professions libérales et techniques (13,3% et 12,2%), ouvriers spécialisés (4,6% et 4,4%), manœuvres (9% et 7,2%) et autres, tels que décédés, chômeurs ou rentiers (13,6% et 15,5%).

Il faut attendre 1945 pour que la scolarité moyenne des candidates à la profession d'infirmière atteigne dix années. Avant, elle était de neuf ans. Cependant, et cela ne change pas au cours de la période étudiée, elles ont quitté l'école régulière à l'âge de 17 ans en moyenne. Entre 1925 et 1929, l'âge moyen de diplômation est de 27 ans ; 26 ans pendant les années 1930 ; et 25 ans au cours des années 1940. Il y a donc un espace de plusieurs années entre la fin des études régulières et le début des études spécialisées : sept ans pendant les années 1920, six ans au cours des années 1930, et cinq pour les années 1940. Qu'ont-elles fait durant cette période ? Il est impossible de répondre précisément à cette question, mais leurs occupations au moment de l'entrée à l'école d'infirmières sont connues : jusqu'en 1939, elles sont majoritairement à la maison (67% de 1925 à 1929 ; 66% de 1930 à 1934 ; 59% de 1935 à 1939). Ensuite, outre l'occupation de femme au foyer (44% de 1940 à 1944 ; 25% de 1945 à 1949), d'autres occupations prennent de l'importance : étudiante (25% de 1940 à 1944 ; 28% de 1945 à 1949) ou employée du secteur tertiaire (27% de 1945 à 1949).

Les élèves-infirmières de l'école Jeanne-Mance de l'Hôtel-Dieu de Montréal

La présence de ces jeunes filles à l'Hôtel-Dieu de Montréal modifie l'organisation du travail dans les salles. Non seulement s'intègrent-elles au personnel soignant, mais des religieuses doivent être assignées à leur formation. Il faut tout d'abord une directrice de l'école et, bien que toutes les compagnes de l'hospitalière doivent apporter leur contribution, certaines sont spécialement désignées pour l'enseignement pratique : en 1907, par exemple, la responsable de la bibliothèque de la communauté enseigne la « petite chirurgie » (pansements et autres soins à donner aux malades[36]). Bien vite cependant,

36. *ARHSJ*, « Les offices de la Communauté », Hôtel-Dieu de Saint-Joseph, 1907.

les techniques de pansement perdent de leur importance au profit d'un apprentissage plus varié nommé « leçons cliniques ».

L'élève infirmière devient partie intégrante de l'équipe de soins, à tel point que, au début des années 1920, certains jugent son autonomie trop grande. D'un côté, certains médecins de l'hôpital et l'Archevêque de Montréal estiment que les élèves ont trop de marge de manœuvre; de l'autre, les autorités de la communauté voudraient lui donner encore plus d'autonomie. En 1922, Mgr Gauthier mentionne dans ses *Ordonnances canoniques* « qu'il faudrait fermer à clef les pharmacies de chaque département afin que les gardes ne puissent prendre et donner des calmants sans la permission de l'officière[37] ». Les Hospitalières tentent de faire annuler cette ordonnance, mais l'Archevêque s'y refuse. Concrètement, ce mode de fonctionnement implique la présence de « sept ou huit veilleuses » religieuses. La supérieure exprime le désir, lors d'une allocution aux médecins de l'hôpital en 1924, de se « reposer davantage sur nos gardes, dont nous devrions recevoir plus d'aide ». Pour ce faire, et sans déroger aux *Ordonnances*, elle suggère de suivre l'exemple de certaines institutions, l'hôpital de Chicago en particulier, où « une seule religieuse assume la haute responsabilité et détient par devers elle calmants et remèdes, pour les remettre elle-même aux gardes, chargées de les porter à qui de droit ».

La supérieure profite de l'occasion pour adresser aux médecins quelques reproches sur leur attitude à l'égard des élèves infirmières. Elle souhaite d'eux « un dévouement supplémentaire de quelques conférences cliniques, de caractère pratique, pour le perfectionnement effectif de nos jeunes sœurs et de nos gardes avancées », que les gardes aient « de temps à autre à soigner un cas particulier, puisque c'est ce qu'elles auront à faire après leurs cours [...]. Nos gardes diplômées se sont plaintes... » ; elle demande enfin de cesser « la fausse accusation [...] contre les gardes de nuit [...] sur lesquelles, dit-on, repose la responsabilité de malades en danger[38] ». La supérieure finalement croit qu'il est possible d'obtenir encore plus de

37. *AAM*, « Ordonnances de la visite canonique faite à l'Hôtel-Dieu, du 19 au 28 octobre 1922 », p. 8.

38. *ARHSJ*, « Allocution de la Supérieure à Monsieur le président et messieurs les médecins », 1924.

rendement des élèves, et invite les médecins à faire plus d'efforts pour mieux former les recrues.

Toutefois, comme ailleurs, mais peut-être plus tardivement, la main-d'œuvre soignante se fait plus rare, les élèves ne pouvant plus assumer l'ensemble des tâches dans les salles. Il faut se résoudre à embaucher, sur une base régulière, les premières infirmières diplômées laïques. La première, en 1935, sera assignée à la salle d'opération. Dix ans plus tard, les infirmières laïques y sont plus nombreuses que les infirmières religieuses.

Tableau 1 Nombre d'infirmières religieuses et laïques à l'Hôtel-Dieu (1932-1952)

ANNÉES	RELIGIEUSES	LAÏQUES
1932	40	0
1935	40	12
1939	46	12
1946	20	50
1952	25	53

Source: (OIIQ) « Rapport de la visiteuse officielle des écoles d'infirmières », *Hôtel-Dieu de Montréal, 1930-1970. Correspondance*, archives microfilmées 1.

Avant 1935, les laïques diplômées font du service privé à l'Hôtel-Dieu de Montréal, mais il est impossible de préciser l'année exacte où débute leur présence régulière. Déjà en 1917, les anciennes de l'école Jeanne-Mance fondaient une association dont une des premières actions fut de demander aux autorités « de bien vouloir afficher leurs noms sur un tableau au parloir de l'hôpital afin qu'au besoin elles puissent être appelées pour le besoin de l'Hôtel-Dieu et aussi à la demande des médecins[39] ».

Ce mode de fonctionnement cause certains problèmes et, en 1932, on effectue une petite enquête qui révèle des cas de favoritisme : sur 68 gardes-malades inscrites au registre, « 22 n'ont pas eu d'appel de

39. *ARHSJ*, « Livre des minutes de l'Association Jeanne-Mance », 1921-1938. Résumé des activités de l'Association entre 1917 et 1921.

l'année ». La supérieure explique « qu'il faut tenir compte de la préférence des médecins ou des patients[40] ».

Les infirmières décident de tenir le registre à l'extérieur de l'hôpital et, en 1936, la création du registre Ville-Marie, destiné à l'ensemble des hôpitaux francophones de Montréal, tente de régler la question de l'embauche d'infirmières laïques. Il semble cependant que ce n'est pas la seule difficulté qu'ont à vivre les laïques en service privé à l'Hôtel-Dieu car les religieuses tiennent à garder la première place à l'hôpital, encouragées en cela par leur *Constitution* renouvelée en 1924. *Les Règles des Hospitalières* spécifient désormais que « toute religieuse hospitalière doit [...] viser non seulement à se maintenir au niveau scientifique des gardes-malades, mais selon les directives de notre regretté Pontife Pie XI, à faire plus et mieux chaque jour [par] des études supplémentaires [et] par une rotation nécessaire des jeunes sœurs étudiantes dans les différents services, laquelle est reconnue comme étant l'un des meilleurs facteurs d'enseignement pratique[41] ».

Les religieuses sont prêtes à laisser aux laïques plus d'autonomie que ne le font les médecins, mais tout en les cantonnant dans une position de subalternes.

On le voit, la mise en place d'une formation professionnelle implique une transformation en profondeur des coutumes de l'hôpital. Les sœurs, qui sont les premières à dispenser les cours, acceptent facilement d'être relayées par les médecins. Mais, contrairement aux hôpitaux anglophones, elles hésitent longtemps avant de confier des cours à des instructrices laïques. Par ailleurs, une grande partie du travail hospitalier est fourni gratuitement par la communauté, qui en même temps gère l'ensemble de l'hôpital. L'efficacité et l'homogénéité de cette organisation prend sa source dans une communauté de religieuses régnant en maîtresse sur le destin des malades et des soignants. Parce qu'homogène, ce modèle de l'infirmière catholique sera peu remis en question : en dehors des inévitables aménagements d'horaires, de postes et de susceptibilités, aucune question n'est posée sur la validité du modèle apostolique de l'infirmière, et encore moins sur ses fondements. La triple identité des infirmières (catholi-

40. *ARHSJ*, Lettre de Gabrielle Brossard, présidente de l'Association Jeanne-Mance, à mère Lacas, supérieure, 17 décembre 1932.

41. *ARHSJ*, « Règles et constitution pour les Religieuses hospitalières de St-Joseph », 1928 (constitution renouvelée en 1924).

ques, francophones et féminines), qui prend sa source dans la triple mission qui leur est assignée, fonde la pratique des infirmières à l'Hôtel-Dieu. Toutefois, la nécessité de la formation des élèves infirmières vient miner cet ensemble en y introduisant une dimension séculière et marchande. Et bien que le contrôle exercé par la communauté sur l'ensemble des services empêche l'émergence d'une perspective professionnelle, on peut voir un changement durant cette période. Car en plus d'offrir une éducation spécialisée aux jeunes filles des campagnes et une carrière dans la congrégation, l'Hôtel-Dieu contribue à définir le modèle identitaire, repris quelques années plus tard pour contrecarrer la stratégie professionnelle des anglo-protestantes. Ce modèle, essentiellement établi sur une conception apostolique des soins, fait appel à une formation solide et à un travail d'équipe autour des soins aux patients.

2 Les soins comme organisation

Si, dans le précédent chapitre, on a pu voir sur quelles bases s'est constitué le modèle franco-catholique de soins à l'Hôtel-Dieu de Montréal, il convient de savoir ce qui se passe du côté des infirmières anglo-protestantes, qui semblent vivre une petite révolution. À l'avant-garde de la réforme des soins infirmiers, tant au Canada qu'au Québec, elles élaborent une vision des soins infirmiers qui s'appuie largement sur le mouvement féminin de réforme sociale. Dans ce chapitre, nous étudierons comment se forge leur identité professionnelle, en rupture avec ce qui existait avant. Cette identité de la *registered nurse* ou infirmière professionnelle vise à constituer les soins infirmiers sur le modèle des soins médicaux, tout en intégrant d'autres apports. Ce modèle organisationnel, qui se distingue de l'idéal missionnaire et apostolique des sœurs franco-catholiques, en reprend toutefois de nombreux éléments que nous tenterons d'identifier. Au tournant du siècle, ces deux modèles se présentent comme deux visions opposées des soins aux malades, qui sont d'ailleurs mises en œuvre dans des institutions séparées. Seule semble commune aux infirmières des deux groupes l'appartenance au genre féminin.

Des soins au féminin

Il faut connaître le mouvement de réforme sociale pour comprendre les fondements de cette vision des soins infirmiers. Le réseau de charité anglo-protestant au début du siècle comprend des Églises, des sociétés nationales et des associations privées. Parmi les Églises influentes, l'Église anglicane est sans conteste la plus importante avec environ 40% de la population protestante, suivie de près par l'Église presbytérienne.

Les églises presbytériennes de Montréal donnent un bon exemple de l'«*Applied Christianity*[1]». Les sociétés nationales se spécialisent dans l'aide aux immigrants, et se regroupent sur des bases ethniques, comme la St. Andrew Society pour les Écossais (fondée en 1835), la St. Georges's Society pour les Anglais (1834) la Irish Protestant Benevolent Society pour les Irlandais (1856) ou la German Society pour les immigrants d'origine allemande (1835). Quant aux associations de charité privées, elles établissent les critères du « *deserving poor* », en l'absence d'autres intervenants pour le faire. Les Montréalaises anglo-protestantes jouent un rôle de pionnières en organisant un réseau de services alors que les hommes poursuivent leur action sur le plan politique.

L'influence des Américaines et des regroupements religieux est ici manifeste: la Young Women's Christian Association (YWCA) organise en 1888 un dispensaire (*day nursery*) et un comité de femmes préside aux destinées du Montreal Foundling and Baby Hospital, un hôpital pour enfants, bien avant la fondation de l'Hôpital Sainte-Justine en 1907. Le Montreal Diet Dispensary, fondé par le YWCA en 1879, distribue la nourriture aux pauvres. Sans grande concertation, ces organismes répondent aux besoins les plus pressants, pour empêcher les communautés religieuses catholiques de récupérer des indigents protestants. En 1883, une tentative de centralisation des associations au sein de l'Associated Charities aboutit à un échec; 17 ans plus tard, le Montreal Local Council of Women prend l'initiative de mettre en place la Charity Organization Society, dont le champ

1. T. R. Morrison, «The Child and Urban Social Reform in Late Nineteenth Century, Ontario», thèse de Ph. D., University of Toronto, 1971. Richard Allen, *The Social Passion: Religion and Social Reform in Canada, 1914-1920*, Toronto, University of Toronto Press, 1971.

d'intervention se limite au départ aux femmes et aux enfants. L'action de ces femmes débouchera sur une demande d'aide de l'État, qui sera couronnée de succès. L'idéologie de la réforme du nursing va se modeler sur celle des grandes associations féminines, en particulier sur cette organisation qu'est le Victorian Order of Nurses (VON). L'exemple du VON nous permettra de comprendre la nature des liens entre ces associations charitables, les soins infirmiers et les femmes.

Le cas du Victorian Order of Nurses

Le *district nursing*, un système de soins à domicile pour soulager les plus démunis, connaît à Londres un succès immédiat. Lady Aberdeen, l'épouse du gouverneur général, voudra l'implanter au Canada. Présidente du National Council of Women, Lady Aberdeen propose ainsi de former l'équivalent canadien du Jubilee Institute. Après un intense débat sur les qualifications requises de ces infirmières (des *home helpers* ou des professionnelles), le premier centre du VON est inauguré à Ottawa en février 1898 sous la direction de Ethel Beer, une diplômée du Training School for District Nurses de Waltham, école britannique fondée en 1885. En quelques années, les centres du VON essaiment partout et comptent 37 postes en 1905 et 63 en 1925, en plus de 38 *cottage hospitals* à la fondation desquels le VON fut directement associé. Les centres du VON sont donc largement engagés dans l'extension du réseau hospitalier et sanitaire du Canada, surtout en région rurale et dans l'ouest du pays[2] .

Au Québec, le cloisonnement confessionnel et linguistique explique leur concentration dans la région montréalaise avec ses six districts en 1906. Calquée sur celle des autres sociétés philanthropiques, l'organisation du VON est entièrement entre les mains de bénévoles, et son financement, assuré par des dons privés. Les notables de Montréal, Drummond, Angus, Ogilvie, Forget, deux médecins, le Dr Emmanuel Persillier Lachapelle (1845-1918), qui deviendra le président du Conseil d'hygiène de la province, et le Dr Thomas Roddick (1846-1923), qui sera doyen de la Faculté de médecine de McGill (entre 1901 et 1908), participent dès le début à la gestion de la

2. Louise Bienvenue, « Le rôle du Victorian Order of Nurses dans la croisade hygiéniste montréalaise (1897-1925) », mémoire de maîtrise (histoire), Université du Québec à Montréal, 1994.

succursale montréalaise du VON. C'est sous ce parrainage éminent que le House Committee, qui deviendra plus tard le Ladies General Council, composé d'une quarantaine de *ladies*, effectue le recrutement des infirmières, organise les campagnes de financement et négocie avec d'autres partenaires, comme la Ville de Montréal, la Charity Organisation, la Compagnie d'assurances La Métropolitaine, etc. Ce réseau serré de la philanthropie montréalaise permet au VON de multiplier les interventions de ses infirmières, dont le nombre augmente rapidement (de 26 infirmières en 1908 à 104 en 1916), tout en étendant les ramifications de son réseau à travers la province, principalement dans les régions à forte densité anglophone.

Poursuivant la mission dont se sont chargées les associations de charité, le VON se consacre également aux soins aux jeunes enfants et aux mères. Il fallait réduire le taux élevé de mortalité infantile en transmettant les principes d'hygiène à la population.

Missionnaire, guide, éducatrice et dispensatrice de soins, telle est l'infirmière comme l'imaginent les philanthropes, les médecins et les associations nationales d'infirmières. Les industries, les compagnies d'assurances, les centres de distribution de lait pour nourrissons, de même que les bureaux de santé et les commissions scolaires, cherchent rapidement à s'assurer les services de ces infirmières diplômées. Elles sont d'une grande utilité dans la croisade hygiéniste et agissent souvent comme de véritables pionnières en organisant des services sanitaires[3]. Dans plusieurs cas, les pouvoirs publics prendront appui sur ces infrastructures au moment de la création de services municipaux ou gouvernementaux.

Au Québec, les actions du VON sont surtout concentrées dans la région montréalaise, auprès d'une clientèle principalement anglo-saxonne, immigrante et pauvre. Toutefois, dans certaines régions du Québec, le VON assure des services de base en santé avant la création d'hôpitaux ou de services publics. Dès 1898, la branche montréalaise du VON impose son leadership à l'échelle canadienne, surpassant les centres de Toronto, d'Ottawa et de Halifax en termes d'effectifs. Elle doit étendre le territoire desservi, qui est subdivisé en

3. Karen BUHLER-WILKERSON, « False Down : The Rise and Decline of Public Health Nursing in America 1900-1930 », in *Nursing History. New Perspectives, New Possibilities,* sous la direction d'Ellen CONDLIFFE LAGEMANN, New York, Teachers' College Press, 1983, p. 89-106.

districts, chacun ayant au moins une infirmière résidente. Ainsi, elle compte, en 1913, six districts en plus de la maison centrale située sur la rue Bishop : Pointe-Saint-Charles, Maisonneuve, DeLorimier, Westmount, Verdun et Notre-Dame-de-Grâce[4].

Spécialisées dans les visites à domicile, les infirmières peuvent difficilement se limiter aux seuls aspects médicaux de leurs fonctions. Au lieu d'éliminer les tâches dites domestiques de leur champ d'intervention (préparation des repas, soins aux enfants, lavage des draps, etc.), elles cherchent au contraire à valoriser cette polyvalence. Dans toutes ses interventions, l'association mise sur une approche globale du patient et de sa famille. La demande est d'ailleurs très forte pour ce type d'intervenante qui peut assurer des soins qualifiés tout en ne dédaignant pas les autres dimensions de l'aide à la famille, perturbée par la venue d'un nouveau-né ou affectée par la maladie.

À partir des années 1910, le VON élargit son intervention au domaine de la périnatalité et développe son rôle éducatif et préventif auprès des mères. En plus de l'assistance aux accouchements, l'association encourage les visites pré- et postnatales. À travers le Canada, elle s'engage de manière soutenue dans les centres de distribution de lait aux anglophones et francophones (les Gouttes de lait, subventionnées par la Ville de Montréal, et le Baby Welfare Center fondé en 1918). Ce travail consiste à prendre le poids des bébés, tenir un registre de leur développement, apprendre aux mères les règles d'hygiène à suivre : la fréquence des bains, la propreté des vêtements et le respect des heures de sommeil. Elle organise des cours prénataux et des Little Mothers' Leagues afin de préparer les adolescentes à leur futur rôle de mères. Le VON collabore de très près avec les différents organismes montréalais engagés dans la lutte contre la mortalité infantile : le Montreal Council of Women, la Charity Organization Society et le Baby Welfare Center.

Les infirmières du VON seront également engagées par la compagnie d'assurances La Métropolitaine aux côtés des Sœurs de l'Espérance. Le premier contrat de service est signé à Montréal en 1909 et des ententes similaires bientôt prises un peu partout au Canada. En raison de l'insuffisance des effectifs des Sœurs de l'Espérance, le VON prend en charge de nombreux abonnés francophones de La

4. *VON*-Montreal, Minutes of the Local Board of Management, 27 février 1913, cité par L. Bienvenue, *op. cit.*, p. 53.

Métropolitaine. L'organisme est toutefois incapable de dépêcher des infirmières bilingues en nombre suffisant, ce qui entraîne l'insatisfaction de certains clients francophones. Pour corriger la situation, le Dr Lee K. Frankel, responsable du service, décide en 1915 de confier une partie du travail à l'Association des gardes-malades de Ville-Marie, fondée en 1913. Cette association privée se décrit elle-même comme le pendant francophone du VON. Encore en 1916, les infirmières membres se disent des dames charitables. Elles assistent le médecin lors d'un accouchement pour des honoraires d'une piastre et demie et soignent gratuitement les pauvres à la manière des communautés religieuses. En 1915, elles effectuent 6538 visites[5].

La création du ministère fédéral de la Santé en 1919, des premières unités sanitaires de comté et l'adoption de la Loi sur l'assistance publique au Québec en 1921 annoncent la fin de cette première période d'action du VON, d'autant plus que le Service provincial d'hygiène de la province de Québec voit le jour en 1922. Des initiatives nombreuses sont prises, par les municipalités notamment, en vue d'organiser des services publics d'infirmières visiteuses.

La première génération du VON définit un modèle d'infirmière où les valeurs morales et rédemptrices accompagnent le travail technique des soins. Certes, sous la pression des organisations d'infirmières diplômées, le VON consent à n'engager que des infirmières diplômées, mais qui ne se considèrent pas uniquement comme des professionnelles des soins : elles sont des femmes engagées dans l'action charitable, qui visent à la rédemption de la nation par le salut de l'âme et l'hygiène du corps. C'est pourquoi elles voient leur rôle comme complémentaire de celui des autres intervenants de la santé : elles assurent le suivi moral et physique des malades à leur sortie de hôpital et, au besoin, leur procurent vêtements et nourriture, en faisant appel aux autres organismes de charité. Cette orientation charitable du VON est largement renforcée par l'action de Helen Reid, philanthrope montréalaise de renom, très active au sein de l'association, qui insiste sur l'insuffisance des soins qui ne tiendraient pas compte de la condition sociale du malade ; cette façon de voir ne manque pas d'occasionner des conflits avec certaines infirmières imbues de leurs prérogatives professionnelles.

5. «Association des gardes-malades Ville-Marie», *L'Union Médicale du Canada*, vol. 45, n° 4, avril 1916, p. 191.

Helen R. Y. Reid

Membre de la première classe de femmes admises à l'Université McGill en 1884, Helen Richmond Young Reid (1884-1941) continue sa vie durant à promouvoir l'accès à l'éducation supérieure pour les femmes. Son engagement social est également remarquable. Elle s'associe à plusieurs organisations philanthropiques, souvent à titre de membre fondatrice. Parmi celles-ci, soulignons la Charity Organization Society, la Canadian Public Health Association, le Montreal Council of Social Agencies, la Child Welfare Association et le Victorian Order of Nurses. Son travail au sein du Canadian Patriotic Fund est particulièrement remarqué et lui vaut d'être nommée au comité corporatif de McGill, dont elle est la première femme à devenir membre. Elle conserve ce poste pendant 15 ans[6]. Issue de la grande bourgeoisie, Helen R.Y. Reid peut tout au long de sa vie parfaire sa formation par de nombreux voyages d'études à l'étranger. Sa réputation dépasse d'ailleurs les frontières canadiennes. Elle est notamment décorée de la médaille du Fonds patriotique franco-belge[7]. Pour souligner son apport et son dévouement au monde de l'éducation, l'Université McGill lui décerne un doctorat honorifique.

Elle contribue à élaborer un des premiers programmes de formation rédigé par des infirmières. Ce groupe d'infirmières, dirigé par Mabel Hersey, est composé de six directrices d'écoles d'hôpitaux : Flora Madeline Shaw, qui deviendra la première directrice de l'École de McGill, Sarah E. Young du Montreal General Hospital, Jane Craig du Western Hospital, Mary Samuel du Lake Side Hospital de Cleveland et Olive DeLany, directrice de l'association montréalaise du Victorian Order of Nurses.

6. Barbara Logan TUNIS, *In Caps and Gowns : The Story of the School for Graduate Nurses, McGill University 1920-1964*, Montréal, McGill University Press, 1966, p. 11-12.
7. Juliette PATTERSON, « Helen Reid. L'accès des femmes à l'Université : une cause familliale », in *Ces femmes qui ont bâti Montréal,* sous la dir. de Maryse DARSIGNY, Francine DESCARRIES, Lyne KURTZMAN et Evelyne TARDY, Montréal, Les Éditions du Remue-Ménage, 1994.

Précurseur du mouvement en faveur de l'établissement d'infirmières hygiénistes, le VON devra néanmoins se spécialiser dans les soins à domicile après la Première Guerre mondiale, abandonnant le type de nursing intégral qu'il favorisait avant la guerre. La séparation des domaines préventif et curatif du nursing rendra caduque la conception large de l'hygiénisme (*public health nursing*) qu'essayait de promouvoir le VON[8].

Ainsi, le VON représente l'aspect le plus achevé de l'intervention directe des associations charitables dans la constitution d'un rôle propre aux infirmières. Imbues de leur capacité de réformer la société, les fondatrices du VON misent sur le dévouement de femmes de haute moralité pour prodiguer des soins. Ces infirmières devront surtout montrer leur capacité dans ce qui deviendra la spécialité du VON, le *district nursing*.

Avec son réseau de *training centers,* destinés à compléter la formation de base des infirmières à son service, le VON fait figure de pionnier de la formation spécialisée en hygiène publique. Avec cette formation supplémentaire, les *Victorian Nurses* se considérent d'ailleurs comme une élite au sein de la profession. Mais l'Ordre devra abandonner le contrôle qu'il avait sur la formation des infirmières devant la prolifération d'écoles plus spécialisées. Le VON de Montréal acceptera, non sans quelque hésitation, de transférer ses prérogatives à la McGill School for Graduate Nurses dans les années 1920. Car le transfert de leur formation d'un organisme charitable à une institution universitaire aura des conséquences majeures sur l'avenir des infirmières.

On peut dire alors que le VON a accompli l'essentiel de ses objectifs : celui de définir le caractère de l'infirmière, comme femme, missionnaire et dispensatrice des soins.

L'action du VON opère en retour une transformation du discours sur le rôle social des femmes. Le cas du VON illustre bien les ambivalences des réformateurs à l'égard d'une profession féminine, qui

8. «[...] *branch of nursing service which includes all phases of work concerned with family and community welfare with bedside nursing as the fondamental principle, and developping from it all forms of education and advisoty administrative work that tends to prevent disease and raise the standard of health in the community*» Charte Royale, *ANC*, MG 28! 171, vol. 2, Rapport McEachern, 1922, cité par L. Bienvenue, *op. cit.*, p. 119.

doit renforcer leur action en faveur d'une intervention sanitaire et publique, tout en tenant compte des demandes des associations d'infirmières[9].

Il est intéressant de voir comment le National Council of Women a fait le partage entre vocation des femmes au maternage et soins. À l'instar des organisations qu'il regroupe, comme le WCTU, l'Armée du salut, le YWCA, etc., et qui œuvrent chacune à sa manière à réformer les mœurs (campagne antialcoolique, mouvement en faveur de l'hygiène), le Conseil fait de la mission rédemptrice des femmes son principal objectif. Toutes ces organisations, qui connaissent dans les années 1890 un essor sans précédent à travers le Canada, s'accordent à mettre les femmes au cœur du dispositif social. Exclues du suffrage, et considérant la politique comme le lieu de la plus grande corruption, ces réformatrices estiment de leur devoir moral de construire la nation à l'image de leur maison. Dans leur esprit, santé morale et santé physique sont indissociables du combat qu'elles mènent pour régénérer la «race[10]». Imprégnées de la rhétorique industrielle du travail, elles l'utilisent pour qualifier le travail domestique des femmes. Selon elles, les femmes qui détiennent seules le pouvoir de procréer doivent voir leur contribution reconnue, elles travaillent au bien-être de tous. L'apostolat des femmes passe par les soins aux malades, et relève autant de leur mission privée que publique. La véritable soignante est une femme dévouée, au service des autres, et qui ne cherche pas à obtenir un salaire en échange. Ainsi durant les années 1890 les soins sont-ils présentés par le Conseil comme une tâche étroitement liée aux plus hautes qualités des femmes, à leur mission apostolique et à leur dévouement maternel[11].

Les campagnes parallèles des associations d'infirmières diplômées en vue de faire reconnaître leur profession et les interventions enflammées de certains médecins dans les pages du *Canadian Practitioner* seront à l'origine de l'inflexion de ce discours. L'engagement

9. Beverly BOUTILIER, «Helpers or Heroines? The National Council of Women, Nursing and "Woman's Work" in Late Victorian Canada», in *Caring and Curing: Historical Perspectives on Women and Healing in Canada*, sous la dir. de Dianne DODD and Deborah GORHAM, Ottawa, University of Ottawa Press, 1994, p. 19.

10. Mariana VALVERDE, *The Age of Light, Soap and Water, Moral Reform in English Canada, 1885-1925*, Toronto, McClelland and Stewart, 1991.

11. B. BOUTILIER, *loc cit*, p. 23-28.

d'infirmières dûment formées (*trained nurses*) traduit ce changement d'orientation du Conseil et du VON. Cette double exigence de l'apostolat et du professionnalisme influencera durablement les conceptions du nursing, comme extension du maternage des femmes.

Ainsi, la réforme des soins infirmiers au Québec prend-elle d'abord la figure de l'hygiénisme. Cette croisade en vue de moraliser la société donnera lieu à une intervention explicite des associations féminines dans la définition du rôle de l'infirmière, et de celui de l'État dans les affaires sociales. Armé d'une philosophie, d'une morale et d'une technique d'intervention, le mouvement hygiéniste se bat sur un terrain délaissé par l'Église, celui des soins à domicile. Ce mouvement est à l'origine du système laïque et municipal de soins à domicile, qui donnera naissance au réseau québécois de santé publique, que nous étudierons plus loin.

Autre nouveauté, les réformatrices abordent différemment la question du rapport infirmières/médecins. Ces derniers participent au mouvement même si ce n'est pas au même titre. Leur préoccupation à l'égard du bien-être des enfants constitue précisément le point de jonction entre le mouvement philanthropique et les médecins hygiénistes[12]. Issues de l'élite de la société, et souvent épouses, filles, mères ou sœurs de médecins, d'universitaires ou de députés, ces dirigeantes partagent avec eux une semblable conception de l'hygiène, morale et scientifique. Adeptes d'une intervention énergique de l'État, elles exigent des subsides, une législation et de l'aide sous diverses formes tout en conservant la haute main sur les orientations, la coordination et l'organisation des services. Cette conception sera reprise, au tournant du XXe siècle, par l'État canadien qui prône à son tour le développement d'un « *scientific child care* ». Le modèle traditionnel, où on se contentait de porter secours et de recréer l'esprit familial en institution, ne convient plus. Aération, espace, diète, nutrition, techniques médicales et psychologiques sont devenues incontournables.

On peut dire que pour tout ce qui concerne la protection et les soins à l'enfance, les associations philanthropiques ont jeté les bases des institutions hospitalières dans le secteur anglo-protestant, de concert avec les médecins et l'État. Tous sont d'accord pour que les soins

12. Patricia ROOKE et Rodolph Leslie SCHNELL, *No Bleeding Heart: Charlotte Whitton, a Feminist on the Right*, Vancouver, University of British Columbia Press, 1987.

soient dispensés de façon professionnelle. Pour cela, il faut l'appui des médecins et la mise en place d'une formation adéquate.

La convergence de vues du mouvement réformiste et de certains médecins sensibles aux maux de la société aboutit rapidement dans le cas de l'hygiénisme à l'émergence d'institutions, surtout municipales, de santé publique[13]. Avec la loi d'hygiène publique votée au Québec en 1886, les médecins prendront toute la place (au détriment des infirmières) dans le Conseil d'hygiène, présidé à sa fondation par un francophone, le Dr Emmanuel-Persillier Lachapelle. Les médecins, qui obtiennent entre 1876 et 1898 des lois leur garantissant l'exclusivité de la pratique, vont vite se trouver en concurrence avec les associations charitables pour définir les fonctions de l'infirmière.

On leur a longtemps attribué la paternité de cette conception du rôle de l'infirmière subordonnée et docile. Pourtant, à l'examen, cette analyse ne tient pas : le corps médical est en fait peu préoccupé par les infirmières. Certes, il y a bien çà et là des déclarations intempestives de quelques-uns de ses représentants, comme cette déclaration du docteur James A. Grant en 1873, à l'assemblée de la Canadian Medical Association, montrant la nécessité d'engager des «*female trained nurses*», comme dispensatrices de soins, seules aptes à adoucir les souffrances et à redonner espoir aux malades :

> *Every town and city in the Dominion would gladly encourage such talent, and in that sphere women would occupy her true position as the administerer of the prescribed medecines, capable as she is of those soothing, delicate and kindly attentions, so necessary at the sick bedside, and so cheering and gratifying to the patient*[14].

Cette déclaration isolée semble reprendre quelques idées sur ces « aides naturelles », que l'on peut employer en les payant au besoin, qui aideraient le patient à se sentir mieux et le médecin à exercer son art. Mais la presse professionnelle médicale ne fait aucune mention

13. Michael Farley, Othmar Keel et Camille Limoges, « Les commencements de l'administration montréalaise de la santé publique (1865-1885) », *Revue d'histoire des sciences, des techniques et de la médecine au Canada*, vol. 6, nos 1-2, 1982, p. 24-109.

14. « Discours d'ouverture de l'assemblée annuelle de la Canadian Medical Association, tenue à Saint-Jean, Nouveau Brunswick », *Canada Medical and Surgical Journal*, vol. 2, no 3, septembre 1873, p. 101.

d'un débat autour de cette question[15]. En fait, il faut attendre la naissance de la Canadian Nurses Association of Montreal (CNAM) pour que le *Montreal Medical Journal* convienne de l'intérêt qu'il y aurait à élever le nursing au rang de profession. Toutefois, en identifiant le travail de l'infirmière au « *care* » dispensé par les femmes, les médecins s'associent à la «*trained nurse* » pour mieux s'en démarquer comme professionnels, ce que Annie Witz appelle la « *gendered strategy of demarcation* » (qui établit un parallèle entre la subordination des femmes aux hommes et celle des infirmières aux médecins)[16].

La rhétorique sur le système nerveux impressionnable des femmes, prétendument incompatible avec l'exercice d'un métier qui exige calme et sang-froid, contraste avec le fait que les premières femmes diplômées sortent des facultés de médecine canadiennes à partir de 1880. Le *Montreal Medical Journal* s'appuie sur l'ouvrage du docteur Roberts pour faire valoir ses positions :

> *The care of the sick—the duties of nursing—seems to come very naturally within the sphere of woman's work. No woman can make a good nurse unless she possesses certain qualities of character, and goes through a course of special training*[17] .

L'obéissance est une qualité essentielle de l'infirmière, qui pourra ainsi travailler de concert avec les médecins, mais *on a different line*, pour le bien-être du malade. En appliquant à la lettre les instructions qui lui sont données, et sans jamais les critiquer, elle pratique la « science du cœur[18] ». En fait, on réalise, en analysant la presse pro-

15. Éric Vaillancourt, « Les rapports médecins-infirmières au Canada et au Québec : analyse de l'interdiscursif à travers leurs revues profesionnelles (1867-1920) », mémoire de maîtrise (histoire), Université du Québec à Montréal, 1995.
16. Annie Witz, *Professions and Patriarchy*, Londres et New York : Routledge, 1992. Ellen Giarelli, « Nursing Ethics Education in Victorian America, 1873-1890 », in *Florence Nightingale and Her Era : A Collection of New Scholarship*, sous la dir. de Vern Bullough, Bonnie Bullough et Marietta Stanton, New York, Garland, 1990.
17. R. Layton Roberts, *Illustrated Lectures on Nursing and Hygiene*, London, Lewis, 1890.
18. Emmanuel Persillier Benoit, «La femme auprès du malade à notre époque», conférence donnée au Cercle Ville-Marie de Montréal, Montréal, Eusèbe Sénécal et fils, 1895.

fessionnelle des médecins, qu'ils reprennent presque mot pour mot le discours que tiennent les associations de femmes sur les qualités requises des infirmières. Pris au piège d'une représentation stéréotypée de l'infirmière comme femme, les médecins, par la voix de leurs journaux, se trouvent véritablement à la remorque des associations philanthropiques pour qualifier le rôle et définir les fonctions de l'infirmière. Cette relative indifférence des médecins est toutefois limitée aux discours qu'ils tiennent sur les infirmières. Il en ira tout autrement quand il s'agira de définir les champs spécifiques d'exercice, qui donneront lieu sur le terrain à de véritables affrontements.

On le voit, nous avons affaire à un discours cohérent, à des alliances stratégiques entre les principaux intervenants de la santé, et à la constitution d'un groupe plus ou moins homogène qui fait la promotion de sa vision de la réforme des soins. Ces propositions peuvent-elles s'étendre à l'ensemble du système de santé ? S'il est aisé de réformer les soins privés, pour les infirmières visiteuses qui ont besoin d'autonomie pour exercer, comment cette vision se traduit-elle en pratique, dans les hôpitaux ? À une époque où les infirmières en service privé constituent la grande majorité des intervenantes dans le secteur anglo-protestant, la question peut sembler superflue. Toutefois, la pratique franco-catholique des soins en milieu hospitalier trouve dans la même période de nombreux adeptes et l'on assiste à la multiplication d'hôpitaux généraux anglo-protestants.

Surintendantes et infirmières

C'est dans l'environnement hospitalier que les idées du mouvement de réforme vont se traduire en un mode d'organisation et une pratique de soins. Bien que les hôpitaux anglo-protestants apparaissent plus tardivement que les hôpitaux franco-catholiques, trois d'entre eux sont fondés au XIXe siècle à Montréal. Avec ses 605 lits en 1823, le Montreal General Hospital se présente comme un hôpital universitaire, affilié à McGill en 1829 et doté d'une école d'infirmière, la seconde au Canada, projetée en 1874 et ouverte en 1890. Le Montreal General Hospital, premier hôpital anglo-protestant au Québec, se présente comme à l'avant-garde de la réforme des soins. Nous l'avons choisi pour identifier les moments de cette réforme des soins et ses modalités d'application, même s'il rivalise avec le Royal Victoria, fondé en 1887, et plus tard avec le St. Mary's, hôpital de

242 lits à son ouverture en 1920, par les Sœurs hospitalières de Saint-Joseph. Dans un autre registre, nous avons voulu aussi voir comment un petit hôpital de région, et non de moindre ambition, abordait de son côté les questions d'organisation des soins. Le Sherbrooke Protestant Hospital, incorporé en 1888 et de dimension moyenne (88 lits) nous fournit cet autre cas. Ouvert en 1867, l'hôpital Jeffrey Hale de Québec, bien que plus important (196 lits), n'offrait pas un contraste suffisant avec celui de Montréal pour figurer dans cette étude.

Nous chercherons à comprendre comment la réforme des soins s'est faite dans chacun de ces hôpitaux, comment les modèles anglo-américains de soins infirmiers y ont été adaptés, et de quelle façon les surintendantes envisageaient la fonction des nouvelles écoles d'infirmières. La constitution d'un modèle organisationnel des soins est apparue comme la solution aux maux dont souffraient les hôpitaux : ce modèle permettait d'uniformiser la formation des infirmières tout en visant à les professionnaliser. Une brève rétrospective de l'histoire et de la culture propres à chaque hôpital étudié nous donne le contexte dans lequel s'est déployée concrètement la réforme du nursing.

Les surintendantes, initialement engagées pour structurer l'organisation de l'hôpital, ont joué un rôle déterminant dans la professionnalisation des infirmières dans les hôpitaux anglo-canadiens, qui sont la référence pour les hôpitaux anglo-montréalais[19]. Prenant également exemple sur le fonctionnement rigoureux des hôpitaux franco-catholiques, elles ont transformé la gestion religieuse en gestion comptable. Devant à la fois assister les médecins et superviser la gestion hospitalière, les surintendantes ont eu rapidement recours aux infirmières pour effectuer ces tâches. Soucieuses d'améliorer la qualité des soins, les surintendantes ont cultivé une idéologie de complémentarité professionnelle avec les médecins[20] qui a eu pour effet d'accroître leur rôle et celui des infirmières au sein de l'hôpital.

19. Dans le cas du Toronto General Hospital, voir Natalie Nitia RIEGLER, «The Work and Networks of Jean I. Gunn, Superintendent of Nurses, Toronto General Hospital 1913-1941 : A Presentation of Some Issues in Nursing During her Lifetime 1882-1941», thèse de Ph. D., University of Toronto, 1992, p. 32.
20. *Ibid.*, p. 72.

Chargées d'abord de la supervision des tâches domestiques, les surintendantes anglo-canadiennes parviennent à cumuler trois mandats : la formation en nursing, le service de nursing et les arrangements domestiques[21].

Ayant la responsabilité du nursing, des études, des conférences, de la discipline et de la formation générale des infirmières, les surintendantes vont tenter de faire participer davantage les infirmières à l'organisation qu'elles ont mise en place. La formation dans des écoles d'hôpitaux, l'attribution d'un revenu aux étudiantes et l'installation de résidences confortables pour les infirmières ont nécessité des négociations avec les administrateurs et les médecins.

Ainsi, lors du mandat d'Agnes Snively au Toronto General Hospital (TGH), la formation et le rôle des infirmières prennent une autre dimension. À la suite de pressions durant l'année 1896, pour qu'elle augmente les cours pratiques, Snively ajoute une année au programme de formation, qui passe de deux à trois ans, car elle ne veut pas réduire la part des cours théoriques, indispensables au moment où la médecine devient plus scientifique. Avec les congés qu'elle donne aux étudiantes[22] et l'enseignement qu'elle confie aux infirmières dans les années 1890, le nursing apparaît comme une profession avantageuse pour les femmes ; non seulement assiste-t-on à une explosion des effectifs d'infirmières qui augmentent de 70% entre 1888 et 1898[23], mais leur statut change. Avec l'embauche de personnel chargé des travaux domestiques, elles ne sont plus des bonnes à tout faire, mais des étudiantes en formation, des professionnelles en devenir.

Le tournant est pris en 1905, avec la décision des administrateurs du TGH d'adjoindre au poste de *Lady Superintendent*, chargée de l'école d'infirmières, une matrone qui doit assurer la supervision du travail d'entretien ménager. Aux yeux de Riegler, il s'agit d'un changement déterminant[24].

21. Margaret Isabel LAWRENCE (dir.), *History of the School for Nurses at the Toronto General Hospital : Commemorating the Fiftieth Anniversary of Its Establishment 1881-1931*, Toronto, 1931 p. 11.
22. RIEGLER, *op. cit.*, p. 53-55.
23. *Ibid.*, p. 46.
24. *Ibid.*, p. 79, LAWRENCE, *op. cit.*, p. 26.

De nombreux exemples témoignent de l'accent mis sur la formation. Maxwell, surintendante au Presbyterian Hospital qui est passée au Montreal General Hospital, convainc le conseil d'administration qu'il ferait des économies en transférant aux formatrices les sommes allouées aux élèves, puisque celles-ci bénéficient désormais d'une formation professionnelle équivalente à celle acquise dans d'autres écoles[25]. Elle préconise également d'établir un cours de *visiting nursing*, qui décongestionnerait les salles de l'hôpital et permettrait de préparer les élèves à la prévention. Les administrateurs trouvent leur compte dans ce projet, qu'ils considèrent plus avantageux, puisqu'il permet de se passer des subventions municipales[26].

Habiles gestionnaires, les surintendantes réussissent à étendre le champ d'action des services de nursing dans leurs hôpitaux, et se préoccupent d'améliorer les conditions de travail des infirmières (diminution du nombre d'heures de travail et amélioration du salaire). Ainsi, les infirmières du TGH seront-elles dotées d'une échelle salariale qui fera augmenter leur salaire, grâce aux interventions répétées de la surintendante Jean I. Gunn, et à l'appui qu'elle obtient du surintendant Horace Brittain, qu'elle juge favorable à l'amélioration du nursing[27]. Elle obtient aussi le pouvoir d'augmenter de six le nombre d'infirmières diplômées[28]. Ainsi, le service de nursing passe en dix ans de quelques étudiantes présentes dans les années 1910, à un nombre plus élevé d'étudiantes, d'infirmières diplômées et de *private-duty nurses*. Le temps est alors venu de séparer la formation du nursing proprement dit[29].

Toutefois, cette transition sera difficile à réaliser entièrement, car les hôpitaux poursuivent deux objectifs contradictoires : améliorer la formation des élèves infirmières, et continuer de les utiliser comme *cheap labor*[30]. Les surintendantes doivent trouver d'autres stratégies qui profiteront à la formation et aux institutions hospitalières, comme l'a fait Gunn au cours des années 1930. Bien qu'elle ait déjà plaidé en faveur d'une réduction des heures de travail pour les *private duty nurses* à l'hôpital au cours des années précédentes

25. Riegler, *op. cit.*, p. 73.
26. *Ibid.*, p. 77.
27. *Ibid.*, p. 203-210.
28. *Ibid.*, p. 218.
29. *Ibid.*, p. 368.
30. *Ibid.*, p. 372, Renvoi à *Annual Report*, mai 1927.

(réduction de la journée de travail de 14 à 12 heures en 1915 et de 12 à 11 heures en 1919), Gunn suggère aux infirmières d'avoir recours à leur association professsionnelle pour obtenir la journée de huit heures (alors que la loi de 1922 fixe la semaine de travail à 58 heures). Elle plaide sa cause lors d'une convention du CNA, en 1934, et en 1937, la RNAO adopte la journée de huit heures pour le nursing d'hôpital.

On a beaucoup discuté ces dernières années sur la connivence qui aurait existé entre les surintendantes, les administrations hospitalières, auxquelles elles participent, et les médecins ; nous voulons montrer ici le rôle que les surintendantes ont joué dans la professionnalisation des infirmières anglo-protestantes. Si on voit bien comment se déroule leur action dans des hôpitaux à Toronto, il s'agit de comprendre comment elle s'exerce plus concrètement au Québec. Les trois hôpitaux choisis nous fourniront les exemples de ce mouvement de professionnalisation des infirmières, stimulé et encouragé à ses débuts par les surintendantes.

Surintendantes et infirmières au Montreal General Hospital

Le Montreal General Hospital (MGH), fondé en 1818 par la Female Benevolent Society, est géré par un petit groupe d'hommes d'affaires, qui assure son financement par des dons privés et des subventions gouvernementales. Les soins aux malades sont confiés à des femmes mariées, ou *matrons,* recrutées parmi d'anciennes patientes de l'hôpital, les employées de cuisine et les femmes de ménage. La *matron* surveille les dortoirs des patients, le ménage et l'entretien des malades. Elle est aidée dans ces tâches par des gardes-malades qui sont recrutées sensiblement de la même manière. Les soins plus spécialisés sont en général confiés aux étudiants en médecine qui font leur internat au MGH.

En 1866, une première tentative pour améliorer la qualité des soins aux malades et élever le niveau de compétence des gardes-malades aboutit à la séparation des travaux domestiques (comme le ménage, la lessive, la vaisselle), confiés à des employés, des soins infirmiers, confiés à des gardes-malades. La création de l'école en 1870 accélère ce processus et justifie le changement pour rendre les services de l'hôpital conformes aux progrès de la médecine. La fréquentation croissante des hôpitaux par la population milite aussi en faveur d'une formation spécialisée. Au début de l'année 1874, l'hôpital s'adresse au St. Thomas' Hospital — l'école de Florence Nightingale — pour obtenir l'envoi d'une garde-malade diplômée. Arrivée au mois d'octobre 1875, accompagnée de quatre infirmières diplômées, Miss Maria Machin demande des moyens pour remédier à l'entassement des malades dans des chambres exiguës, au manque d'aération et de lumière... et obtient l'embauche de quatre autres gardes-malades, le printemps suivant, pour assurer la formation des élèves infirmières. Avec l'embauche d'une des animatrices du mouvement en faveur de la professionnalisation des soins, l'hôpital ne réalise pas l'ampleur des réformes à mettre en œuvre. La direction suggère alors de revenir au système, moins onéreux, des *matrons*. Malgré l'appui du bureau médical et le renouvellement de son contrat, Miss Machin se heurte aux difficultés budgétaires de l'hôpital et doit abandonner son poste.

À la seconde tentative en vue de former une école de gardes-malades en 1880, l'hôpital engage une infirmière diplômée du Boston City Hospital, qui se charge aussitôt du recrutement. La circulaire envoyée aux élèves précise ses exigences : avoir entre 21 et 35 ans, fournir des certificats attestant de son état de santé et de sa moralité, mais aucun niveau minimum de scolarité n'est requis. On offre également une possibilité de formation de plus courte durée — un an au lieu de deux — sans rémunération comme c'est le cas pour le cours régulier : « *for ladies who may be desirous of joining without receiving remuneration, or who may be willing to pay for the instruction offered*[31] ». Les élèves y apprendront à faire des pansements, des massages, à s'occuper de l'hygiène générale des patients, à administrer les médicaments, à donner des lavements, à poser des sondes, à faire des observations précises sur la condition de leurs patients et à faire rapport aux médecins. Les conditions d'insalubrité et la piètre qualité de vie à l'hôpital — surpopulation des dortoirs, présence de vermine, manque de chauffage, etc. — conduisent à la démission de la surintendante et mettent fin à ce projet[32].

31. *AUMG*, Committee of Management of the Montreal General Hospital, vol. C. 24 1879-1883, Circular concerning the Training School for Nurses, 20 décembre 1880.

32. Cité par Hugh MacDermot, *History of the School of Nursing of the Montreal General Hospital*, Montréal, The Alumnae Association, 1940, p. 30.

Le surintendant médical donnera bien quelques démonstrations pratiques, mais la formation des infirmières reste sommaire, leur encadrement et le service du nursing étant toujours assurés par une *matron*. En 1887, le rapport trimestriel souligne la difficulté de recruter des infirmières.

Les médecins, conscients de la nécessité d'améliorer la qualité des soins, essaient de les intégrer dans les différents services de l'hôpital; une garde est affectée à la clinique externe (*outdoor clinic*) ou à la salle d'opération. Elle aura pour tâche de nettoyer et désinfecter tous les instruments requis par les médecins durant les opérations. En l'absence d'une orientation plus cohérente, la définition du travail des infirmières se dessine au jour le jour, en fonction des besoins. À la direction des soins infirmiers, l'indécision règne.

La démission de la *matron*, en 1889, contraint l'hôpital à embaucher Gertrude E. N. Livingston. Figure marquante de la profession au Canada, Miss Livingston prend la direction de l'école munie d'un diplôme de garde-malade et d'une expérience acquise dans un hôpital de New York. Convaincue elle aussi de la justesse de la croisade en faveur de la réforme du nursing, elle informe l'hôpital des conditions de son engagement: «*Have I anything to do with housekeeping? If I accept the position I ought to have at least 2 trained nurses chosen by myself to set under me*[33].»

Elle obtient ce qu'elle demande, mais prend bien soin de préciser que ses tâches ne doivent pas être confondues avec celles du travail domestique[34].

La définition de la tâche de Miss Livingston, bien qu'elle ne soit pas équivalente, se rapproche de celle des surintendantes ontariennes décrite par Natalie Riegler[35]. Comme Agnes Snively ou Anna Maxwell, Gertrude E. N. Livingston préconise la complémentarité des rôles des infirmières et des médecins de l'hôpital. Autant pour la direction de l'école que pour l'organisation des soins infirmiers, le travail de Livingston servira de modèle aux surintendantes des autres hôpitaux.

33. *AUMG*, Committee of Management of the Montreal General Hospital, vol. C. 27 1889-1892, lettre de Miss Livingston, Minutes, 24 janvier 1890.
34. *AUMG*, Committee of Management of the Montreal General Hospital, vol. C. 27, 1889-1892, lettre de Miss Livingston, Minutes, 30 janvier 1890; lettre à Miss Livingston, Minutes, 4 février 1890.
35. RIEGLER, *op. cit.*

Gertrude Elizabeth (Nora) Livingston*

G. E. Livingston est née le 17 mai 1848, à Sault-Sainte-Marie, au Michigan. On sait peu de chose de l'enfance et de la jeunesse de Gertrude Elizabeth, dite Nora, Livingston. Au recensement de 1850, dans le Michigan, son père se déclare marchand à Sault-Sainte-Marie; on sait qu'il a aussi été capitaine dans l'armée britannique. Lorsqu'il prend sa retraite, il établit sa famille à Como (Hudson), au bord du lac des Deux Montagnes dans la Province de Québec, localité que Nora quitte pour faire ses études d'infirmière à la Training School for Nurses du New York Hospital. Quelques années plus tard, elle obtient son diplôme de cet établissement réputé, que fréquente alors l'élite laïque nord-américaine.

Garde-malade diplômée, Gertrude Elizabeth Livingston est à l'emploi du New York Hospital lorsque, suivant les conseils d'un ami de sa famille, Francis John Shepherd, chirurgien au Montreal General Hospital, elle pose sa candidature au poste de surintendante de cet établissement, poste qu'elle obtient à ses conditions. Elle entre en fonction le 20 février 1890, au salaire annuel de 800$. L'hôpital compte alors 165 lits et Miss Livingston a sous sa responsabilité de 30 à 35 infirmières. Sans tarder, elle réaménage les tâches du personnel et prépare, comme le désirait le bureau médical de l'hôpital, l'ouverture d'une école d'infirmières qu'elle dirigera à partir de 1890.

Au Montreal General Hospital, Miss Livingston s'occupe de tout ce qui concerne les infirmières : formation, recrutement, conditions de travail, etc. Dans certains cas, comme pour le renvoi ou l'embauche d'une infirmière, la surintendante doit néanmoins obtenir l'assentiment préalable du conseil d'administration. L'autorité qu'elle exerce sur les gardes-malades et sur les soins infirmiers est considérable. La direction de l'hôpital reconnaît sa compétence, ce dont témoignent les règlements des employés de l'hôpital, datés de 1910, qui donnent tout le pouvoir à la surintendante.

* Cette biographie est un résumé de celle écrite par Yolande COHEN, qui paraîtra dans le 15e volume du *Dictionnaire biographique du Canada/ Dictionary of Canadian Biography*, dont la publication est prévue pour la fin de 2003.

En réorganisant le travail, en favorisant graduellement la nomination de gardes-malades à des postes de responsabilité et en introduisant une différenciation dans les tâches, Miss Livingston contribue à définir les fonctions propres aux infirmières. En 1890, par exemple, avec l'accord du conseil d'administration, elle engage un garçon pour transporter les médicaments d'un dortoir à l'autre. En 1894, la garde-malade en charge du département de la scarlatine obtient l'embauche d'une aide-ménagère. Ces recrues temporaires libèrent le personnel infirmier des tâches qui ne sont pas directement liées aux soins aux patients.

L'école du Montreal General Hospital réussit à se tailler une solide réputation, tant dans les hôpitaux anglophones de la Province de Québec que dans le reste du Canada. Affiliée à la faculté de médecine de McGill, elle inaugure une ère nouvelle pour les soins infirmiers. En 1903, Miss Livingston obtient que, à moins de circonstances exceptionnelles, seules les diplômées du Montreal General Hospital puissent travailler dans les dortoirs privés de l'établissement.

Au terme d'une trentaine d'années au service du Montreal General Hospital, Nora Livingston a atteint ses objectifs. Le modèle qu'elle a mis en place deviendra une référence pour les autres hôpitaux. Reconnue par la profession comme une pionnière, elle reçoit de nombreuses marques de distinction, dont la création du Livingston Club en 1905 et celle du Nora Livingston Scholarship Fund en 1940. Restée célibataire, elle meurt le 24 juillet 1927 à Val-Morin, au Québec.

L'école ouvre ses portes le 1er avril 1890, avec 30 élèves inscrites sur 180 demandes d'admission. Six sont d'anciennes gardes-malades de l'hôpital qui obtiendront leur diplôme au bout d'un an, leur expérience comptant comme deuxième année de cours. La seconde année, on dénombre 60 inscrites à la probation et seulement 33 pourront suivre le cours complet sur les 200 demandes. Le coup d'envoi est donné et l'accent peut désormais être mis sur le type de scolarité désiré.

Au départ, la formation ne comporte que de la pratique. La probation, d'une durée de deux mois, consiste à apprendre aux élèves à faire les lits, servir les repas, aider les patients à faire leur toilette, etc. Par la suite, on les charge de distribuer les médicaments aux malades, de s'enquérir de l'état général du patient, de prendre sa température, son pouls, le rythme de sa respiration... Au cours de la seconde année, elles ont la responsabilité d'un dortoir et veillent à transmettre aux nouvelles arrivantes les premiers rudiments de la profession. À l'issue des deux ans, les élèves passent une série d'examens pour devenir infirmières. La première collation des grades a lieu au mois d'avril 1891 et témoigne du désir de formalisation d'un métier où, à l'instar des médecins, les gardes-malades doivent prêter un serment solennel[36].

Au cours des années qui suivent, quelques modifications seront apportées au programme mais c'est au tournant du siècle qu'un programme de formation sera défini de façon plus précise et appliqué plus systématiquement[37]. La durée du cours augmentera d'un an, en 1894, à la suite d'une proposition faite par une école de gardes-malades américaine et malgré les réticences initiales de l'hôpital. C'est alors qu'un comité chargé de coordonner le contenu de la formation est mis sur pied. En 1899, la surintendante et le bureau médical élaborent un programme de formation, qui tient compte de la durée nécessaire de chaque cours, de son déroulement au cours des trois années et du suivi de chaque élève. Le nouveau programme, adopté en 1900, comprend des stages pratiques d'une durée déterminée dans tous les départements de l'hôpital, et des cours théoriques, donnés le soir à 19 h 15, le jeudi après-midi et le samedi matin. L'enseignement est assuré à la fois par la surintendante, assistée de deux infirmières diplômées et des membres du bureau médical[38]. Ce n'est qu'en 1906

36. « *I,_________ do hereby solemny affirm that I shall endeavor in my life and conduct and by a faithful discharge of my duties as nurse to honor the diploma to be this day conferred to me,________; that I accept the gold medal awarded to me, acknowledging that I shall hold it subject to the will and pleasure of the hospital authorities; that I shall cherish a feeling of loyalty to the Training School for Nurses of the Montreal General Hospital and do whatsoever within me lies to promote its well-being and prosperity.* » *AUMG*, Committee of Management of the Montreal General Hospital, vol. C. 27, Minutes, 1889-1892, 25 avril 1891.

37. *AUMG*, Committee of Management of the Montreal General Hospital, vol. C. 28, Minutes, 1892-1895, 17 décembre 1894.

38. MacDermot, *op. cit.*, p. 53.

que l'hôpital embauchera finalement une instructrice officielle pour l'école, tandis que les soins infirmiers en sont formellement séparés. Ce qui revient à poser la question du rôle de la surintendante à l'hôpital.

Au MGH, comme dans plusieurs hôpitaux, la direction est partagée entre trois pôles : 1) le conseil d'administration (*Committee of management*) qui est l'instance supérieure ; 2) le bureau médical qui s'occupe de tous les aspects touchant à l'embauche, à la nomination et à la pratique des médecins, à l'encadrement des internes, etc. ; et 3) la surintendante. La tâche principale de cette dernière est de s'occuper de tout ce qui concerne les infirmières : leur formation, leur embauche ou leur mise à pied, leurs conditions de travail, etc. Elle doit néanmoins obtenir l'assentiment préalable du comité d'administration dans certains cas, comme le renvoi définitif d'une infirmière ou l'embauche de nouvelles gardes. L'autorité qu'elle exerce sur les infirmières et sur les soins infirmiers est donc considérable. Membre de l'élite de la profession, à l'instar des autres directrices d'école d'infirmières, Miss Livingston veillera soigneusement à ce que l'école du MGH acquière une réputation enviable. En 1910, par exemple, elle s'oppose au fait que des gardes formées dans de petits hôpitaux spécialisés complètent leur cours au MGH car le public pourrait penser que les diplômées de ces institutions possèdent une formation équivalente à celle donnée au MGH. Une de ses élèves, Miss Flora Madeline Shaw, qui sera un temps son assistante, poursuivra son action de développement de la formation des infirmières.

Flora Madeline Shaw[39]

Née le 15 janvier 1864 à Perth en Ontario, Shaw vient d'une famille pionnière de la politique canadienne : ses deux grands-pères ont siégé au premier sénat de la Confédération. Une de ses tantes a été l'une des premières infirmières diplômées du Bellevue Hospital de New York et l'a sans doute influencée dans son choix de carrière.

En 1894, Shaw est admise à l'école d'infirmières du Montreal General Hospital (école fondée en 1890). Elle obtient son diplôme

39. *Sources :* Édouard DESJARDINS *et al.*, *Histoire de la profession infirmière au Québec*, Montréal, AIPQ, 1971 ; Hugh MACDERMOTT, *op. cit.*, et Barbara Logan TUNIS, *op. cit.*

en 1896 et, grâce à ses habiletés en administration et en enseignement, est nommée « deuxième assistante à la surintendante », Nora Livingston. Après trois ans à ce poste, elle quitte Montréal pour prendre en charge le Women's Hospital de Boston.

Elle revient au Montreal General Hospital en 1900 pour devenir la première assistante à la surintendante. Entre 1904 et 1906, elle étudie au Teachers' College of Columbia University et reçoit son diplôme pour enseigner dans une école d'infirmières. Après avoir travaillé comme *matron* d'une résidence d'infirmières au Presbyterian Hospital à New York et comme instructrice en diététique, Shaw revient au MGH pour lancer un programme alors unique au Canada, le programme de formation préliminaire pour les candidates infirmières.

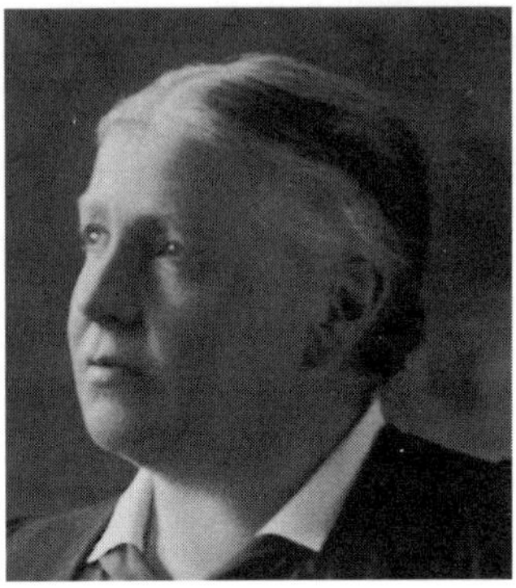

Non contente de travailler à leur formation, Shaw milite en faveur du statut professionnel des infirmières au Canada et représente les Alumnae du MGH à la première assemblée de la Canadian National Association of Trained Nurses en 1908 et où elle est nommée « secrétaire honoraire ».

Atteinte de tuberculose, Shaw doit se retirer temporairement en 1909 et se consacre au bénévolat durant la guerre.

En 1920, on lui demande de diriger la McGill School of Graduate Nurses. La MGSGN est la première école à offrir un certificat en enseignement et supervision, créé pour former des infirmières qualifiées pour des postes d'enseignement et d'administration dans les écoles d'infirmières au Canada. En plus du cours de huit mois qui mène au diplôme en enseignement et supervision, les étudiantes pouvaient aller chercher un diplôme en *Public Health Nursing.*

C'est la Croix-Rouge qui assure, pendant les trois premières années, le financement de l'école. Quand la Croix-Rouge se retire en 1923, l'école, sous la direction de Shaw, a obtenu une reconnaissance suffisante pour que l'Université McGill en prenne la responsabilité.

Shaw aborde le développement de l'école prudemment, se prononçant contre l'ajout d'un cours de deux ans d'ici à ce que l'école soit bien établie. Le cours de deux ans en enseignement du nursing sera institué en 1925. En plus d'administrer l'école, Shaw enseigne et se soucie de la formation des infirmières qui travaillent; elle établit ce nouveau programme conjointement avec l'AGMEPQ entre 1923 et 1926. Elle travaille comme présidente à la Canadian Association of Nursing Education entre 1922 et 1924.

Comme présidente de l'AGMEPQ de 1922 à 1926, elle participe à l'établissement des amendements à la Loi d'enregistrement en 1925, qui visent à élever les critères de la formation et de la pratique infirmière au Québec. En 1926, elle est nommée à la tête de la Canadian Nursing Association (CNA). À ce titre, elle participe à la Conférence du International Congress of Nurses (ICN) à Genève en 1927, et à son retour, lors d'une escale, tombe malade et meurt à l'Infirmerie de Liverpool en Angleterre.

Pionnière dans le domaine de la formation infirmière, Shaw a joué un rôle important dans l'amélioration du statut professionnel du nursing au Canada. Son travail en faveur de la formation des enseignants en nursing est reconnu aux niveaux national et international, ce qui lui a valu de donner son nom à une chaire en nursing à McGill.

Miss Livingston imposera de sévères règles de conduite aux élèves et même aux diplômées au service de l'hôpital. Une discipline stricte est imposée durant les heures de travail, de formation, mais aussi durant les heures de repos : heure du coucher très précise, nombre de visites de l'extérieur réglementé, etc. Tout manquement à cette discipline est très sévèrement puni. Il arrivera à plusieurs reprises que des gardes-malades soient renvoyées de l'école ou suspendues pendant plusieurs mois pour avoir désobéi aux règlements. Une élève qui entretient des rapports autres que professionnels avec un interne ou une autre, avertie une première fois pour son comportement rude avec les patients, feront l'objet de sanctions sévères : l'une se verra refuser l'obtention de sa médaille et l'autre, son diplôme.

Cette conception du métier d'infirmière, basée sur la discipline et une formation rigoureuse, fonde l'autorité de la surintendante. Les règlements des employés de l'hôpital, par exemple, qui donnent en 1910 tout le pouvoir à la surintendante, témoignent selon Reverby de cette mainmise des pionnières sur l'orientation du nursing. Cette orientation subordonne les soins infirmiers au pouvoir médical, et c'est ce que l'on retrouve au MGH. Ainsi, le bureau médical voudra prendre le contrôle du contenu de la formation, et au début des années 1920, bien que la surintendante soit présente lors de l'élaboration du choix des cours donnés aux gardes-malades, elle devra laisser la place aux médecins dans ce secteur. On assiste à un transfert de compétence qui, à l'origine d'une volonté d'organiser les services de l'hôpital en fonction des critères élaborés pour les soins infirmiers et médicaux, glisse insensiblement vers la gestion de l'hôpital dans son ensemble. D'une vision du nursing, on est passé à une vision de l'hôpital et de son organisation.

La formation des infirmières se faisant à l'hôpital, les élèves offrent un réservoir de main-d'œuvre avantageux, bien que les diplômées soient toujours requises pour des tâches de responsabilité ou d'expérience. Ces dernières se retrouvent le plus souvent dans des postes d'encadrement ou de supervision. Ainsi en 1893, par exemple, les quatre diplômées se partagent les postes suivants : *day nurse in charge, night nurse in charge, nurse in charge in operating room, nurse in charge in scarlatina ward*[40]. En 1905, la situation n'a guère changé puisque à ces infirmières ne s'ajoutent qu'une garde rattachée au département de gynécologie et une adjointe à la surintendante des gardes-malades. La nomination graduelle d'infirmières à des postes de responsabilité et l'introduction d'une différenciation des tâches contribuent à définir les fonctions propres aux infirmières. En 1890, Miss Livingston, avec l'accord du conseil d'administration, embauche un garçon qui transporte les médicaments d'un dortoir à l'autre et en 1894, la garde-malade en charge du département de la scarlatine obtiendra l'embauche d'une aide-ménagère qui la libère ainsi « [...] *of work that is not compatible with her proper nursing of patients*[41] ». Temporaires, ces embauches comblent des besoins liés au fonctionnement de l'école. Ainsi, des infirmières diplômées seront

40. *AUMG*, Committee of Management of the Montreal General Hospital, vol. C. 28, Minutes, 1892-1895, 5 juin 1893.

41. *AUMG*, Committee of Management of the Montreal General Hospital, vol. C. 28, Minutes, 1892-1895, 10 avril 1894.

embauchées en 1898 pour encadrer les élèves formées pour le service d'infirmières visiteuses. L'utilisation d'élèves à la place de diplômées provoque toutefois des résistances.

En même temps, l'hôpital acceptera de soutenir les demandes de la surintendante lorsqu'il s'agira de privilégier les gardes-malades diplômées de l'hôpital par rapport à d'autres infirmières. En 1903, le conseil d'administration s'engage à ce qu'uniquement les diplômées du MGH puissent travailler dans les dortoirs privés de l'hôpital, à moins de circonstances exceptionnelles. Les objectifs des premières surintendantes semblent atteints : les soins infirmiers sont désormais distincts du travail domestique, la formation des infirmières se fait dans une école appropriée et la direction des soins est du ressort exclusif d'une surintendante, gagnée à la valorisation des savoirs infirmiers. La victoire des surintendantes sur les *matrons*, victoire qui n'était pas acquise au départ, signifie le choix d'un système professionnel établi sur la reconnaissance d'une compétence particulière dans la direction des soins infirmiers et dans l'organisation de l'hôpital. L'embauche et le maintien durant plusieurs années de Miss Livingston à ce poste, crucial pour la croissance de l'hôpital, confirment l'orientation d'un hôpital qui cherche à se classer parmi les grands hôpitaux du Canada. Le modèle mis en place au MGH sera d'ailleurs invoqué par les petits hôpitaux en région pour établir à leur tour une structure semblable, comme au Sherbrooke Hospital.

Surintendantes et « business manager »

Le Sherbrooke Hospital[42], financé par des hommes d'affaires, est fondé par des citoyens et médecins pour venir au secours des plus démunis dans une optique de charité et de science. L'appui de ces milieux, important tout au long de l'histoire de l'hôpital, qui comme beaucoup d'institutions charitables fait face à des crises financières à répétition, se traduit par leur présence au conseil d'administration.

42. Le Sherbrooke Hospital retirera le vocable confessionnel de son nom au cours des années 1920. L. Brunelle-Lavoie et J. Dufort-Caron, *L'hôpital St-Vincent-de-Paul de Sherbrooke, 1909-1984*, Sherbrooke, 1984 ; Sherbrooke Hospital, *Centenary Souvenir Album, 1888-1988* ; Bernard Epps, *Le second bienfait. Cent ans d'histoire du Sherbrooke Hospital, 1888-1988*, Sherbrooke, 1988.

Le comité exécutif est chargé de l'entretien matériel et de « *all matters of internal management and arrangement respecting patients and servants of the hospital*[43] ». Le bureau médical, mis en place en 1901, gère et contrôle les traitements aux malades; ses membres sont consultés sur le choix d'une surintendante, participent à la formation des gardes-malades, font passer des examens et signent les diplômes. L'école de formation est à son tour ouverte en 1900.

En 1896, l'organisation des soins est confiée à une surintendante, chargée de l'accueil des patients. C'est en 1906, dans une brochure où figurent les règlements et les attributions du personnel de l'hôpital, que sont définies les responsabilités, considérables, qui lui sont dévolues « [...] *for the nursing as well as for the general superintendence of the hospital*[44] ». L'organisation et le fonctionnement des soins infirmiers lui reviennent, en plus de la responsabilité de l'ameublement de l'hôpital, des fournitures générales, de l'approvisionnement alimentaire et de la comptabilité. Avec l'aide d'une assistante et de cinq élèves infirmières, elle a également la charge de l'admission des malades et de la supervision des autres employés de l'hôpital. À partir de 1906, la surintendante rencontre le bureau médical, une fois par semaine, pour faire le point sur les besoins en fournitures et instruments médicaux et chirurgicaux: elle répond de ses décisions au comité exécutif. En somme, les tâches de la surintendante s'apparentent à de la gestion interne, sous l'étroit contrôle d'une administration hospitalière tâtillonne et privée de moyens.

Cette organisation serrée, où de nombreuses tâches sont confiées à un petit nombre de personnes, engendre inévitablement conflits et démissions. De 1896 à 1920, 11 surintendantes se succèdent à ce poste; la plus longue période est de sept ans pour l'une, entre 1898 et 1905, et de trois ans pour trois autres. La première en poste en 1896, Miss S. E. Bliss, formée au Toronto General Hospital, est embauchée pour une durée de 12 mois, au salaire annuel initial de 300$, avec un diplôme d'infirmière; une expérience pertinente sera exigée plus tard.

La redéfinition du poste de surintendante, au moment de la création de l'école au début des années 1920, signifie une réorganisation des fonctions par le comité exécutif. On procède à une nouvelle

43. *ASH*, Meeting of Governors, Record Book number 2, 15 juin 1896.
44. *ASH*, By-Laws of the Sherbrooke Hospital, 1906, p. 8.

répartition des tâches en confiant à une *business manager*, poste occupé au départ par la surintendante démissionnaire Miss Boyne, la gestion courante de l'hôpital qui était du ressort de la surintendante[45]. Assistée par le secrétaire du Sherbrooke Hospital, la *business manager* s'occupe de l'admission des patients, de l'embauche de tout le personnel d'entretien (concierges, jardiniers, ouvriers...), de l'achat des fournitures et du matériel médical ainsi que de la comptabilité. Libérée de toutes les questions relevant de la gestion, la surintendante se consacre principalement au nursing et à l'organisation de l'école, essentielle aux yeux de la direction de l'hôpital : « [...] *it is necessary and desirable in the interests of the Hospital that greater attention be given to the Training School, instruction of Nurses and Medical Departments* [...]. » Elle a également la responsabilité du département de médecine et chirurgie : « *Training school, Nursing, Assisting of Doctors, Dietary Department, the supervising and cleaning of wards, rooms, corridors, etc.*[46]. » Si la surintendante demeure, malgré tout, encore plus ou moins responsable de l'entretien, ces nouvelles dispositions apparaissent plus étroitement liées à l'hygiène et à la discipline, et davantage reliées aux soins infirmiers qu'au service domestique.

Pour le reste, la surintendante obtient aussi la nomination d'un *orderly*. Les *orderlies*, infirmiers auxiliaires masculins, veillent aux tâches d'aide aux malades, qui exigent de la force physique, et assurent le transport des patients. Au MGH, le statut de ces employés fera l'objet de discussions afin de déterminer s'il doit davantage se rapprocher de celui d'une infirmière ou de celui de domestique. Cette question de l'embauche d'un *orderly* et de la définition de sa tâche sera réglée en 1920[47].

Le premier à être embauché à ce poste est l'ancien assistant du concierge de l'hôpital, un homme « *courteous, neat, methodical, punctual and a good worker*[48] ». Il touche au départ 40$ par mois, comparativement à 80$ pour une infirmière diplômée, à la même époque. Cette organisation, qui répond au souci du Sherbrooke Hospital de s'inscrire dans le mouvement de normalisation des hôpitaux

45. *ASH*, Executive Committee, Minutes, 1917-1922, 13 août 1920.
46. *ASH*, Executive Committee, Minutes, 1917-1922, 11 décembre 1920.
47. *ASH*, Executive Committee, Minutes, 1917-1922, 23 août 1920.
48. *ASH*, Executive Committee, Minutes, 1917-1922, 29 juillet 1921.

dicté en 1921 par l'American College of Surgeons, ne résistera pas à l'usage.

Car, en réalité, bien que seulement six surintendantes, comparativement à 10 durant la période précédente, se succèdent à ce poste entre 1920 et la fin des années 1940, il n'y a pas de place pour deux postes séparés. Deux mois après l'embauche de Miss Nixon, en octobre 1920, Miss Upton doit la remplacer ainsi que Miss Bayne, la *business manager*, qui ne tarde pas à démissionner à son tour. Miss Upton commence son séjour à l'hôpital en devant assumer les postes de surintendante et de *business manager*, ce qui la rapproche de la direction de l'hôpital. Elle accepte la recommandation du conseil médical de réduire le nombre d'infirmières étudiantes, d'éliminer le poste de surintendante adjointe et de donner à la « *Senior Nurse, nearest to graduation, 6 weeks or 2 months special training to enable her to act as Assistant Superintendant*[49] ». Elle s'engage à couper dans ses budgets, «*prepared to assist in every way possible to reduce the cost of maintaining the hospital*[50]». Elle réussit à garder une adjointe, même si en échange elle prend la charge de la salle d'opération jusqu'en 1922 quand une étudiante la remplacera. Mais tous ces efforts seront vains et, en 1923, la surintendante préfère démissionner plutôt que de procéder à de nouvelles compressions. Une semaine plus tard, le comité exécutif décide de congédier la surintendante adjointe et la surveillante de nuit. Malgré une lettre signée par 22 infirmières, « *expressing regret that they should lose the benefit of completing their training under Miss Upton, Superintendant, Miss McCarthy, Assistant Superintendant and Miss George, Night Supervisor*[51] », le comité avertit les infirmières du maintien de la décision.

Les infirmières salariées, qui assistent la surintendante (quatre au total en 1920) aux postes de surintendante adjointe, de surintendante de nuit, d'infirmière en charge de la salle d'opération et de diététicienne, ont la responsabilité du soin des malades au moins à partir de la fin des années 1910; à partir de 1921, une répartition précise du travail est établie entre les élèves infirmières, suivant les différents dortoirs où se trouvent les malades (ceux des 1er, 2e et 3e étages), dans les départements de maternité et dans la salle d'opéra-

49. *ASH*, Executive Committee, Minutes, 1917-1922, 30 avril 1921.
50. *ASH*, Executive Committee, Minutes, 1917-1922, 28 mars 1922.
51. *ASH*, Executive Committee, Minutes, 1923-1932, 6 octobre 1923.

tion. Deux infirmières sont affectées à des tâches plus techniques. En 1923, l'hôpital embauche sa première technicienne aux rayons X. Cette dernière, diplômée du Children's Memorial Hospital, possède, outre sa formation spécialisée, un diplôme d'infirmière. Miss I. M. Ingraham « *is prepared to handle Clinical Laboratory work and a limited amount of pathological examinations for the hospital*[52] ». Ce poste de technicienne aux rayons X ne sera jamais remis en question, la technologie étant devenue indispensable au traitement des malades. En 1926, l'hôpital s'adjoindra également les services d'une instructrice pour les élèves infirmières, manifestant ainsi le désir de formaliser le cours de nursing puisque, jusque-là, c'est la surintendante adjointe qui devait assurer cette formation. Le noyau de gardes-malades aux postes de direction demeure sensiblement le même jusqu'à la Deuxième Guerre mondiale. S'y ajouteront, entretemps, le poste d'infirmière responsable de la maternité, et ce, à partir de 1935, puis celle d'infirmière responsable des dortoirs à partir de 1938. Le nombre total d'infirmières oscillera d'un minimum de quatre en 1922 à un maximum de neuf à partir de 1938.

On le voit, la spécialisation des tâches et les contraintes budgétaires ont eu raison de l'organisation dont rêvaient les surintendantes et les administrations hospitalières. Les surintendantes ont réussi à maintenir leur emprise tant que les bureaux médicaux et les administrations hospitalières étaient entre les mains de quelques bénévoles; elles devront lâcher prise sur la gestion quand celle-ci se professionnalisera et tâcher de garder le contrôle sur l'école.

L'école

Dès l'ouverture de l'hôpital, en 1896, l'école de gardes-malades dispense son premier cours. À l'issue du cours d'une durée de deux ans, deux élèves se verront accorder le titre d'infirmière diplômée. Le cours, relativement bien structuré, comprend alors essentiellement du travail pratique dans les dortoirs de l'hôpital[53].

52. *ASH*, Executive Committee, Rapport mensuel de la surintendante, 7 juin 1923.
53. *ASH*, Meeting of Governors, extrait du discours prononcé par le secrétaire du bureau médical lors de la première collation des grades, le 21 novembre 1898.

La surintendante dispense son cours à partir d'un manuel destiné aux infirmières, «[*the*] *one used in the Montreal General Hospital and in many other Training Schools*[54]», tandis qu'elle demande leur concours aux médecins pour les cours théoriques comme l'anatomie, l'obstétrique, la physiologie. À la fin des deux ans, les élèves passent un examen écrit et un examen oral. Ces examens confèrent selon elles un niveau élevé aux diplômées de l'école « [...] *to set up a high standard for the graduates of this school*[55]». L'établissement de l'école d'infirmières signifie pour le Sherbrooke Hospital un rayonnement dans la région, voire dans la province. On perçoit clairement le désir qu'a l'hôpital d'adapter ses pratiques à celles des grandes institutions. L'école constitue aussi une ressource de main-d'œuvre soignante qualifiée et à bon marché, qui contribue à la reconnaissance de l'hôpital, à Sherbrooke comme à Montréal.

La répartition des tâches liées à l'enseignement se précise en 1906, avec la publication d'une brochure sur les règlements et attributions du personnel de l'hôpital. Le bureau médical acquiert de nouvelles responsabilités, en plus de donner des cours et démonstrations aux élèves infirmières, de faire passer les examens, de juger les aptitudes des candidates et de décerner les diplômes. Le bureau médical doit désormais préparer le contenu de la formation des infirmières dans son ensemble, tâche qui, dans d'autres hôpitaux, au Montreal General Hospital par exemple, relève de la surintendante jusqu'en 1920. Parallèlement à ces cours, les élèves infirmières peuvent compléter leur formation par un stage de trois mois au Montreal Maternity Hospital auquel l'hôpital vient de s'affilier[56].

Toute cette organisation ne résout pas le difficile problème du recrutement des élèves infirmières, qui est le lot de l'ensemble des hôpitaux de la province. La surintendante suggère de pallier le manque d'espace de résidence au sein de l'hôpital par le recours aux infirmières salariées. Ainsi, en 1900, une infirmière diplômée est

54. *ASH*, Meeting of Governors, Rapport de la surintendante sur le cours de formation, 16 mars 1898.
55. *ASH*, Meeting of Governors, extrait de discours prononcé par le président, 16 mars 1898.
56. En 1920, la surintendante du Sherbrooke Hospital avoue : « *With the number of Student nurses now in the school, we have been able to organize our classes in the training school. Miss Marston is taking charge of Class*

embauchée « *for as long as her services might be needed*[57] » et, en 1904, la direction autorise la surintendante à engager le nombre d'infirmières qu'elle jugera suffisant[58]. Le manque d'espace chronique à l'hôpital justifie-t-il à lui seul la petite dimension de l'école ? On dénombre deux élèves gardes-malades à l'ouverture de l'école et neuf en 1908, sans plus. Le nombre de diplômées par année ne suffit pas à fournir une main-d'œuvre stable et continue à l'hôpital, jusqu'au début des années 1920. Le nombre de diplômées reste très faible, toujours inférieur à cinq, sauf en 1917. Entre 1920 et 1930, leur nombre varie entre quatre et 13, et entre 1930 et 1950, ce nombre oscille entre 10 et 21[59]. La forte sélection qui sévit à l'école s'explique autant par les normes rigoureuses imposées par l'American College of Surgeons, dont le SH est fier d'être membre, que par la volonté des surintendantes d'établir une éducation pour l'élite. Les contraintes budgétaires permanentes auxquelles l'hôpital est confronté n'empêcheront pas la construction d'une résidence destinée à l'hébergement des gardes-malades, ce qui permet d'intensifier leur recrutement : « *letters should be written to all clergy in the Townships, in an effort to secure more candidates*[60] ». Ainsi, on passe de 23 élèves en 1920 à 30 en 1925, à 38 en 1930 et à 56 en 1940. Les règlements de l'école stipulent que les postulantes doivent au moins avoir complété une première année de High School, être âgées de 21 à 31 ans et fournir un certificat de moralité et de santé. Ici aussi : « *Women of superior education and advantages, when equally qualified to nurse, will be preferred*[61]. » En 1920, 1921 et 1922, seulement 26%, 10% et 7% des demandes respectivement sont acceptées. La vocation d'infirmière et la réputation de l'école du

work, assisted by Miss Gillespie and myself. In another month or 6 weeks the Doctors can start their lectures. » *ASH*, Executive Committee, Rapport annuel de la surintendante, 10 septembre 1920.

57. *ASH*, Meeting of Governors, Record Book number 2, 1888-1913, 7 juin 1900.
58. *ASH*, Meeting of Governors, Record Book number 2, 30 mars 1904. Le texte semble indiquer que les infirmières doivent répondre aux appels tant à l'extérieur de l'hôpital qu'à l'hôpital même.
59. On doit noter qu'à partir de 1904, il y avait 85 lits dans l'hôpital.
60. *ASH*, Executive Committee, Minutes, 1917-1922, 8 août 1919.
61. *ASH*, Règlements du Training School for Nurses of the Sherbrooke Hospital. Malgré le fait que les règlements stipulent que la postulante doit avoir

Sherbrooke Hospital attirent désormais un bon nombre de candidates. Comme dans les autres écoles, les infirmières en formation doivent servir l'hôpital durant 12 heures, avec une pause quotidienne de deux heures. Elles ont droit, si les activités de l'hôpital le permettent, à un après-midi de congé par semaine, une demi-journée le dimanche et trois semaines de vacances par an. L'hôpital leur fournit une indemnité mensuelle, légèrement supérieure à celles des autres institutions, de 8$ la première année de cours, 9$ la seconde et 10$ la troisième.

Ces mesures sont plus ou moins appliquées, certaines élèves se plaignant de ne pas recevoir l'ensemble des cours auxquels elles ont droit. Diplômée du Western Hospital de Montréal, la première instructrice est engagée en 1924 et aussitôt remplacée en 1926 par une diplômée du Royal Victoria Hospital, qui a suivi un cours de deux ans en enseignement du nursing au McGill School of Nursing Education. Le contenu du cours de nursing comprend une formation de base à laquelle s'ajoute en 1919 un cours de massage, donné par une instructrice spécialisée. En 1922, la surintendante obtient le consentement de la direction afin que les élèves puissent faire un stage pratique sous l'égide du Victorian Order of Nurses, en santé publique, pour les cas de maternité. À partir de 1926, l'école du Sherbrooke Hospital s'affilie à des hôpitaux montréalais: au Royal Victoria Hospital pour la maternité, au Alexandra Hospital pour les maladies contagieuses et au Childrens' Memorial Hospital pour la pédiatrie. Le cours de formation sera encore modifié en 1931, par l'ajout d'un cours de chimie.

La collation des grades sera investie d'un caractère beaucoup plus solennel à partir du début des années 1920. Avec l'aide du Women's Committee, des réceptions publiques seront organisées et des prix décernés aux infirmières pour l'excellence dont elles ont fait preuve dans différents domaines au cours de leur formation. Ainsi, le prix du président est destiné à l'élève « *who has shown most interest in upholding standards of the hospital* [...] *and in loyalty to patients* [...][62] » ; et celui

terminé l'école secondaire, le rapport de la surintendante, inclus dans le rapport annuel de 1920, indique que l'école accepte les étudiantes qui en ont complété seulement une première année. *ASH*, Rapport de la surintendante reproduit dans les Rapports annuels du Sherbrooke Hospital, 1920.

62. *ASH*, Executive Committee, Rapport mensuel de la surintendante, avril 1926.

du Dr Linch, directeur du bureau médical, à l'étudiante qui a accompli le meilleur travail en chirurgie. Comme dans les autres hôpitaux, les infirmières doivent prononcer un serment professionnel. Ce serment fait appel autant à la responsabilité professionnelle qu'à la morale chrétienne[63].

Au cours des années 1940, le rôle des élèves modifie profondément les services de nursing. La nécessité de doter les infirmières d'une véritable formation et la pression qu'elles exercent pour être embauchées comme salariées entraînent une pénurie de main-d'œuvre, qui devient manifeste après de la Seconde Guerre mondiale. Déjà, en 1939, la direction de l'hôpital a établi une échelle de salaires fixe pour toutes les infirmières professionnelles, en faisant une distinction entre les infirmières cadres, qui ont pour tâche de superviser le travail de leurs collègues, et les autres infirmières, dites *floor nurses*. Le système de formation permanente, en vigueur depuis 1919, permettait à certaines infirmières diplômées d'effectuer un stage de perfectionnement dans certains services. En 1930, le bureau médical suggère d'améliorer ce programme en proposant «*that all nurses working in a supervising capacity in the Hospital, be required to devote one week of their vacation at further work in other institutions*[64]».

Amendé, le projet prévoit que les infirmières profitent d'une semaine de congé et d'une subvention de 25$ pour se perfectionner. Le lieu, le contenu et la durée des stages sont consignés et approuvés par le bureau médical. En 1940, par exemple, la surintendante propose d'effectuer son stage au Ottawa General and Civic Hospital dans les domaines suivants: «*ward supervision, making of dressings, char-*

63. Intitulé *The Florence Nightingale Pledge*, il se présente ainsi: «*I solemnly pledge myself before God and in the presence of this assembly to pass my life in purity and to practice my profession faithfully. I will abstain from whatever is deleterious and mischievous and will not take or knowingly administer any harmful drug. I will do all in my power to maintain and elevate the standard of my profession, and will hold in confidence all personal matters communicated to my keeping, and all family affairs coming to my knowledge in the practice of my calling. With loyalty will I endeavour to aid the physician in his work, and devote myself to the welfare of those committed to my care.*» *ASH*, Executive Committee, Minutes 1933-1938, 25 juin 1935.

64. *ASH*, Executive Committee, Minutes, 1933-1939, 25 juin 1935.

ting, care of rubber goods, nurses efficiency records[65] ». La responsable de la salle d'opération choisit, pour sa part, de se rendre au Westfield Hospital dans le Massachusetts afin d'y étudier le travail de supervision et les techniques appliquées en salle d'opération.

Mais c'est l'augmentation du nombre d'infirmières professionnelles en service à l'hôpital à partir des années 1940 qui change les données de l'organisation du travail. L'organisation à partir d'un noyau de gardes-malades cadres, assistées par des étudiantes, fait place à une répartition des fonctions en plusieurs sous-groupes très fortement hiérarchisés. On retrouve à la tête la surintendante, son adjointe, la responsable de la salle d'opération, la surintendante de nuit, une instructrice, une responsable des rayons X et une diététicienne, auxquelles viennent s'ajouter trois responsables de dortoirs et six *graduates on general duty*, sans compter la technicienne de laboratoire, soit 17 professionnelles au total. Pour la période correspondante, c'est-à-dire jusqu'en 1943, le nombre d'infirmières en formation oscille autour d'une cinquantaine, à un moment où l'hôpital est en pleine croissance. Il compte, entre 1896 et 1920, 30 lits, auxquels s'ajoutent 84 lits entre 1920 et 1944. La pénurie d'infirmières dans les salles pousse l'hôpital à avoir recours de façon permanente à un groupe d'employés auxiliaires. Tout d'abord, en 1942, sur recommandation du bureau médical, on augmente le nombre d'auxiliaires masculins (*orderlies*) en service, qui se chargeront de l'accueil des patients. La même année, la surintendante embauche un bon nombre de *nurses' aids* en l'absence de gardes-malades diplômées disponibles. Elle explique l'intérêt d'avoir à sa disposition cette catégorie d'employées[66].

Ces mesures ont pour effet de remplacer les étudiantes infirmières, dont le nombre est devenu nettement insuffisant, par d'autres catégories de personnel, dont les *orderlies* et les auxiliaires. Mais l'hôpital a toujours besoin d'une bonne école. Une campagne de recrutement est lancée dans les écoles secondaires, et l'hôpital a recours au programme du gouvernement fédéral ayant pour objet d'aider les jeunes filles qui ne possèdent pas le niveau de scolarité suffisant à compléter

65. *ASH*, Executive Committee, Minutes, 1939-1943, Rapport mensuel de la surintendante, 29 mai 1940.

66. *ASH*, Rapports annuels du Sherbrooke Hospital, Rapport de la surintendante, 1947.

leur formation. Mais surtout, on tente de rendre plus alléchante la formation offerte par le Sherbrooke Hospital. Le comité exécutif décide que les manuels seront désormais fournis par l'hôpital et demeureront la propriété des étudiantes. Une allocation est également versée aux étudiantes pour leurs uniformes. Ces mesures s'avèrent encore insuffisantes puisqu'en 1946, la surintendante déplore de nouveau le nombre peu élevé de nouvelles recrues, attribuant cette situation aux mauvaises conditions de vie et au manque d'espace dans les résidences des infirmières. Ce problème entraîne l'embauche d'un nombre plus important d'infirmières diplômées.

Ainsi, ces quelques éléments permettent de constater que le principe d'organisation hiérarchique régit le SH de façon assez stable depuis les débuts. Grâce au pouvoir de la surintendante ou de l'esprit maison qui s'est formé autour d'elle, les problèmes se règlent sans trop de contestation de la part des infirmières. Les démissions des surintendantes semblent sanctionner des décisions administratives qui touchent l'ensemble des soins infirmiers et reflètent peut-être les fragiles consensus qui se sont développés dans ce secteur. Le comité des infirmières, créé en 1948, n'a pas, à la différence de celui des autres hôpitaux de fonction disciplinaire, mais vise à assurer une meilleure coordination et une gestion plus efficace de l'école, ainsi que l'amélioration des conditions de travail, d'étude et de vie des infirmières. Ce comité maison comprend le directeur du bureau médical qui agit comme directeur, une représentante de l'Association des infirmières diplômées du Sherbrooke Hospital, un professeur de l'école secondaire, un représentant du comité exécutif, le surintendant de l'hôpital et la surintendante des infirmières. La pénurie d'étudiantes, le recrutement de diplômées, la gestion du personnel hospitalier, etc., posent des problèmes endémiques qui ne trouveront au Sherbrooke Hospital que des solutions provisoires. La culture propre à cet hôpital, marquée par le mode de gestion des premières surintendantes s'est maintenue et, à quelques aménagements près, a permis au nursing d'y occuper une place de choix. Tant les conditions de travail des infirmières que les postes de direction qu'elles ont réussi à occuper confortent l'idée répandue par les pionnières d'une carrière pour les femmes les plus « nobles ». Toutefois, et jusqu'à la Seconde Guerre au moins, celles qui ne sont pas à la direction, comme les infirmières de salle et les auxiliaires, ne pourront pas revendiquer de statut semblable; c'est l'envers du décor.

*
* *

Ces deux hôpitaux offrent des versions contrastées des problèmes auxquels ils font face durant cette période. L'avantage du modèle organisationnel pour des systèmes complexes, comme celui du Montreal General Hospital, est sa relative efficacité à coordonner l'action des intervenants autour d'un service public dont les critères sont ceux du professionnalisme. À ce titre, les surintendantes apparaissent comme des salvatrices au moment où les hôpitaux déjà établis doivent prendre le tournant scientifique. Leur idéologie des soins comme leur capacité à organiser l'ensemble des services hospitaliers autour de cette mission structurent les hôpitaux où elles sont engagées. En outre, la permanence de leur intervention auprès des malades les désigne comme les piliers de l'hôpital, tandis qu'elles établissent des liens avec les autres intervenants sur une base professionnelle, que les médecins, intervenants encore intermittents, ne reconnaîtront pas. Très vite donc, l'idéologie du *care*, qui devait être adoptée comme base de l'organisation de l'ensemble de l'hôpital, sera confinée aux soins infirmiers. Il est paradoxal de voir que la revendication professionnelle à l'origine du modèle organisationnel sera vidée de son contenu, ne laissant place qu'à une bureaucratie hospitalière qui fleurira sur ses décombres...

Cette période d'établissement professionnel a soulevé maintes critiques dans l'historiographie féministe. On a critiqué les pionnières d'avoir reproduit le modèle médical, et d'avoir ainsi subordonné les soins infirmiers au pouvoir médical. Outre la médicalisation à outrance qui s'en est suivie, cette stratégie a permis l'entrée de l'État dans le système de soins ; les infirmières se trouvent être des adjointes de l'État et des médecins dans leur volonté de contrôle du système hospitalier. On a aussi beaucoup souligné l'aspect bourgeois et élitiste du mouvement réformateur et des pionnières de la profession. Imprégnées des valeurs sacro-saintes de respect de la hiérarchie sociale et sexuelle, elles auraient étendu au système hospitalier, et en particulier aux soins infirmiers, une structure domestique traditionnelle, où les femmes constituent les piliers de l'hôpital et sa main-d'œuvre permanente (*bedside care*), tandis que les hommes y assurent un service ponctuel et curatif. Si cette image a l'avantage d'être éloquente, elle mérite d'être nuancée: les *orderlies*, principalement des hommes, assurent aussi dans les hôpitaux anglo-protestants un rôle subalterne.

Reste à savoir ce que signifie la volonté des pionnières de fonder la profession sur le genre féminin. Comment et sur quelle logique se perpétue cette identification aux qualités dites féminines ? La conscience qu'elles ont de fonder une nouvelle profession et d'ouvrir une carrière acceptable à des femmes autrement exclues du système de santé peut fournir une des réponses à cette question. Dans les faits, toutefois, le processus de constitution de l'identité féminine comme base d'une compétence particulière, le *care*, sera à la source de l'ambivalence du statut professionnel dont elles se dotent, qui conjugue une capacité naturelle des femmes aux soins et des savoirs transmis et enseignés par des spécialistes. Cette structure, établie par les deux principales communautés culturelles du Québec, marquera durablement l'avenir de la profession.

3 Les soins comme profession

On a vu dans les chapitres précédents comment se constituent les deux modèles de soins qui inspirent les élites infirmières. Chacune des deux communautés a réussi à mettre en place un système particulier de soins qui correspond à sa vision des soins et se fonde sur ses traditions et sur les demandes des patients. Les deux modèles ne sont pas complètement hermétiques; cependant, en ce qui concerne l'ensemble des tâches accomplies par celles que l'on nomme tour à tour des gardes, des infirmières, des nurses, etc., les différences sont nettes: selon les endroits (pratique privée ou publique), les origines ethnolinguistiques et le statut civil (célibataire, mariée, membre d'une congrégation religieuse, etc.), les pratiques et les tâches accomplies varient. Des infirmières dirigent des unités de soins ou des écoles, elles s'adonnent aux études, à l'organisation et à la gestion hospitalières, à des tâches d'entretien domestique, etc. Cette diversité de fonctions témoigne de la position centrale mais précaire que les infirmières occupent dans le système de santé et de sa très forte hiérarchisation. Les pionnières et les diplômées vont alors s'atteler à changer cette situation en revendiquant l'enregistrement. Omniprésentes dans un système de santé en pleine mutation, elles voudront utiliser leur force pour faire reconnaître leurs fonctions adéquatement.

Comme tout changement à un *statu quo*, le débat suscité par l'enregistrement provoque une confrontation entre les différents modèles et pratiques. Jusque-là, on pouvait pratiquer le nursing chacun à sa façon et selon ses convictions ; la question de l'enregistrement pose maintenant le problème de l'unification de ces rôles et fonctions autour d'une pratique qu'il s'agit d'uniformiser au sein d'une profession. N'ayant pas réussi à s'entendre sur une conception commune du nursing, les différents protagonistes de cette histoire devront affûter leurs armes sur un terrain déjà occupé par des organisations d'infirmières convaincues du bien-fondé de leur démarche. L'importation du modèle nord-américain par les associations d'infirmières canadiennes-anglaises se fait différemment selon les provinces. Les associations anglo-protestantes, qui sont à l'origine de l'obtention de l'enregistrement dans les provinces canadiennes, semblent sortir victorieuses de cette confrontation, y compris au Québec ; d'ailleurs, avec l'ouverture des écoles, ce sont principalement leurs associations d'infirmières qui mèneront cette bataille.

Toutefois, l'étude plus attentive de ce débat permet de nuancer cette idée et de voir combien les pratiques franco-catholiques et anglo-protestantes se modulent les unes sur les autres au fil des ans, pour finalement aboutir à une nouvelle configuration des soins infirmiers. L'adoption de la Loi d'enregistrement, qui vise à garantir un statut professionnel, marque une étape importante de la modernisation du nursing, commencée avec la réforme des soins infirmiers. Il est intéressant de se pencher sur les modalités qui entourent l'enregistrement, y compris dans les autres provinces canadiennes, et qui aboutissent, au Québec, à une solution de compromis. Car, si tout le monde s'entend pour fonder la profession naissante sur les qualités des femmes de haute vertu, intégrant *de facto* la vision apostolique du métier, et sur une formation spécifique, les avis divergent sur la nécessité de conférer à l'État la capacité de légiférer dans un domaine que l'Église considère comme étant de sa juridiction. L'enjeu véritable de cette réforme tourne autour du diplôme et repose sur la volonté exprimée par les associations d'infirmières d'en faire l'élément central de l'accès à la profession (si, dans un premier temps, elles obtiennent ce qu'elles veulent, elles devront ensuite faire plusieurs compromis pour tâcher de garder ce qui leur paraît essentiel, face aux attaques qui fusent de toutes parts).

Bien qu'elle procède d'une stratégie concertée, menée dans l'ensemble du Canada par les associations nationales et par la revue *The Canadian Nurse,* la négociation d'un champ de compétence propre aux infirmières dans un secteur où le corps médical a déjà assuré sa suprématie va mener à des arrangements différents selon les provinces. Au Québec comme en Ontario, la professionnalisation du nursing se fait à ses débuts en deux étapes distinctes. La première est celle du contrôle de la formation et de la mise sur pied des écoles d'infirmières à travers les hôpitaux : elle se réalise en accord avec tous les intervenants (médecins, hôpitaux, soignantes) vers la fin du XIXe siècle. La seconde est celle de l'enregistrement. Elle vise à contrôler l'accès de la profession d'infirmière, à partir de l'obtention d'un diplôme.

La mise sur pied des écoles d'infirmières, si elle est favorisée par les récentes découvertes médicales et par la demande d'assistantes qualifiées en provenance du corps médical, correspond assez rapidement à une stratégie propre aux infirmières et aux associations dont elles se sont dotées.

La *Registered Nurse*

C'est en Angleterre au milieu du siècle dernier que prend naissance le mouvement en faveur de la réforme du nursing. Déterminée à revaloriser le statut du métier d'infirmière jusqu'alors peu enviable, Florence Nightingale élabore un programme de formation professionnelle rigoureux, établi sur des préceptes religieux et militaires, et mettant l'accent sur la supériorité morale des recrues.

L'ouverture d'une école d'infirmières au St. Thomas' Hospital de Londres marque le début d'une stratégie de professionnalisation du métier[1]. Considérées comme de véritables missionnaires, les premières diplômées du St. Thomas' sont envoyées par petites équipes dans les différents hôpitaux d'Angleterre pour répandre les préceptes du nursing moderne tels que conçus par Nightingale. Fer de lance d'un mouvement qui va s'étendre à toute l'Europe et à l'Amérique, le

1. Celia DAVIES, « Professionalizing Strategies as Time- and Culture-bound : American and British Nursing, Circa 1893 » in Ellen CONDLIFFE LAGEMANN, *Nursing History : New Perspectives, New Possibilities*, New York, Teachers' College Press, Columbia University, 1983, p. 47-64.

Nightingale System s'implante au Canada par la mise sur pied d'écoles d'infirmières. La première d'entre elles ouvre ses portes en 1874, à St. Catherines en Ontario, après dix années de pourparlers et de tentatives infructueuses. Deux infirmières du St. Thomas' Hospital sont envoyées de Londres pour mettre sur pied cette école au General and Marine Hospital[2]. Le prestigieux Toronto General Hospital en ouvre une à son tour, en 1881, dirigée par la célèbre Agnes M. Snively, diplômée du Bellevue Hospital de New York[3]. C'est une autre diplômée du Bellevue Hospital, Anna Maxwell, qui fondera en 1887 l'école pour infirmières du Winnipeg General Hospital[4]. Au Montreal General Hospital, on l'a vu, c'est également une diplômée de l'école de Florence Nightingale qui met sur pied l'école d'infirmières.

En quelques années, près de 70 écoles voient le jour à travers le Canada ; autour d'elles gravite une élite formée par les directrices des écoles, les surintendantes et les infirmières diplômées. Cette élite s'emploiera à relever le statut des infirmières en établisssant des critères de formation et en revendiquant la protection légale du titre par le biais de ses associations. Ces dernières obtiennent ainsi l'extension de la durée des cours (en 1909, 57 écoles offrent un cours de trois ans[5]), exercent des pressions pour la standardisation du curriculum en vue d'augmenter dans ceux-ci le pourcentage d'enseignement théorique. D'abord accolées à deux grandes associations, l'American Society of Superintendents of Training Schools for Nurses, fondée aux États-Unis en 1893, et la Nurses Associated Alumnae of the United States and Canada, créée en 1896, elles s'en séparent en 1907, pour répondre aux exigences du Conseil International des

2. D.M. Jensen, *History and Trend of Professional Nursing*, St. Louis, The C.V. Mosby Co., 1950, p. 515-516 et Mary Agnes Snively, « Trained Nursing in Canada », *The Canadian Nurse*, vol. 5, nº 8, août 1909, p. 526.
3. Desjardins *et al.*, *op. cit.*
4. *Ibid.*, p. 516, Yolande Cohen et Michèle Dagenais, « Le métier d'infirmière : savoirs féminins et reconnaissance professionnelle », *Revue d'histoire de l'Amérique française*, vol. 41, nº 2, automne 1987, p. 160-161.
5. Judy Coburn, « I See and am Silent : A Short History of Nursing in Ontario », in Janice Acton, Bonnie Shepard et Penny Goldsmith (dir.), *Women at Work, 1850-1930*, Toronto, Canadian Women's Educational Press, p. 141.

Infirmières (CII) qui n'accepte que des associations nationales en son sein[6].

C'est ainsi que sont formées en 1908 la Canadian National Association of Trained Nurses, réunissant 16 associations d'infirmières canadiennes, et la Canadian Society of Superintendents of Training Schools for Nurses[7]. Avec la revue *The Canadian Nurse*, fondée par l'association des diplômées du Toronto General Hospital, les associations canadiennes se donnent comme objectif de diffuser l'idéologie professionnelle[8] dans l'ensemble du Dominion et de faire la promotion de l'enregistrement[9]. La participation des associations nationales aux différents congrès internationaux d'infirmières est relatée et analysée par la revue, qui tente ainsi d'inscrire le mouvement canadien de professionnalisation dans un contexte qui lui donne une cohérence.

La revue ne cesse de plaider en faveur de l'amélioration de la formation (pour le cours de trois ans)[10] et réclame des lois d'enregistrement au nom de la protection du public[11]. D'une façon générale, l'espace consacré aux différentes écoles et aux problèmes éducatifs est considérable. Outil de communication entre les mains de l'élite canadienne, *The Canadian Nurse* se lance dans la bataille de l'enregistrement en vue d'obtenir un statut nouveau pour les infirmières canadiennes. (Celles-ci devront s'y reprendre trois fois avant d'obtenir ce qu'elles veulent[12].)

Avant 1909, trois tentatives infructueuses — particulièrement le projet d'enregistrement de la Canadian National Association of Trained Nurses en 1908 — vont déplacer le débat sur la scène provinciale. La santé étant un champ de compétence provincial, les

6. Hyda ABU-SAAD, *Nursing: A World View*, St. Louis, Mosby, 1978, p. 88.
7. John Murray GIBBON et Mary S. MATHEWSON, *Three Centuries of Canadian Nursing*, Toronto, Macmillan, 1947, p. 357.
8. « Minutes of the Alumnae Association », in *The Canadian Nurse*, vol. 1, n° 1, mars 1905, p. 20-21.
9. Notre dépouillement commence en 1905 et se termine en 1924. En 1908, la revue compte 1500 abonnés.
10. Entre autres, « The Proper Lenght of the Period of Training for Nurses ? », 1908, p. 266-273, ainsi que Linda S. RICHARDS, « The Return to the Two Years Course. Is it a Necessity ? If so Why ? », 1908, p. 463-464.
11. Ethel MORRISSON, *The Canadian Nurse*, vol. 7, n° 1, janvier 1911.
12. DESJARDINS *et al.*, *op. cit.*, p. 77.

infirmières diplômées de chaque province comprennent qu'elles doivent s'activer à ce niveau. Toutefois, une coordination entre elles s'avère nécessaire; c'est ainsi qu'en 1911, un Dominion Registration Committee est créé avec mission d'évaluer les projets de loi des associations d'infirmières de chaque province[13]. L'enregistrement des infirmières devant se négocier d'une province à l'autre, les attitudes des médecins face aux revendications professionnelles des infirmières de chaque province détermineront pour une bonne part les résultats obtenus. La première province à garantir une législation aux infirmières diplômées fut la Nouvelle-Écosse en avril 1910. Il s'agissait cependant d'une législation facultative plutôt que contraignante. Le Manitoba sanctionne la première véritable loi d'enregistrement en février 1913[14].

En 1922, neuf provinces avaient obtenu leur loi d'enregistrement, mais l'idée d'un enregistrement national continuait d'avoir la faveur de certaines dirigeantes de l'association nationale, qui la présentèrent à nouveau au congrès de 1935. Trois ans plus tard, la proposition d'une Dominion Registration est battue par 62 voix contre 20. Seuls l'Ontario et la Saskatchewan avaient appuyé la proposition.

C'est dire si le processus d'obtention de l'enregistrement mobilisa toutes les énergies des associations; l'étude de son obtention au Québec et en Ontario nous permettra de mieux entrevoir la signification des enjeux pour les associations provinciales d'infirmières[15].

L'Ontario: l'intervention du ministère dans l'enregistrement

L'Ontario fut un important foyer de diffusion des nouvelles idées concernant la profession. C'est avec l'ouverture de la Toronto General Hospital School for Nursing que la réforme du nursing allait véritablement s'amorcer en Ontario, suivant les principes du *Nightingale System*. Miss Hariett Goldie, la *matron* de cet hôpital fut la première à proposer la fondation d'une école d'infirmières au TGH.

13. « Report of the Dominion Registration Committee », in *The Canadian Nurse*, vol. 9, n° 8, p. 592.
14. *Ibid.*, p. 358.
15. Yolande COHEN et Louise BIENVENUE, « Émergence de l'identité professionnelles chez les infirmières québécoises, 1890-1927 », *Bulletin canadien d'histoire de la médecine*, vol. 11, n° 1, 1994, p. 119-151.

Avec l'aide du Dr Charles O'Reilly, elle atteindra son objectif en 1881. En 1883, cinq infirmières sont officiellement diplômées[16]. Toutefois, les conditions d'enseignement n'étaient guère idéales. À ce chapitre, l'affectation au poste de surintendante d'une diplômée du Bellevue Hospital, Miss Agnes Snively (1847-1933), à partir de 1884, sera tout à fait déterminante[17]. Dès son arrivée, elle s'emploie à réformer les programmes d'enseignement de même qu'à améliorer les conditions d'études et de travail des élèves infirmières. Très active dans les associations, elle préside, dès 1897, l'American Society of Superintendents of Training Schools et sera au nombre des fondatrices des associations nationales canadiennes[18]. Ses efforts seront couronnés de succès: dès 1889, les diplômées du Toronto General Hospital sont reconnues comme des leaders dans la communauté infirmière ontarienne, et en 1896 le Toronto General Hospital adopte un nouveau système de formation d'une durée de trois ans[19].

L'école d'infirmières du TGH et son association de diplômées deviennent vite l'antichambre de la future association provinciale ontarienne, la Graduate Nurses' Association of Ontario, formée en 1904. Cette dernière présente un projet d'enregistrement devant la Législature ontarienne en 1906[20], qui sera modifié par un comité spécial de la Chambre. Les amendements au projet initial sont si nombreux que ses signataires décident de le retirer[21]. Elles réalisent que l'appui des membres du corps médical est indispensable, puisque plusieurs parlementaires en sont membres. Mais le gouvernement ontarien, sensibilisé à ces problèmes, prend l'association de vitesse et adopte sa propre loi, *The Hospital Act.* Votée en 1912, cette loi, parrainée par les inspecteurs d'hôpitaux, contient une section sur l'enregistrement des infirmières[22]. Elle prévoit que toutes les infirmiè-

16. Pauline JARDINE, « The Emergence of Modern Nursing: Toronto General Hospital School for Nursing as a Model for Professionalism, 1881-1914 », rapport de recherche (non publié), 1988, p. 5.
17. *Ibid.*, p. 6.
18. *The Canadian Nurse*, vol. 6, no 1, janvier 1910, p. 3.
19. P. JARDINE, *op. cit.*, p. 12.
20. *The Canadian Nurse*, vol. 6, no 8, août 1910, p. 344.
21. « [...] *it was so mutilated we decided it was better to withdraw it* », *The Canadian Nurse*, vol. 10, no 10, octobre 1914, p. 629.
22. *The Canadian Nurse*, vol. 8, no 5, mai 1912, p. 244.

res diplômées d'un hôpital subventionné par le gouvernement ontarien devront avoir leur nom inscrit dans un registre tenu par le Provincial Secretary's Office.

Cette subtilité du gouvernement ontarien indigna les leaders du nursing qui voulaient depuis plusieurs années obtenir une loi d'enregistrement qu'elles entendaient gérer elles-mêmes. Cette loi d'enregistrement, en effet, accordait le contrôle de l'exclusivité du titre au ministère de la Santé et non à l'association des infirmières diplômées de la province. Il faudra attendre 1951 pour que l'Ontario Nurses' Association reçoive légalement l'autorisation d'administrer l'admission et de délivrer les diplômes aux infirmières de la province.

Au Québec : la confrontation de deux modèles

Au Québec, le projet des médecins d'imposer leur tutelle sur le secteur de la santé est modifié par les religieuses hospitalières qui tiennent à perpétuer une tradition de soins à laquelle elles associent des valeurs apostoliques[23]. Ainsi l'emprise des médecins sur le système de santé fut-il limité, l'enjeu sur le terrain même de la réforme hospitalière étant celui d'une modernisation (la science) alliée à la charité. L'étude historique des rapports entre les deux plus importants corps professionnels de la santé témoigne de la complexité des variables qui déterminent l'issue de cette bataille. Les querelles entourant la mise sur pied d'un registre central, par exemple, peuvent s'expliquer par les tentatives d'une association d'infirmières de prendre le contrôle de la profession par la formation et la collation des grades. L'enregistrement légal de la corporation et les termes dans lesquels sont stipulés les droits et obligations des infirmières mettent en évidence les enjeux de cette contestation. L'étude des débats au sein de la Canadian Nurses Association de Montréal, qui a été la première à revendiquer l'enregistrement des infirmières, permet d'éclairer les motivations de ces pionnières.

C'est à l'initiative du Dr Kirkpatrick, chirurgien au Montreal General Hospital, et grâce à l'intervention des diplômées de cet hôpital[24]

23. Johanne DAIGLE, « Devenir infirmière : le système d'apprentissage et la formation professionnelle à l'Hôtel-Dieu de Montréal, 1920-1970 », 2 vol., thèse de doctorat (Histoire), Université du Québec à Montréal, 1990.

24. La CNA est une association distincte du *Livingston Club* formé en 1905 et qui deviendra plus tard le *Montreal General Hospital Alumnae Association*.

que la Canadian Nurses' Association (CNA) est fondée, le 24 mars 1895[25]. Entièrement dirigée par des infirmières, la CNA bénéficie à ses débuts, du soutien actif des médecins du MGH et de la Medico-Chirugical Society. Aux réunions mensuelles de l'Association, un conférencier, le plus souvent un médecin, est invité. Le Dr Maude Abbott, première femme médecin au Québec et grande promotrice de l'enregistrement, y participe fréquemment.

Assez rapidement toutefois, les membres de la CNA réalisent qu'elles ne peuvent se proclamer aussi facilement porte-parole des infirmières du Canada et doivent se contenter d'une action locale. La CNA veut créer un registre central incluant le nom de toutes les infirmières de la ville de Montréal[26]. Les résultats sont satisfaisants, mais l'Association doit bien admettre qu'elle ne rejoint que les infirmières anglo-protestantes. La présidente de la CNA, Miss Colquhoun, lance un appel en vue d'un rapprochement avec les franco-catholiques. Depuis sa fondation, la CNA de Montréal, en l'absence d'une organisation provinciale officielle, avait agi à plusieurs reprises comme le porte-parole des infirmières du Québec. Puisqu'aucune autre organisation ne lui conteste ce titre — les amicales et autres associations d'infirmières franco-catholiques n'en sont qu'à leurs premiers balbutiements —, la CNA ne s'inquiète guère de sa légitimité. Participant activement, dès 1905, à la rédaction de la revue nationale publiée à Toronto, la CNA s'illustre aussi, en 1908, comme membre fondateur de la Canadian National Association of Trained Nurses.

Toutefois, pour cet enjeu primordial qu'est l'enregistrement, l'alliance avec les francophones s'avère incontournable, et il devient urgent de créer une association provinciale qui les représente. Des membres de la CNA, Lilian Phillips et Grace Fairley, fondent une association provinciale (tandis que la CNA deviendra en 1924 une section locale, la Montreal Graduate Nurses' Association). Première

25. *The Canadian Nurse*, vol. 12, n° 6, juin 1916.

26. *The Canadian Nurse*, vol. 1, n° 4, décembre 1905. La première année d'exercice, 331 cas sont traités. En 1904, le nombre de cas atteint 1090, alors que l'association compte 220 membres. L'année suivante, en 1905, le rapport du registraire fait encore état de la bonne santé du registre qui, cette année-là, aurait traité 1076 cas. Malgré les 53 nouvelles inscrites à la liste cette année-là, on déplore également une pénurie d'infirmières.

Mabel Hershey

Leader montréalaise du nursing, elle est directrice de l'École du Royal Victoria de 1908 à 1938. Très impliquée dans la fondation de l'Association des Gardes-Malades Enregistrées de la Province de Québec (AGMEPQ), elle en sera la présidente entre 1926 et 1928. Elle agira également comme directrice du comité de fondation de l'École des infirmières diplômées de l'Université McGill. De 1928 à 1930, elle sera présidente de l'Association des Infirmières Canadiennes. Hôtesse du congrès du CII tenu en 1929, « elle sut aplanir certaines difficultés qui surgirent [...] et réussit à obtenir l'entière coopération des infirmières de langue française ». En 1938, elle recevra de l'Université McGill un doctorat *honoris causa* en droit en guise de reconnaissance. Elle sera aussi décorée de la médaille Agnes-Snively par l'Association des Infirmières Canadiennes (AIC).

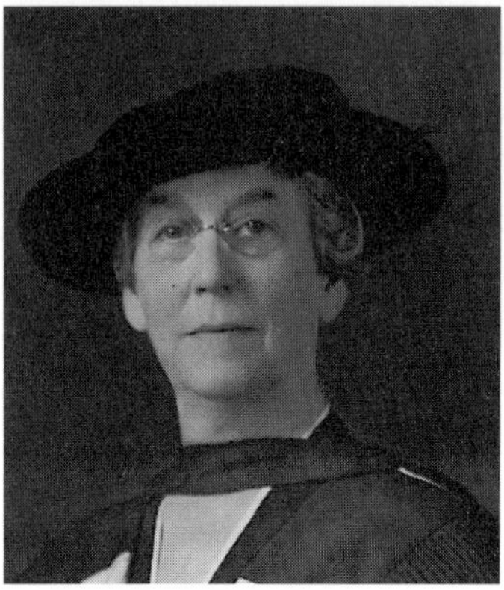

association provinciale d'infirmières diplômées, la Graduate Nurses' Association of the Province of Quebec (GNAPQ), est formée en 1917. Un comité provisoire, présidé par Grace Fairley, est chargé d'obtenir une charte provinciale[27], et Mabel Hershey, surintendante de l'École d'infirmières de l'hôpital Royal Victoria, est chargée quant à elle de recruter des membres francophones. À l'assemblée de septembre 1918, six infirmières laïques de l'Hôtel-Dieu de Montréal et trois religieuses de l'hôpital Notre-Dame font partie des 14 participantes qui rédigeront le premier projet de loi d'enregistrement, dont des copies seront remises au député Georges B. Fosterm et à la Société médico-chirurgicale de Montréal[28] qui appuie le projet. La

27. Desjardins, *op. cit.*, p. 210.
28. Desjardins, *op. cit.*, p. 78.

présidente de l'association tente de convaincre l'honorable L. G. Mitchell de présenter la loi à la Législature du Québec.

Les efforts en vue de rassembler des écoles d'infirmières et d'uniformiser les cursus scolaires se poursuivent[29]. Avec son affiliation à la Canadian National Association of Trained Nurses en 1919, la GNAPQ, forte de ses 660 membres et se voulant représentative de toutes les infirmières diplômées de la Province de Québec, recommande un programme de formation en vue d'organiser l'École pour infirmières diplômées de l'Université McGill et cherche à mettre sur pied un service d'infirmières à la Ville de Montréal, afin de prévenir les épidémies. Toutefois, la GNAPQ doit « retirer un premier projet de loi, par suite d'une demande de deux communautés religieuses de Montréal à la Législature pour qu'on refuse cette requête si les infirmières canadiennes-françaises n'étaient pas admises[30] ».

Le projet remanié est présenté et adopté par la Législature le 14 février 1920. *The Canadian Nurse* salue la nouvelle comme une étape de plus vers la professionnalisation des infirmières au Canada[31].

La loi constitue alors en corporation la GNAPQ qui devient l'Association des Gardes-Malades Enregistrées de la Province de Québec (AGMEPQ). Quatre anglophones et quatre francophones sont citées dans le préambule du texte de loi : Matilda Guilmette, Amanda Séguin, Huberta Chagnon, May Beaudoin, Zaidee Young, Olive DeLaney, Lilian Phillips et Mabel F. Hershey, gardes-malades à Montréal.

> Les objectifs de l'Association sont de créer un corps de gardes-malades possédant une formation et une compétence complètes pour soigner les malades, de procurer à celles qui possèdent cette formation et cette compétence les moyens de se faire connaître du public ainsi que favoriser l'efficacité et le bien-être des gardes-malades en général[32].

29. *The Canadian Nurse*, vol. 15, nº 4, avril 1919, p. 1705.
30. L'information proviendrait d'une déclaration de Mlle T.-R. Bertrand, surintendante de l'hôpital Normand et Cross (Trois-Rivières), lors d'une réunion à l'Université Laval du 27 mai 1927 : Archives des sœurs de la Charité de Québec, Annales de l'AGMCLPQ, vol. 1, p. 3. Voir aussi Robert GERMAIN, *Le mouvement infirmier au Québec : 50 ans d'histoire*, Montréal, Bellarmin, 1985, p. 37.
31. *The Canadian Nurse*, vol. 16, nº 3, mars 1920, p. 157.
32. *Statuts du Québec*, 10 George V, chapitre 141, article 2.

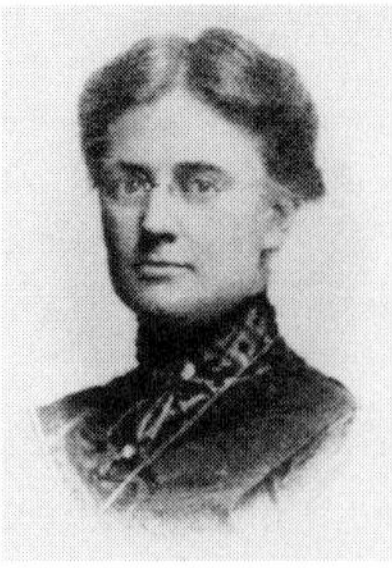

Olive DeLaney

Surintendante de l'association montréalaise du Victorian Order of Nurses entre 1915 et 1922, Olive DeLaney fut l'une des pionnières de la professionnalisation des infirmières dans la Province de Québec. Cofondatrice de la GNAPQ en 1917, elle en assumera la présidence de 1918 à 1920 et jouera un rôle important dans l'obtention de la Loi d'enregistrement des infirmières du Québec en 1920[33].

Pour devenir membre de l'Association[34], il faut être âgée de 23 ans ou plus, jouir d'une bonne réputation, avoir obtenu un certificat d'une école de formation rattachée à un hôpital général de la province pouvant contenir au moins 50 lits et donnant au moins trois ans de cours d'enseignement hospitalier systématique dans l'hôpital. Les gardes-malades possédant un certificat de l'une des écoles de formation rattachées à des hôpitaux spéciaux, dispensant un cours de deux ans, doivent acquérir un an de formation supplémentaire dans un hôpital général. Les gardes-malades pratiquantes qui remplissent ces conditions, de même que les étudiantes qui sont en cours de formation au moment où la loi est sanctionnée, peuvent obtenir leur statut de membre sans avoir à passer d'examen, sur simple paiement du droit d'admission, alors fixé à cinq dollars.

À l'article 14, la loi précise que le comité d'administration a pour devoir de nommer deux bureaux d'examinatrices formés chacun par trois membres de l'Association. L'un des bureaux doit se composer de membres de langue anglaise et l'autre, de membres de langue française. Ces bureaux, selon l'article 15, sont chargés de faire subir les examens annuels.

Désormais, seuls les membres de l'AGMEPQ avaient le droit de prendre, dans la Province de Québec, le titre de « garde-malade enregistrée ». Toute personne qui usurpe ce titre est passible d'une amende de 50$ pour chaque utilisation frauduleuse. Cependant, l'enregistrement n'est pas obligatoire. La loi de 1920 donne ainsi

33. Édouard Desjardins *et al.*, *op. cit.*, p. 210.

34. *Statuts du Québec*, 10 George V, chapitre 141, articles 6, 7 et 8.

Hubertha Chagnon

Originaire de Saint-Boniface au Manitoba et diplômée de l'Hôtel-Dieu de Montréal en 1918, elle sera quelques années plus tard employée au bureau d'hygiène municipal de Montréal puis de la Compagnie d'assurance La Métropolitaine où elle est chargée d'organiser le service des gardes-malades. Titulaire d'une bourse, elle suit un cours d'hygiène publique à l'Université McGill. Diplômée en 1924, elle sera nommée directrice du service social de l'institut Bruchési. Elle prend part à plusieurs conventions comme celles de la Canadian Public Health en mai 1925 et celle de la Child Welfare à Ottawa en octobre 1925. En 1926, le service provincial d'hygiène la charge d'organiser des dispensaires antituberculeux dans la région de Montréal. Tout au long de sa carrière, Huberta Chagnon est impliquée dans des associations féminines: Fédération Saint-Jean-Baptiste, Montreal Nurse Club of McGill Alumnae et, bien entendu, association provinciale.

une faible marge d'autonomie et de contrôle de la profession à l'AGMEPQ.

Les premiers efforts de la nouvelle association visent à standardiser les curriculums des différentes écoles afin que le plus grand nombre soit conforme aux exigences de la loi, ce qui ne tardera pas à soulever maintes contestations, provenant essentiellement du secteur franco-catholique. Ces nouvelles dispositions rendent caduques toute une série d'ententes conclues entre certaines écoles d'infirmières et l'Université de Montréal, et font ressurgir le problème du contrôle des titres et des diplômes.

Des infirmières diplômées

Les directions des petits hôpitaux de moins de 50 lits, les écoles d'infirmières n'offrant pas une formation conforme aux exigences de la loi et certaines gardes-malades diplômées (ayant suivi un cours de deux ans) vont farouchement s'opposer à ces nouvelles normes de qualification.

En mai 1920, un médecin de l'hôpital Sainte Justine (HSJ) avise le conseil d'administration que les gardes-malades diplômées de l'hôpital n'ont pas pu devenir membres de l'AGMEPQ parce que leur formation n'avait pas été faite dans un hôpital général, l'HSJ étant considéré comme un hôpital spécialisé. La rencontre avec l'AGMEPQ et la pétition des avocats pour « faire valoir nos droits au titre d'hôpital général » n'aboutissant pas, le conseil d'administration et le bureau médical se demandent si les gardes-malades doivent s'enregistrer dans un hôpital général. Malgré l'avis du Dr E. P. Benoît, professeur à la Faculté de médecine de l'Université de Montréal, qui considère que « [...] ce titre comporte de grands avantages [...][35] » et propose l'organisation de stages de formation complémentaires, la direction de l'hôpital opte plutôt pour l'amendement de la loi, ouvrant ainsi un mouvement d'opposition à la loi de 1920.

La première pétition pour faire amender la loi de 1920 provient de 65 gardes-malades francophones diplômées des hôpitaux de la Miséricorde, Sainte-Justine et Dupont. Elles exigent un assouplissement des critères d'admission à l'AGMEPQ qui permettrait aux infirmières pratiquantes, qui n'ont qu'un cours de deux ans, de bénéficier de l'enregistrement. Un groupe de médecins, proche de la Faculté de médecine de l'Université de Montréal et pratiquant essentiellement dans des hôpitaux francophones, se saisit de ce texte pour exiger des changements à la loi et proposer l'amendement de 1922[36].

Une lettre, signée du recteur de l'Université de Montréal et du doyen de la Faculté de médecine, est envoyée aux supérieurs des hôpitaux et au gouvernement :

> Dès que la Faculté de Médecine aura reçu votre adhésion, elle se mettra en relation avec vous pour discuter et formuler un projet définitif qui puisse être accepté de tous les hôpitaux catholiques et régler de façon satisfaisante le statut de nos gardes-malades[...][37].

Pour la Faculté de médecine de l'Université de Montréal et pour les hôpitaux qui lui sont affiliés (Notre-Dame, par exemple), l'objet du litige est le contrôle de la formation des infirmières. Dans ce mémoire, on prévoit modifier la loi en exigeant « l'approbation par la Faculté de Médecine du programme d'étude établi dans chaque

35. *AHSJ*, Comité exécutif, 1919-1925, 5 juillet 1920.
36. *Statuts du Québec*, 12 George V, chapitre 131.
37. *AOIIQ*, Lettre retranscrite dans les procès-verbaux de l'AGMEPQ, 1917-1925, 28 janvier 1922.

hôpital catholique de Montréal» ainsi que «la délivrance d'un diplôme de garde-malade par l'Université elle-même[38] ». L'insatisfaction des infirmières canadiennes-françaises face à l'AGMEPQ, réelle ou fomentée, permet à la Faculté de médecine de rétablir son autorité en matière de collation des grades et de revendiquer le contrôle total sur les cours de formation et sur les diplômes remis aux gardes-malades franco-catholiques. Mais il y a plus: le cas des infirmières de Sainte-Justine révèle des réalignements majeurs.

La principale source d'opposition à la loi de 1920 provient, en effet, d'un groupe d'infirmières diplômées de l'hôpital Sainte-Justine[39]. À la différence des principaux hôpitaux anglo-protestants de Montréal qui se sont dotés d'associations d'infirmières plus ou moins autonomes, Sainte-Justine ne possède pas d'association. Les statuts et règlements qui régissent le travail des infirmières laïques de Sainte-Justine sont très semblables à ceux négociés par les Filles de la Sagesse, la communauté qui assure la régie interne de l'hôpital. De plus, les soins infirmiers de l'hôpital sont majoritairement pris en charge par des infirmières bénévoles qui n'ont aucun intérêt professionnel à faire valoir, donc aucune motivation pour créer une association. La question de l'enregistrement ne touche en fait qu'une infime minorité de gardes-malades[40]. C'est la direction de l'hôpital qui se sent la plus menacée par l'application de la loi.

En effet, le monopole de l'enregistrement octroyé à l'AGMEPQ menace le système mis en place dans cet hôpital et oblige son école à faire valider son cours de formation par l'AGMEPQ. Cette soumission à une instance extérieure, perçue en outre comme étant la représentante des intérêts anglo-protestants, ébranle l'équilibre particulier de cet hôpital fondé sur la communauté de femmes soignantes et bénévoles. Sentant son édifice menacé, Justine Lacoste-Beaubien, directrice de l'hôpital, fait appel aux médecins pour contrebalancer le pouvoir jugé excessif de l'AGMEPQ. Elle cherche à faire valider par la Faculté de médecine de l'Université de Montréal les cours de l'école d'infirmières de l'hôpital, et change les critères d'admission et

38. *AOIIQ*, AGMEPQ, Minutes, 1917-1925.

39. Yolande Cohen et Michèle Dagenais, *loc. cit.*

40. Aline Charles, *Travail d'ombre et de lumière. Le bénévolat féminin à l'hôpital Sainte-Justine, 1907-1960*, Québec, Institut Québécois de Recherche sur la Culture, 1990.

le curriculum. Au nom du développement spécifique des infirmières canadiennes-françaises catholiques, elle s'efforce d'obtenir la reconnaissance du diplôme de l'Université de Montréal par l'AGMEPQ.

En mars 1922, la version amendée de la loi de 1920 est adoptée par la Législature. Les exigences d'admission sont d'abord assouplies. L'âge minimum est abaissé à 21 ans et les gardes-malades pratiquantes, diplômées d'un cours de deux ans, sont désormais admises comme membres. La clause concernant le nombre minimum de lits disparaît, mais surtout, la formation échappe désormais à l'AGMEPQ : « [...] les gardes-malades diplômées par une université de la province après avoir suivi un cours d'au moins deux ans dans une école reconnue par la Faculté de médecine de cette université (Université de Montréal) sont inscrites sans autre examen [...][41]. »

Si l'alliance des élites féminines franco-catholiques avec la Faculté de médecine s'est avérée fructueuse, cet amendement signifie un véritable recul pour l'AGMEPQ, qui perd le monopole de la collation des grades. Les médecins et la Faculté de médecine sont désormais garants de la validité de l'enregistrement pour les gardes-malades francophones, victoire non négligeable pour eux[42]. La sensibilité des élites franco-catholiques à ce qu'elles perçoivent comme l'intervention anglo-protestante dans leur domaine de juridiction permet à la Faculté de médecine de l'Université de Montréal d'étendre son pouvoir en toute légitimité sur tous les hôpitaux franco-catholiques.

L'alliance des directions hospitalières avec la Faculté de médecine permettra à l'amendement de passer, en garantissant un diplôme universitaire aux infirmières. Le Dr E. P. Benoît, exprime bien ce choix, quand il prie l'HSJ d'opter de préférence pour le diplôme universitaire, au lieu de celui de l'AGMEPQ : « Nous espérons que votre institution comprendra toute l'importance de ce diplôme, au point de vue national et catholique, et en fera bénéficier les élèves qui sortiront de votre école de gardes-malades. » L'HSJ demande l'affiliation de son école à la Faculté de médecine le 18 octobre 1922 et l'obtient au mois de mai de l'année suivante.

L'AGMEPQ ne s'avoue pas vaincue pour autant, et revient à la charge en proposant d'autres modifications à la loi. En 1925, d'au-

41. *Statuts du Québec*, 12 George V, chapitre 131, article 8b.
42. *La Garde-Malade Canadienne-Française*, janvier 1928, p. 7.
43. *Statuts du Québec*, 15 George V, chapitre 131.

tres amendements[43] auront pour objet d'uniformiser la formation et de permettre aux infirmières francophones de consolider leur place au sein de la profession. Dès le mois d'octobre 1923, un comité de l'AGMEPQ, composé de Miss Samuel, de sœur Fafard, et des demoiselles Shaw, Barret et Champagne, est chargé de discuter avec le comité d'éducation de l'Université de Montréal de la nécessité d'organiser des sessions régulières d'examens et d'en faciliter les procédures. L'amendement de 1925 prévoit aussi qu'un bureau conjoint d'examinateurs, composé de médecins de la Faculté de médecine de chaque Université de la province et de trois membres de l'AGMEPQ, aura pour mandat de faire subir les examens aux aspirantes ayant suivi leur formation dans les hôpitaux affiliés aux universités.

L'amendement de 1925 a pour effet d'ajuster les critères d'admission et les exigences pour l'obtention du titre de garde-malade enregistrée. Pour pallier le faible taux de recrutement, l'âge minimum pour devenir membre de l'Association est porté à 21 ans[44]. On exige des candidates qu'elles aient complété une année de « high school » ou son équivalent et qu'elles aient suivi un cours de formation d'au moins deux ans dans les hôpitaux (d'au moins 50 lits) reconnus par l'Association. Rompant finalement avec la pratique des hôpitaux anglo-protestants, l'article 8 stipule que la surintendante des gardes-malades et la surintendante de nuit doivent être des gardes-malades enregistrées. Enfin, une parité est introduite pour la nomination des deux vices-présidentes du comité de régie : on choisira désormais une Canadienne française et une Canadienne anglaise. Ces amendements visent à établir une certaine uniformité dans la pratique infirmière, à définir les rôles respectifs de l'association et des écoles de formation, et à mieux tenir compte des revendications des infirmières canadiennes-françaises au sein de l'Association.

Mais certains médecins perçoivent ces demandes comme un empiètement sur leur champ de compétence et veulent revenir sur la

44. La question de l'âge fait l'objet d'une intéressante discussion sur les objectifs affirmés de la profession et sur sa capacité d'entrer en concurrence avec les autres types d'emplois. Pour le cas anglais, Christopher Maggs constate un net décalage entre la vertu professionnelle qui vise à recruter des femmes entre 25 et 35 ans, et la réalité du travail féminin (infirmières y compris) qui commence beaucoup plus tôt, soit entre 20 et 21 ans. « Nurse Recruitment to Four Provincial Hospitals, 1881-1921 », in Celia Davies, *Rewriting Nursing History*, London, Croom Helm, 1980, p. 23-24.

formation des infirmières par l'amendement de 1927. Le Collège des médecins et chirurgiens de la Province de Québec, par la voix du Dr Bouthillier, député de Saint-Jean, veut amender la Loi médicale pour affirmer son contrôle sur les établissements de santé et sur le champ d'action des infirmières, ce qui provoque une véritable levée de boucliers. Il préconise la création d'un Bureau provincial de médecine :

> 15. — Pour établir un degré supérieur de gardes-malades dans la Province, pour fixer la nature et l'étendue des connaissances requises, définir leurs devoirs, requérir leur enregistrement dans un registre tenu à cette fin, et fixer les conditions de cet enregistrement.
>
> 16. — Pour exercer un contrôle sous le rapport médical sur les hôpitaux privés, les maisons de santé, les dipensaires, cliniques, refuges et sur tout endroit où l'on reçoit des malades, requérir leur enregistrement dans un registre tenu à cette fin, fixer les conditions de cet enregistrement et exiger que ces établissements ne puissent fonctionner que sous la direction d'un ou plusieurs membres du Collège, dont les noms seront soumis aux officiers du Bureau provincial de médecine[45].

Opposée à un projet qui lui ferait perdre la plupart de ses prérogatives, l'AGMEPQ obtient de nombreux appuis. Le Conseil des hôpitaux de Montréal, composé de 20 hôpitaux francophones et anglophones, s'associe à ces démarches, ainsi que plusieurs médecins de l'Université de Montréal[46], dont le Dr Benoît, membre du bureau médical de l'hôpital Notre-Dame et président de la commission des gardes-malades de l'Université de Montréal. Le 26 janvier 1928, Mabel Clint de l'AGMEPQ envoie une lettre au premier ministre Taschereau s'insurgeant contre l'amendement proposé : « [...] Attendu qu'au nombre de ses pouvoirs additionnels que veut obtenir le Collège des Médecins et Chirurgiens de la province de Québec se trouve celui d'adopter des règlements pour réglementer l'admission des femmes à l'étude et à l'exercice de la profession de gardes-malades [...]. Attendu que, si le pouvoir réclamé par le Collège des Médecins et des Chirurgiens de la province de Québec est accordé, l'AGMEPQ [...]

45. *AOIIQ*, AGMEPQ, Dossier correspondance, 1922-1946.
46. « Le bill des médecins vivement combattu », *Le Devoir*, mercredi 2 février, 1927. Entrevue réalisée avec le Dr Albert Lesage, médecin et administrateur à l'hôpital Notre-Dame et professeur à l'Université de Montréal.

perdra l'une de ses attributions et sera privée d'un droit acquis et que lui a consenti la législature; l'AGMEPQ prie l'honorable Premier Ministre, ses collègues, les députés de l'Assemblée législative [...] de refuser au Collège [...] le pouvoir ci-dessous désigné[47].»

Le Dr J. A. Baudoin, directeur de l'École d'hygiène sociale appliquée de l'Université de Montréal et directeur médical de la Santé publique de Montréal, invoque quant à lui l'incompétence du Collège des médecins en matière d'hygiène sociale. Collaboratrice du médecin, l'infirmière hygiéniste a son rôle propre, aucunement menaçant puisque n'étant pas autorisée à formuler les diagnostics ni à instituer un traitement. «[...] il y a plutôt conjugaison d'intérêts», rappelle-t-il[48]. Le Dr J.-A. Saint-Pierre, chirurgien à l'Hôtel-Dieu, professeur à l'Université de Montréal, et gouverneur du Collège des médecins durant douze ans, se prononce également contre le projet[49].

Finalement, l'amendement à la Loi médicale, adopté au mois d'avril, aura une portée beaucoup plus réduite que celle souhaitée par le Collège:

> Les Universités auxquelles des hôpitaux sont affiliés ont le droit de désigner deux gardes-malades comme devant faire partie de l'AGMEPQ et, après cette désignation, ces gardes-malades seront enregistrées et jouiront de tous les privilèges des membres de ladite association[50].

Les associations de médecins ne sont pas toutes d'accord concernant le statut des infirmières: quand elles se prononcent, c'est en principe pour défendre les matières médicales enseignées aux infirmières et pour établir un contrôle sur leur formation. L'autonomie professionnelle des infirmières est ouvertement remise en cause par les différents amendements, le problème de l'intervention dans le domaine réservé d'une autre profession ne se posant même pas. Certes, les associations médicales n'interviennent pas en leur propre nom; cependant, par le biais de la Faculté de médecine, se profile

47. *AOIIQ*, AGMEPQ, Dossier correspondance, 1922-1946.
48. «Le bill des médecins et les infirmières», *Le Devoir*, vendredi 4 février 1927.
49. «La Commission des hôpitaux de Montréal demande le rejet des clauses 15 et 16 du bill des médecins», *Le Devoir*, mardi 8 février 1927, p. 3.
50. Loi médicale du Québec, article 29a, sanctionnée le 1er avril 1927. Source: *L'Action médicale*, juillet 1927, p. 125.

une ingérence dans le champ d'expertise d'une autre profession. L'autonomie qu'elles considèrent comme la garantie absolue de l'expertise de leurs membres peut être battue en brèche pour une profession naissante, comme celle des infirmières. En contrôlant la formation des infirmières et la collation des grades, la Faculté de médecine inscrit dans les faits les conditions irréversibles de leur subordination, en même temps qu'elle établit sa tutelle sur les hôpitaux.

Pour leur part, les groupes d'infirmières ont des vues divergentes quant à la stratégie à adopter concernant la formation. Au nom de l'intérêt supérieur du groupe franco-catholique, certaines ont préféré subordonner leurs prérogatives à celles des médecins. Avaient-elles le choix, et était-ce un si mauvais choix ? L'affiliation à l'Université de Montréal signifiait alors plutôt une reconnaissance et un prestige, bien plus que pour leurs collègues anglo-protestantes ; car, pour ce groupe d'infirmières montréalaises, un diplôme universitaire leur conférait un statut qu'aucune autre formation ne pouvait atteindre. Ainsi, la plupart des écoles d'hôpitaux francophones de Montréal vont s'affilier à l'Université de Montréal et faire passer à leurs élèves gardes-malades les examens de l'Université. Ces dernières, munies de leurs diplômes, pourront alors être acceptées, sans autre examen, à l'AGMEPQ en payant les cotisations nécessaires. Jusqu'au tournant des années 1930, cet examen suffira ; par la suite, l'enregistrement sera requis en plus du diplôme universitaire, ce qui contraindra les infirmières à ne passer leur examen que devant l'AGMEPQ. Elles ne pourront plus longtemps différer leur insertion dans le mouvement national.

Certes, face à l'opposition frontale menée par les élites franco-catholiques, l'AGMEPQ a dû composer et accepter des amendements à la loi qui sont autant d'assouplissements en faveur des francophones. Mais c'est aussi l'ensemble du milieu de la santé qui s'est profondément transformé, engendrant d'autres types d'alliance entre les différents protagonistes.

Au Québec, comme ailleurs, la professionnalisation du nursing se fait à ses débuts en deux étapes distinctes. La première est celle du contrôle de la formation et de la mise sur pied, par les associations de diplômées, d'écoles d'infirmières dans les hôpitaux de la province. Elle se réalise plus ou moins facilement, selon les endroits. Ainsi, les sœurs hospitalières de l'ordre de Saint-Joseph, propriétaires de l'Hôtel-Dieu, garderont longtemps la direction du principal hôpital de Montréal, se réservant aussi l'engagement des médecins, tandis que le Conseil des médecins est déjà maître d'œuvre au Montreal General Hospital au début du siècle. La régulation de l'expertise au sein du triangle médecins-administration-soignantes est étroitement dépendante, à la fin du XIXe siècle, des conditions de propriété de l'hôpital et de leur statut confessionnel. On a vu comment le secteur anglo-protestant favorise une certaine autonomie professionnelle tandis que dans le secteur franco-catholique, on privilégie l'alliance avec les médecins pour améliorer le statut des infirmières.

Ce sont donc les associations anglo-protestantes qui obtiennent la Loi de l'enregistrement, qui garantit le titre et la fonction de garde-malade. C'est la seconde étape. Cette loi confère le contrôle de l'accès à la profession à une corporation d'infirmières, sur un modèle semblable à celui établi par les médecins. Indissociable d'une démarche qui vise à remplacer la charité par la science pour tous les corps œuvrant dans les hôpitaux, l'adoption de cette loi sera remise en cause et sa portée atténuée par certains médecins soucieux d'établir leur contrôle sur les soins, et par certains associations franco-catholiques d'infirmières intéressées à se voir reconnues par leurs institutions.

Se profile aussi à cette occasion un autre débat, celui des rapports entre professionnels de la santé. Au Québec, on le voit, les principaux porte-parole des médecins sont divisés sur la question de l'autonomie professionnelle des infirmières. Pour les uns, défenseurs d'une nouvelle forme de médecine, directement liée à une intervention dans le milieu, l'action d'infirmières compétentes est indispensable à la mise sur pied d'un système standardisé de soins et de santé publique. Aussi sont-ils largement en faveur de l'autonomie professionnelle, qu'ils tiennent néanmoins à encadrer. Pour les autres, au contraire, la question est d'abord et avant tout celle de garantir la suprématie du corps médical sur les infirmières. Toutefois, ni les uns ni les autres ne se posent le problème déontologique de leur intervention dans le domaine réservé d'une autre profession. L'autonomie que les médecins considèrent comme la garantie absolue de leur propre compétence, pour laquelle ils exigent d'ailleurs la non-ingérence, peut étrangement être limitée dans le cas d'une profession naissante comme celle des infirmières. Au nom du savoir et de la formation, tout ce qui se rattachera à la protection du titre et du monopole de l'exercice par les associations d'infirmières sera battu en brèche par les associations de médecins et par les universités dans lesquelles ils exercent. En participant à la formation des infirmières et à la collation des grades, ils élargissent leur champ de compétence pour englober un secteur qui leur sera subordonné. Les médecins concéderont alors aux infirmières un statut professionnel de second rang, dont la marge d'autonomie sera souvent le résultat d'âpres batailles.

Il s'agit désormais de savoir si le choix, fait par les élites franco-catholiques d'infirmières, d'impliquer l'Université de Montréal dans leur formation n'aboutira pas aussi à une forme d'autonomisation. L'analyse en profondeur de l'établissement des soins infirmiers dans un hôpital franco-catholique permettra d'envisager les répercussions de cette réforme sur l'organisation hospitalière.

4 Les soins infirmiers à l'hôpital Notre-Dame[1]

Dès sa fondation en 1880, l'hôpital Notre-Dame (HND) de Montréal se présente résolument comme un hôpital moderne, « un centre de soins et d'activités médicales » servant aussi à prodiguer des enseignements et faire de la recherche médicale. L'hôpital assure une fonction sociale qui se démarque de la fonction asilaire et « n'a donc jamais constitué un lieu de refuge ou d'hébergement[2] ». Cette fonction humanitaire et religieuse vise peut-être une certaine « régulation sociale[3] », mais elle est surtout le fruit d'un compromis passé entre l'Église et les autorités médicales qui tiennent « à l'émergence d'un système hospitalier professionnel libéral[4] ».

1. Ce chapitre a été publié en version remaniée dans *The Canadian Historical Review*, vol. 77, n° 2, juin 1996 : Yolande Cohen, « La contribution des sœurs de la Charité à la modernisation de l'hôpital Notre-Dame, 1880-1940 », p. 185-220.
2. Denis Goulet, François Hudon et Othmar Keel, *Histoire de l'hôpital Notre-Dame de Montréal*, Montréal, VLB, 1993, p. 431-432.
3. François Steudler, *L'hôpital en observation*, Paris, Colin, 1974, cité par Denis Goulet *et al.*, *op. cit.*, p. 438.
4. *Ibid.*

Notre-Dame innove aussi en étant la première institution hospitalière francophone de la province à ne pas être propriété d'une communauté religieuse. En effet, les sœurs de la Charité, communément appelées Sœurs Grises (SG), acceptent de prendre en charge son organisation et sa gestion interne sans en devenir propriétaires.

Avec Notre-Dame, le fait que des médecins se dotent d'un hôpital francophone laïque a conduit certains historiens[5] à faire du corps médical et de la science dont ils se disent garants les agents principaux de la modernisation des institutions de santé à Montréal. Grâce aux découvertes scientifiques qui augmentent les possibilités de guérisons, une importance plus grande est accordée à la formation clinique des futurs médecins. La compétition qui oppose les deux principales écoles de médecine francophones (la succursale montréalaise de la Faculté de médecine de l'Université Laval et l'École de médecine et de chirurgie de Montréal) à la fin du siècle dernier pour l'obtention d'un enseignement clinique hospitalier témoigne de ces tensions. Alors que l'École de médecine et de chirurgie de Montréal réussit de justesse à faire admettre ses élèves à l'Hôtel-Dieu, la Faculté de médecine ressent elle aussi l'urgence de s'affilier à un hôpital général. Ce besoin d'enseignement clinique sera en partie responsable de la fondation de l'HND en 1880. Rompant avec la fonction traditionnelle de prise en charge des exclus de la société et des contagieux, la mise sur pied de l'HND par des médecins traduit la volonté de répondre aux besoins « d'assistance des travailleurs et des indigents, à l'organisation d'un lieu d'enseignement clinique et au développement de la science médicale[6] ».

L'histoire bien amorcée du réseau hospitalier au Québec montre pourtant la difficulté qu'ont eue les hôpitaux de concilier l'approche communautaire et religieuse avec l'approche médicale, ce qui est l'ambition initiale de l'HND[7]. La volonté des milieux hospitaliers de

5. Benoît GAUMER, Georges DESROSIERS et Othmar KEEL, « Le réseau de santé public au Québec de la fin du XIXe siècle au milieu du XXe : une opportunité d'engagement politique et social pour des médecins hygiénistes québécois de l'époque », *Socialisme*, numéro hors série, septembre 1993, p. 67-84.

6. Denis GOULET, *Histoire de la Faculté de médecine de l'Université de Montréal, 1843-1993*, Montréal, VLB, 1993, p. 34.

7. Voir Peter KEATING, *La science du Mal. L'institution de la psychiatrie au Québec, 1800-1914*, Montréal, Boréal, 1993 ; Rita DESJARDINS, « L'Hôpital Sainte-Justine 1907-1921 », mémoire de M.A., Université de Montréal,

moderniser les soins et de recourir à un personnel professionnel complique encore le tableau. Ce débat entre un corps de médecins affirmant son autonomie professionnelle pour pratiquer son art de guérir et le clergé, campé dans le domaine de la santé et dans celui du salut des âmes, semble se résoudre par une solution de compromis adoptée par l'HND de confier le soin des malades à une communauté religieuse, les médecins s'occupant de les guérir. N'étant nullement en situation de concurrence pour définir leur champ de compétence, ils fonctionnent sur des registres différents; l'hypothèse développée par Freidson[8], qui montre la toute-puissance de la stratégie des médecins, résultant de la combinaison particulière de l'acquisition d'un haut savoir et de sa défense acharnée par une corporation professionnelle, devra être nuancée pour prendre en compte les cas où la composante religieuse joue un rôle non négligeable. Ainsi, comment considérer le travail gratuit d'une communauté et ce qu'il implique pour le développement d'un secteur de soins infirmiers professionnels ? L'importance du travail fourni par les communautés religieuses hospitalières n'est plus à démontrer[9]. Toutefois, la professionnalisation exerce une pression sur l'évolution des communautés: par exemple, en forçant les religieuses à s'adapter plus rapidement au marché laïque de l'emploi, qui pourrait aussi expliquer la diminution des « vocations » religieuses, et doit être analysée en terme de genre[10]. Les SG ont constitué à l'HND un bastion de la professionnalisation des soins infirmiers dans la province[11]. Si le rôle

1989; Marcel FOURNIER, Yves GINGRAS et Othmar KEEL, *Science et médecine au Québec: perspectives socio-historiques*, Québec, Institut québécois de la recherche sur la culture, 1987; et R. KENNEALLY, « The Montreal Maternity Hospital, 1843-1926: Evolution of a Hospital », mémoire de M.A., Université McGill, 1983.

8. Elliot FREIDSON, *The Power of Knowledge*, Wisconsin University Press, 1987.
9. Nicole LAURIN, Danielle JUTEAU et Lorraine DUCHESNE, *À la recherche d'un monde oublié. Les communautés religieuses de femmes au Québec de 1900 à 1970*, Montréal, Le Jour, 1991.
10. Voir Joan W. SCOTT, *Gender and the Politics for History*, New York, Columbia University Press, 1988; Susan M. REVERBY, *Ordered to Care: The Dilemma of American Nursing, 1850-1945*, Cambridge, Cambridge University Press, 1987; et Celia DAVIES, *Rewriting Nursing History*, Londres, Croom Helm, 1980.
11. Plusieurs vont dans ce sens: Yolande COHEN et Louise BIENVENUE, « Émer-

des médecins est central, par l'affirmation de leur autonomie professionnelle face au clergé et l'accent qu'ils mettent sur le discours scientifique, il s'appuie également, comme on peut le voir dans le cas de Notre-Dame, sur la professionnalisation concomitante d'un corps d'infirmières laïques et religieuses. La science sert au début les volontés de ces deux corps professionnels, mais très vite, elle servira surtout les ambitions hégémoniques des médecins. Dans ce cas-ci, le fait que les soins infirmiers aient été pris en charge par une communauté religieuse contrarie quelque peu leurs propres principes de hiérarchisation (au sein de l'Église et entre religieux et séculiers) tout en favorisant d'autres principes de hiérarchie (entre hommes et femmes, entre infirmières et médecins, entre haut savoir et savoir technique).

La direction des Sœurs Grises

Ne voulant et ne pouvant pas rompre avec la tradition qui faisait des hospitalières les plus aptes à gérer un hôpital, le conseil d'administration, dirigé par le curé Rousselot de la paroisse de Notre-Dame où est érigé le nouvel hôpital, tient à ce que les soins de l'âme aient toute leur place et à ce que sa fonction charitable soit clairement reconnue. Durant la durée de la première charte, jusqu'en 1898, les pouvoirs dévolus aux hospitalières sont considérables. Les médecins ont aussi beaucoup de latitude dans l'exercice de leurs fonctions. Le premier bureau médical de la province en 1880 nomme un des siens, le Dr Emmanuel-Persillier Lachapelle, comme premier surintendant de l'hôpital. Pendant cette première période, il y a une division très nette des tâches entre les médecins, qui ont une structure médicale autonome, les administrateurs, qui s'occupent surtout du financement, et les religieuses, qui sont chargées de la régie interne.

gence de l'identité professionnelle chez les infirmières québécoises, 1890-1927 », *Bulletin canadien d'histoire de la médecine*, vol. 11, nº 1, p. 119-151. Voir aussi Yvonne Knibiehler, *Cornettes et blouses blanches, les infirmières dans la société française (1880-1980)*, Paris, Hachette, 1984 ; Ellen Condliffe-Lagemann, *Nursing History. New Perspectives. New Possibilities*, New York, Teachers' College Press, 1983 ; Magali Sarfatti-Larson, *The Rise of Professionalism : A Sociological Analysis*, Berkeley, University of California Press, 1977 ; et Terence J. Johnson, *Professions and Power*, Londres, Macmillan, 1972.

Emmanuel-Persillier Lachapelle

Emmanuel-Persillier Lachapelle (1845-1918), co-fondateur de la Société médicale de Montréal en 1871 et de l'Union médicale du Canada en 1872, participe à la création de la succursale de la Faculté de médecine de l'Université Laval de Montréal. Très impliqué au sein du Collège des médecins et chirurgiens de la province de Québec, de 1877 à 1907, il occupe à partir de 1887 la présidence du Conseil d'hygiène de la Province de Québec « marquant profondément ce dernier de sa pensée scientifique et de son action d'hygiéniste pratique[12] ».

Chargées, à la demande du supérieur des Sulpiciens, de la régie interne de l'HND et « d'offrir leurs services pour les soins à donner aux malades[13] », les sœurs de la Charité signent un premier concordat avec les administrateurs de l'HND en septembre 1882, qui stipule que les sœurs auront « le contrôle entier et absolu du service dudit Hôpital Notre-Dame quant aux employés engagés et domestiques[14] ». En échange de ces services, les sœurs seront logées, nourries, blanchies et soignées gratuitement en cas de maladie et recevront une indemnité annuelle de 32$. Un contrat similaire, pour une durée de 25 ans cette fois et ajoutant les procédures d'admission des malades et les visites, est signé en 1899. Jusque-là, la description des tâches et responsabilités liées au soin des malades est bien vague. Les religieuses doivent s'en acquitter, est-il spécifié, « d'après le meilleur de leur connaissance et jugement, et sous la direction du ou des médecins de service[15] ». Très vite pourtant, le conseil d'administration suggère d'embaucher une « bonne garde-malade » et un « bon infirmier en chef », notifiant ainsi le manque de compétence des sœurs. En 1897 émerge le projet de création d'une école de gardes-malades, à la suite d'une mission confiée au « docteur Lachapelle, chargé de la tâche

12. Voir sa biographie réalisée par Benoît GAUMER, Georges DESROSIERS et Othmar KEEL, *op. cit.*
13. ASGM, Historique. Vie communautaire.
14. Estelle MITCHELL, *L'essor apostolique. Sœurs de la Charité de Montréal, sœurs Grises, 1877-1910*, Ottawa, 1981.
15. *ASGM*, Historique. Vie communautaire, L 36 A 1, 1, extrait du contrat intervenu entre l'HND et la communauté des SG, 25 septembre 1882.

d'aplanir les âpretés de cette question et de faire rapport[16] ». Les religieuses réagissent aussitôt et, en 1898, annoncent qu'elles « ont décidé de suivre un cours régulier de garde-malade qui leur sera donné par les médecins[17] ». Le soin des malades est déjà une source de tensions entre l'administration et les religieuses. L'enjeu que représente la création d'une école d'infirmière n'échappe à personne.

Sous l'impulsion des religieuses de l'ordre exerçant aux États-Unis et à la suite de l'emploi de gardes-malades laïques diplômées, les religieuses de Notre-Dame réalisent donc l'utilité de se doter d'une formation systématique, de façon à pouvoir enseigner à leur tour dans une école hospitalière. Le 15 janvier 1898, des cours de formation sont dispensés par les médecins aux dix religieuses inscrites ; la direction de l'école d'infirmières est entre les mains de la communauté, la sœur supérieure ayant fait appel à sœur Élodie Mailloux pour l'organiser. C'est d'abord au nom de la science que la communauté effectue cette démarche : « Aujourd'hui, le dévouement ne saurait suppléer à la science[18]. » La formation théorique des infirmières devient un enjeu important, dont elles doivent garder le contrôle.

Sœur Élodie Mailloux

Née à Saint-Jean au Québec le 9 février 1865, Marie-Élodie Mailloux étudie d'abord chez les sœurs Jésus-Marie de Sillery à Fall River (Massachusetts) aux États-Unis jusqu'à l'âge de 17 ans. Elle entre dans la communauté des SG en 1844 et pratique comme garde-malade, après avoir suivi sa formation à l'hôpital Saint-Vincent de Toledo (Ohio), également géré par cette communauté. Elle meurt le 27 décembre 1937, après avoir consacré une grande partie de sa carrière à l'HND, où elle fut la première directrice de l'école et la sœur supérieure[19].

16. *AHND*, Procès-verbaux du bureau [*sic*] d'administration, vol. 2, 15 décembre 1892 au 12 novembre 1907, 5 janvier 1893.
17. *AHND*, *ibid.*, 15 janvier 1898.
18. *ASGM*, Hôpitaux. Historique/Correspondance, lettre circulaire spéciale aux hôpitaux, n° 21, de l'Hôpital général de Montréal, 3 avril 1899, p. 41.
19. *ASGM*, Hommage à Mère Mailloux, L 36, M 1, 6, 1, 1941.

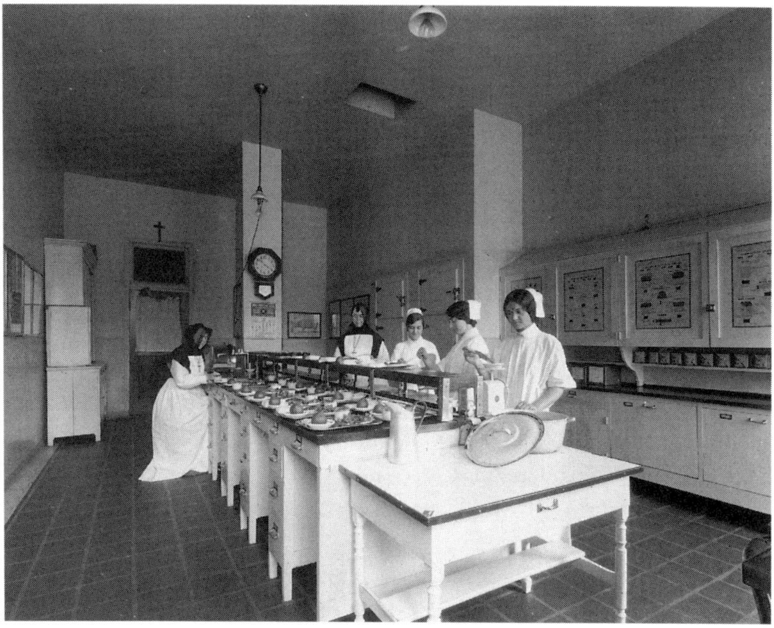

La cuisine des diètes (AHND, L'hôpital Notre-Dame 1880-1930, *album photo).*

La direction de l'école confère aux religieuses un rôle primordial dans la formation et le service des soins de l'hôpital. Les SG intègrent cette nouvelle prérogative dans le contrat qu'elles signent en 1902. Au Québec, où la Loi d'enregistrement n'est pas encore adoptée, il s'agira de placer les sœurs qui sont « *registered nurses* » dans les postes d'encadrement qui ne manqueront pas de se développer avec la croissance de l'activité hospitalière[20].

Ces prévisions de l'organisation des soins infirmiers s'avèrent être leur stratégie d'action d'ensemble au Québec. Les sœurs se dotent rapidement elles-mêmes d'une formation plus spécialisée (il est question de faire appel à l'Université de Montréal) pour mettre sur pied des cours de formation supérieure, au début des années 1920. Par cette formation, les religieuses veulent développer des méthodes de fonctionnement et de direction plus cohérentes, dans le but de garder

20. AHND, *Réunion des Hospitalières de l'Ouest*, extrait d'une conférence prononcée par sœur Duckett sur les hôpitaux, 1917.

les soins sous leur contrôle, en accord avec les progrès de la médecine et des médecins.

Cette habile tactique leur permettra de nouer des liens effectifs avec les médecins, de se trouver aux avant-postes de la profession, chez les francophones, quand celle-ci se structure, et de placer des sœurs plus âgées à des postes pour lesquels elles n'ont pas toujours les qualifications requises[21]. L'enquête sociodémographique atteste de l'ampleur de la démarche effectuée par les SG en vue d'acquérir une formation plus poussée.

Venant à la fois du milieu rural (48,8% de leurs pères sont cultivateurs) et des classes moyennes urbaines et semi-urbaines, la première cohorte des SG (1857-1923) est aussi recrutée localement. Elles viennent majoritairement de la plaine de Montréal, 18 de la ville de Montréal et 53 de la région métropolitaine. Les autres régions du Québec, plutôt rurales, fournissent le reste des effectifs (Trois-Rivières, Québec, Estrie, Bois-Francs), le reste (13) venant de l'extérieur du Québec. Dans une période où la population du Québec est encore largement rurale (77,2% en 1871 et 66,4% en 1891)[22], le recrutement des SG, tout en reflétant ce poids démographique, fait une large place aux jeunes filles plus instruites des classes moyennes urbaines.

Plus significatives encore sont les données concernant leur formation : un quart d'entre elles a obtenu son diplôme d'infirmière avant 1916 (24,4%), alors qu'elles ont entre 23 et 29 ans. Un bon nombre d'entre elles, 65 (48,1%), effectue des études supérieures ; les plus âgées chercheront à obtenir une formation dans un domaine connexe au nursing (huit), les autres iront en nursing clinique (45). Neuf d'entre elles étudient en vue d'enseigner ou d'assurer des tâches administratives, tandis que trois sœurs obtiennent une maîtrise et une autre, un doctorat.

La mobilité occupationnelle des SG est importante, bien que relativement courante dans les congrégations à vocation éducative (73 sœurs seront réaffectées neuf fois à d'autres tâches). Même si cette

21. Barbara J. Cooper, « The North American Institute of The Blessed Virgin Mary, 1932-1961 », thèse de doctorat, York University, 1989.
22. Paul-André Linteau, René Durocher et Jean-Claude Robert, *Histoire du Québec contemporain. De la Confédération à la crise (1867-1929)*, Montréal, Boréal, 1989, p. 130.

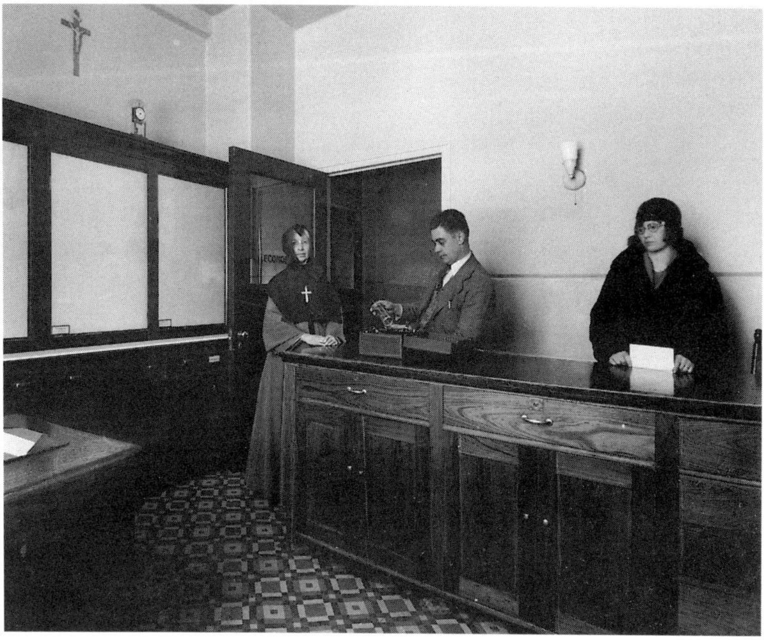

L'économat (AHND, L'hôpital Notre-Dame 1880-1930, *album photo).*

tendance à une extrême mobilité baisse avec l'âge, elle demeure une caractéristique de l'engagement des SG partout en Amérique du Nord (au Canada, 81,9% et aux États-Unis, 18,1%). Elle s'explique par la volonté d'astreindre les membres de la congrégation à une discipline sévère, selon l'éthique du service, mais atteste aussi de la moins grande formation des sœurs plus âgées, sujettes à des réaffectations plus nombreuses.

Le diplôme détenu par les sœurs détermine aussi des catégories de soignantes. À cause des nombreuses tâches qu'elles doivent effectuer dans la communauté, les religieuses obtiennent leurs diplômes à un âge plus avancé que les laïques (la moyenne chez ces dernières se situant entre 22 et 24 ans) mais poursuivent leur formation plus longtemps. Une majorité d'entre elles va chercher un perfectionnement (75,6% de celles nées après 1908), ce qui permet à chacune de rapidement se spécialiser. L'appartenance à cette communauté devient donc une voie royale d'accès à des postes de direction. La composition socioprofessionnelle de la communauté contribue à cette orientation : tout dans le recrutement et la formation des jeunes filles concourt à en faire des religieuses-soignantes pouvant occuper des fonctions spécialisées dans différents hôpitaux.

Plus que d'autres communautés hospitalières, qui insistent sur le caractère sacré de leur mission pour soulager les malades (les hospitalières de Saint-Joseph à l'Hôtel-Dieu, par exemple, ou encore les Filles de la Sagesse à Sainte-Justine), les SG mettront l'accent sur son aspect professionnel. Ainsi, les SG comprennent vite que l'acquisition d'une formation supérieure représente la condition *sine qua non* de leur maintien dans des fonctions d'encadrement à l'hôpital. Cette conviction des bienfaits de la science et leur propre propension à s'y adonner feront des SG des partenaires avec lesquelles l'administration et le bureau médical devront composer pour repenser leur action à l'hôpital. Toutefois, les signatures de la deuxième (en 1898) et de la troisième (1934) charte surtout, avec l'emménagement dans les nouveaux locaux de la rue Sherbrooke dans les années 1920, marquent une rupture ; c'est la fin d'une organisation qui laissait toute latitude aux sœurs dans leur domaine de juridiction. Dans ces chartes, la communauté disposait de l'entier contrôle sur le service interne « quant aux employés, engagés et domestiques[23] », de même que celui de la régie interne (procure, économat, cuisine), et donc de prérogatives très larges au sein de l'hôpital. En ce sens, la sœur supérieure ou même la directrice de l'école des gardes-malades ont beaucoup plus de pouvoir que la surintendante dans les hôpitaux laïques et/ou anglophones. À ce titre, les relations entre la communauté et les médecins, d'une part, et l'administration générale, d'autre part, sont constamment l'objet d'âpres négociations.

Le pouvoir des médecins s'accroît considérablement dans toutes les structures de l'hôpital. Il se justifie autant par l'abandon de la vocation charitable de l'hôpital et la montée des spécialisations que par l'augmentation considérable de la demande de soins. La mésentente avec le bureau d'administration devient perceptible. Les médecins multiplient alors les tentatives pour prendre le contrôle des services infirmiers, qui sont du ressort exclusif de la communauté. Ces frictions surviennent au moment où les infirmières diplômées de

23. *ASGM*, Historique. Vie communautaire, L 36, A 1, 1, extrait du contrat intervenu entre l'hôpital Notre-Dame et la communauté des sœurs Grises le 25 septembre 1882.

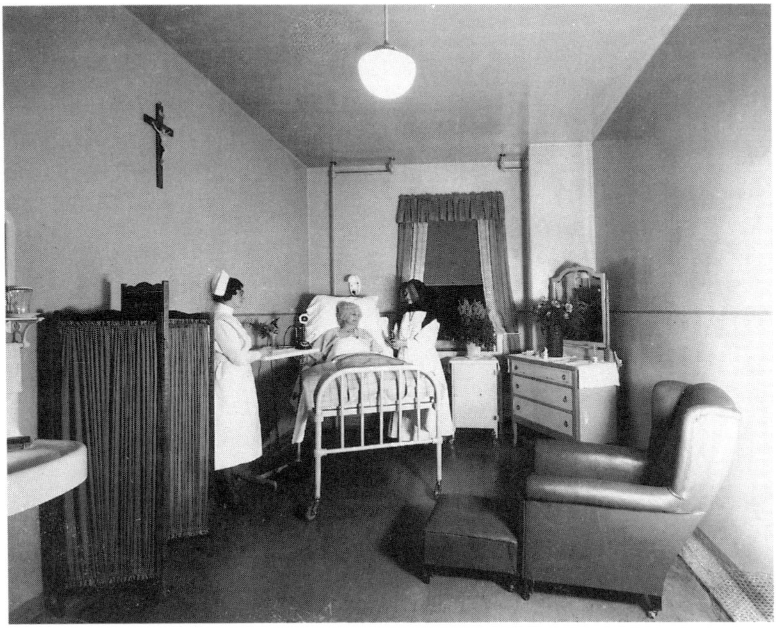

Chambre privée (AHND, L'hôpital Notre-Dame 1880-1930, *album photo).*

la Province de Québec s'organisent en association provinciale pour s'assurer le contrôle légal de leur titre.

Les suggestions faites par les médecins sur la question de l'organisation des soins infirmiers sont d'abord accueillies par les religieuses comme relevant d'un souci commun d'aménager le travail à l'hôpital de la manière la plus efficace possible. Les religieuses ont recours aux méthodes « modernes » afin de conserver leur position et leurs pouvoirs ; ce qui devrait plaire aux médecins. Cette collaboration se traduit d'ailleurs par une reconnaissance du progrès effectué, puisque, au début des années 1920, l'hôpital est admis comme membre de l'American College of Surgeons, qui atteste de sa conformité aux nouvelles exigences de la médecine hospitalière[24]. Les critères de qualification très exigeants de cette association entraînent un contrôle

24. « Monsieur le président mentionne que l'Hôpital Notre-Dame est classé au premier rang dans le rapport sur la standardisation des hôpitaux américains », *AHND*, Procès-verbaux du bureau d'administration, 15 décembre 1920.

accru sur les soins qui y sont prodigués. L'augmentation du rôle de l'État, avec l'adoption de la Loi sur l'assistance publique en 1921, la création d'autres hôpitaux dans la région de Montréal et la participation active de l'HND à leurs associations contraignent à des réorganisations majeures. Les médecins obtiennent la révision de la charte en 1934, qui leur consacre un pouvoir considérable comme chercheurs, enseignants et soignants.

Ces changements entraînent une vague de réformes, d'abord timides, qui poussent la direction de l'hôpital à s'intéresser de plus près aux soins infirmiers, en conformité avec les recommandations du Rapport Weir (1932). Au nom des exigences de la médecine hospitalière sera promue l'idée d'une « coopération plus intime qui devrait exister entre les trois corps constitutifs de l'Hôpital, le Bureau d'administration, le Bureau médical et la Communauté des Sœurs Grises[25] ». Selon le nouveau plan établi par le conseil d'administration en juin 1926, il est question de nommer des représentants des trois corps de l'hôpital qui assumeraient un rôle de coordination, évitant ainsi les malentendus. En fait, il s'agit de procéder à une redistribution des tâches au sein de l'hôpital. Le premier signe de ce qui est perçu comme la manifestation d'une ingérence dans la chasse gardée des religieuses est la nomination, suggérée par les médecins, d'une hospitalière en chef.

L'hospitalière en chef devra superviser le travail des sœurs hospitalières en charge des différents départements. Une autre de ses fonctions sera de siéger avec voix délibérative aux réunions du conseil médical. En même temps, ses nouvelles attributions la placent dans une relation hiérarchique formelle de subordination au conseil médical. La sœur supérieure ne s'oppose pas à une telle nomination, qu'elle trouve conforme aux « règlements du Collège des Chirurgiens d'Amérique, pour le plus grand bien du malade, assuré de la coopération du personnel médical et hospitalier[26] ». Elle accepte toutefois difficilement que ce soit la direction qui choisisse l'hospitalière.

De fait, la nécessité de revoir les clauses du contrat s'impose aussi au niveau des services infirmiers. La division des tâches s'est accrue entre le personnel technique et le personnel paramédical ; d'autre

25. *AHND*, Procès-verbaux du bureau d'administration, 6 mai 1926.
26. *ASGM*, Lettre de la supérieure générale au trésorier du Bureau d'administration, L 36 C2, 39.5, juin 1926.

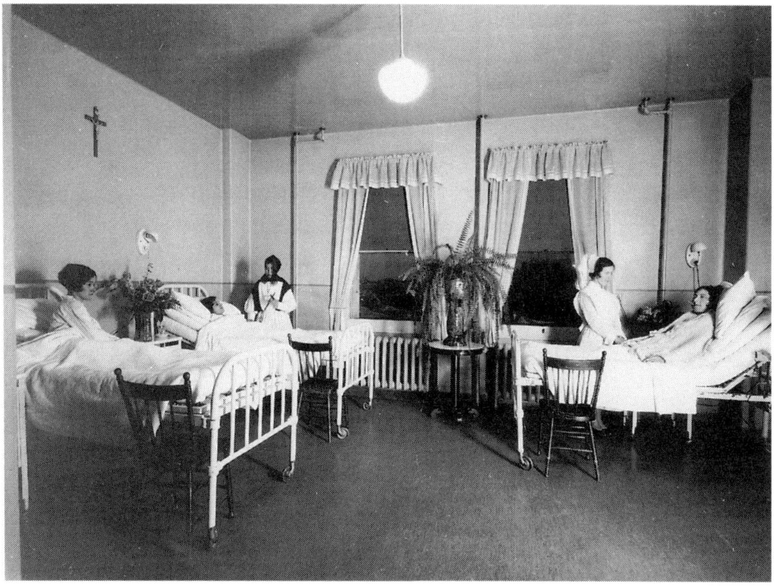

Chambre semi-privée (AHND, L'hôpital Notre-Dame 1880-1930, *album photo).*

part, la gestion d'un personnel diversifié et nombreux est devenue plus complexe dans le contexte du développement des soins. Le bureau d'administration demande alors à ce que l'engagement, le salaire et le renvoi du personnel paramédical soient placés sous la responsabilité conjointe des médecins et des religieuses, alors que ces prérogatives relèvent exclusivement de ces dernières. Durant les années 1930, les incidents se multiplient. Les autorités hospitalières en viennent à une entente en 1935, et l'on décide de nommer un comité de régie permanent de l'école des gardes-malades. Son mandat consiste à superviser, à l'instar de comités semblables dans d'autres hôpitaux (hôpital Sainte-Justine particulièrement), le renvoi des gardes-malades, la discipline et le contenu de la formation.

Ainsi se dessinent les espaces réservés à chacun des « trois éléments de l'administration de l'hôpital : le bureau des Administrateurs pour la direction générale ; le Conseil médical pour le traitement des malades ; la Supérieure pour la gestion interne[27] ». Les dénomina-

27. *ASGPVM*, Brochure souvenir, 1936.

tions des attributions ne changent pas ; ce qui change, ce sont les fonctions. Que signifie désormais la gestion interne quand il est spécifié que l'embauche d'une grande partie des employés relève de la direction générale ? Est-ce à dire que l'administration relègue tout ce qui relève des soins des malades aux médecins et aux infirmières pour ensuite s'approprier les décisions sur tout le reste ?

Les différends entre ces trois groupes d'intervenants ne se limitent pas à une opposition entre autorités laïques et religieuses. Loin d'être hostiles à l'autorité médicale, les religieuses réitèrent dans bien des documents leur détermination à se soumettre aux médecins pour le soin des malades. Elles contestent le fait que l'on empiète dans des domaines de juridiction qui leur sont exclusifs et que l'on s'immisce dans l'organisation des activités liées à la régie interne. La spécialisation des pratiques médicales, qui entraîne un développement des pratiques et du contrôle administratifs, mène à une redistribution des compétences dans l'organisation quotidienne de la vie hospitalière. Les champs d'intervention doivent être plus directement reliés aux champs de compétence et aux savoirs ; c'est ainsi que les soins infirmiers tendent à s'autonomiser. Le processus qui conduit à cette double délimitation d'un domaine spécifique et de son attribution à un corps professionnel laïque est intéressant à identifier, d'autant qu'il compromet la domination de ce secteur par des religieuses.

La direction des soins infirmiers

Privées de leur pouvoir et de la grande autonomie dont elles disposaient sous l'ancienne charte, les religieuses sont désormais assignées à des tâches spécifiques, sous la direction des médecins. On verra qu'elles devront abandonner une grande partie de leurs prérogatives dans l'hôpital pour les concentrer dans le domaine des soins aux malades et de l'école d'infirmières. Les postes occupés par les religieuses évoluent selon les départements. De 1880 à 1900, sur un total variant de neuf à 23 religieuses, l'éventail des postes occupés strictement par les gardes-malades est plutôt restreint : salle des femmes, salle des hommes, pharmacie, chambres privées. Au cours des dix premières années du XXe siècle se rajoutent les postes dans le dispensaire de chirurgie (1900), à la cuisine des diètes (1905) et celui de directrice des infirmières (1905). En 1910, l'école compte déjà 20 élèves infirmières laïques et quatre élèves religieuses, et l'hôpital, une

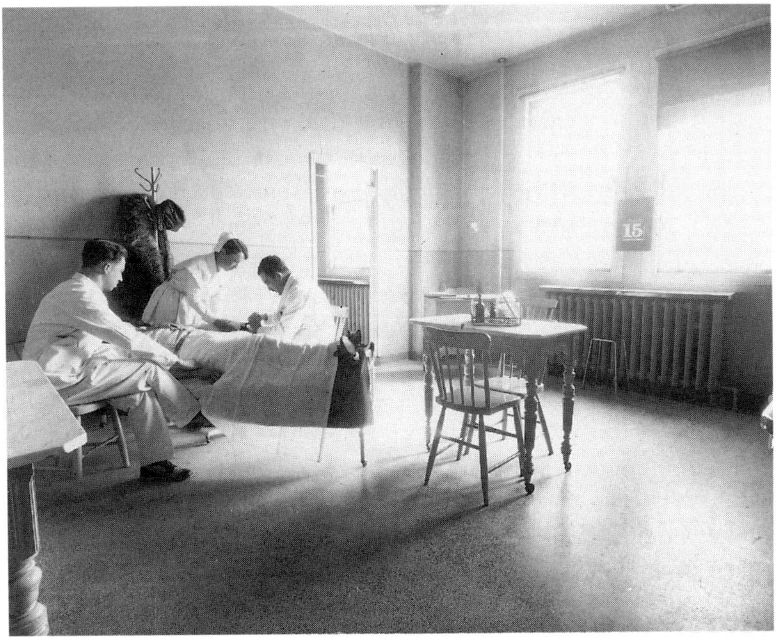

Salle d'opération (AHND, L'hôpital Notre-Dame 1880-1930, *album photo).*

vingtaine de religieuses infirmières ou soignantes. Alors qu'en 1900, les religieuses soignantes et non diplômées, celles dont la tâche est identifiée au « soin des malades », totalisent 50% (quatre sur huit) de l'ensemble du groupe, en 1910, elles représentent un peu moins de 25%, soit trois des 13 religieuses en service infirmier.

Les années 1910 inaugurent une période de développement rapide des fonctions hospitalières d'encadrement, du moins si l'on se fie à la distribution des postes chez les religieuses. Au sommet de la hiérarchie apparaît celui de conseillère locale pour les dispensaires. Il s'agit du dispensaire des maladies chroniques, où des postes d'encadrement sont créés au poste de nuit et à la salle d'opération. Cette fonction de conseillère constitue un poste d'autorité au sein de la communauté. Au cours des années 1920 est également créé le poste d'hospitalière en chef. S'y rajoutent notamment ceux d'hospitalières dans les départements des internes et de dermatologie. Ainsi, un peu à la manière de ce qui existe à l'Hôpital Général de Montréal, les sœurs se qualifient pour occuper de nouvelles fonctions au fur et à mesure de la croissance des services offerts à l'HND[28].

Les religieuses occupent presque tous les postes de commande sinon d'encadrement dans le domaine des soins infirmiers. Par exemple, en 1930, le personnel dans une salle de chirurgie se répartit comme suit : une religieuse diplômée est responsable d'une assistante, probablement religieuse, et d'une diplômée laïque ; elle supervise de neuf à dix étudiantes gardes-malades religieuses, deux élèves infirmières laïques et une fille de service[29]. Cette organisation du travail repose sur une hiérarchie très poussée, qui tient compte non seulement de la subordination des laïques aux religieuses, mais aussi de la hiérarchie existant au sein de la communauté ; elle prend compte aussi les nombreuses compétences des sœurs pour effectuer un plus grand nombre de tâches dans l'hôpital.

Les religieuses reçoivent, au profit de leur communauté, une indemnité annuelle. Celle-ci sera augmentée régulièrement au cours des années, toujours ou presque à la demande des intéressées. À partir des années 1930, elles seront indemnisées suivant une échelle de salaires. Ces indemnités varient considérablement : la supérieure touche 2500$ par année, l'instructrice de l'école, 1000$, et les infirmières, 300$. Cette spécialisation des tâches et le salariat signifient aussi l'entrée des laïques dans un métier dont l'appartenance à une communauté religieuse n'est plus l'unique critère de sélection.

Les infirmières laïques diplômées sont embauchées à partir du début des années 1930 et n'occupent durant cette décennie que les postes d'infirmières. On en compte neuf en 1930 et 25 en 1931, comparativement à 42 religieuses pour l'ensemble de l'hôpital (soins infirmiers, cuisine, etc.) ; il y a 31 gardes-malades enregistrées en 1934, comparativement à 40 gardes-malades enregistrées religieuses. Le nombre de laïques devient alors suffisamment important pour que la direction réglemente leurs conditions de travail. En 1932, leur salaire mensuel varie d'un minimum de 50$ par mois, pour celles qui travaillent dans les dispensaires, laboratoires et salles des rayons X, à 60$ pour celles qui sont au chevet des malades. La rémunération est

28. Voir Yolande COHEN et Michèle DAGENAIS, « Le métier d'infirmière : savoirs féminins et reconnaissance professionnelle », *Revue d'histoire de l'Amérique française*, vol. 41, n° 2, automne 1987, p. 155-177.

29. *AHND*, Souvenir de la 3ème réunion, sœur Lemyre, 1931.

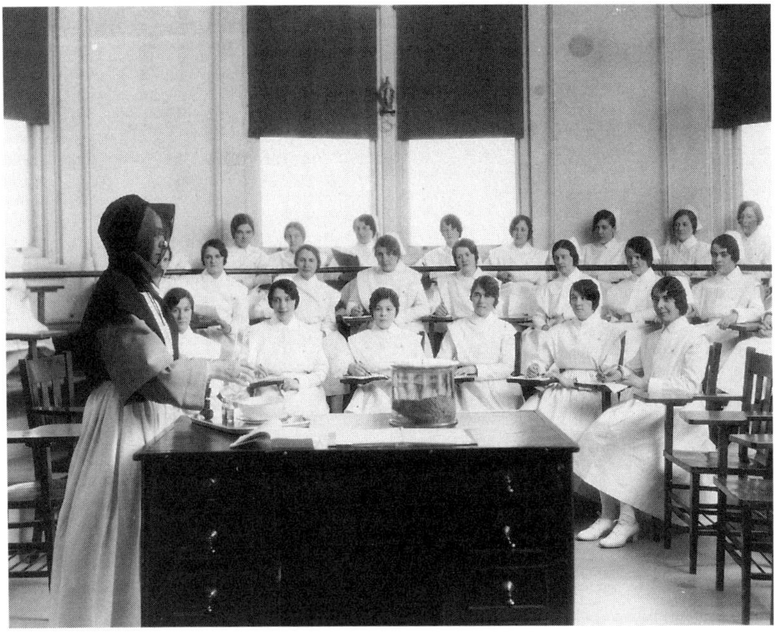

Dispensaire de chirurgie (AHND, L'hôpital Notre-Dame 1880-1930, *album photo).*

plus élevée pour celles qui sont en service spécial : salles d'opération, admission des malades, obstétrique, etc. À ce salaire de base, il faut ajouter 20$ mensuels, en nature, somme qui correspond aux repas pris à l'hôpital par les infirmières en service. Celles qui logent voient leur salaire réduit de 15$, montant équivalent au coût estimé du logement mensuel. Nous avons dressé la liste détaillée des 48 infirmières diplômées de l'HND ; leur affectation pour l'année 1938 permet de voir qu'elles fournissent la base des soins à l'hôpital. On trouve une infirmière à l'admission, 29 affectées aux soins généraux des malades, six à la salle d'opération, deux aux rayons X, trois dans les laboratoires et sept aux différents dispensaires.

On s'est aussi demandé comment ont évolué les actes qu'exercent les infirmières et si leur définition avait été source de litiges vis-à-vis du corps médical. Une série de pratiques, que l'on croit être du ressort des gardes-malades, seront contestées en 1937 par le bureau médical :

> Le Conseil médical a été mis au courant que des gardes-malades faisaient des prises de sang, donnaient des injections intra-veineuses et prenaient la pression artérielle des malades. Tous ces traitements et ces petites interventions relèvent exclusivement du service des internes. Je vous prierai de donner les instructions nécessaires afin que ces choses ne se reproduisent plus[30].

Ainsi, tout comme au début de la profession, alors que les infirmières ont assuré les fonctions incombant préalablement aux internes (pansements, administration des médicaments, etc.), les champs de compétence des infirmières s'avèrent encore en 1937 étroitement liés à ceux des internes. Ces tâches (prises de sang, injections intraveineuses, pression artérielle), qui sont aujourd'hui partie intégrante de leurs fonctions, furent l'objet de longs débats de compétence.

On peut s'interroger sur la signification de l'entrée des laïques à l'hôpital Notre-Dame, et sur la façon dont elle s'est poursuivie : les sœurs se trouvent en nombre inférieur dans l'hôpital, mais voient leur emprise sur les soins infirmiers renforcée, puisqu'elles y occupent pratiquement tous les postes de commande. L'entrée des laïques ne s'est pas réalisée par le biais du bénévolat comme à l'hôpital Sainte-Justine, par exemple. Là, durant les années 1930-1940, la question du salaire demeure délicate, bien des infirmières diplômées effectuant du travail à titre de quasi-bénévoles. À l'HND, bien que l'on ne retrouve pas de sources analogues, on peut penser que la question de la rémunération des soins infirmiers sera plus facilement réglée par l'embauche de laïques diplômées, qui restera toutefois étroitement contrôlée par les sœurs. La présence des religieuses ne nuit pas à la « salarisation » des infirmières, elle ne fait que retarder l'accès d'un plus grand nombre de laïques diplômées à la pratique professionnelle. Cela n'empêche pas non plus les infirmières de cet hôpital de se joindre au mouvement de revendication pour de meilleures conditions salariales, qui se développe au cours des années 1940 et qui va conduire à la syndicalisation des infirmières[31].

30. *ASGPVM*, Dossier supérieure/médecins. Ententes, lettre du directeur médical de l'hôpital Notre-Dame à la sœur supérieure, le 12 novembre 1937.
31. Johanne Daigle a bien traité de ces questions : « Devenir infirmière : le système d'apprentissage et la formation professionnelle à l'Hôtel-Dieu de Montréal, 1920-1970 », thèse de doctorat, Université du Québec à Montréal, 1990 ; et « L'émergence et l'évolution de l'Alliance des infirmières de

Le processus d'uniformisation des soins semble inexorable : les sœurs voient leurs prérogatives diminuer, bien que ni leurs compétences ni leur influence ne soient directement remises en cause. Et bien qu'elles demeurent aux postes de commande, et insistent pour nommer des laïques essentiellement à des postes « secondaires », elles ne peuvent pas longtemps s'opposer à leur entrée massive dans l'hôpital. Cette avancée des laïques, perceptible au début des années 1930, commande une stratégie plus associative de la part des sœurs, et débouche sur un autre type d'organisation des soins, que l'on voudra plus professionnel. On assiste alors à une collaboration plus étroite entre les SG et les gardes-malades diplômées, collaboration qui prépare ces dernières à occuper des postes de responsabilité dans l'hôpital. C'est ainsi qu'à partir de 1940, une enseignante laïque est engagée à l'école d'infirmières. Puis en 1943, on fera appel au service d'une seconde institutrice laïque. Des réunions de travail sont organisées, qui impliquent de plus en plus les infirmières laïques.

La direction de l'école d'infirmières

L'école représente, pour les sœurs, le dernier bastion de leur pouvoir dans l'hôpital ; elle est aussi le centre de leur rayonnement durable sur l'ensemble de la profession au Québec. L'histoire de l'école confirme l'importance que les SG accordent à la formation, et permet également de comprendre dans quelles conditions et sur quels critères elles ont admis les laïques à l'HND. Elle révèle à quel point les SG ont misé sur l'orientation professionnelle pour maintenir leur influence au sein de l'hôpital et sur le nursing.

À l'occasion de la première remise des diplômes de l'école en 1899 et de l'acceptation de huit autres candidates laïques, les SG cherchent déjà à mieux structurer leur école. Après des débuts difficiles, l'école connaît un certain regain : « Le succès continue de couronner les études de nos sœurs hospitalières gardes-malades. Seize d'entre elles viennent d'être diplômées[32]. » Première école francophone de formation pour gardes-malades au Québec, elle voit ses effectifs augmenter

Montréal, 1946-1966 », mémoire de maîtrise, Université du Québec à Montréal, 1983.

32. *ASGM*, Chroniques, 27 décembre 1904, p. 81.

au cours des années 1910, et surtout dans les années 1920. Le nombre total de diplômées connaît une progression beaucoup plus irrégulière jusqu'au début des années 1920: il est toujours inférieur à dix sauf en 1913 et en 1917.

Mais le recrutement reste difficile, car il faut constamment lutter contre le peu de prestige dont jouit la profession, en plus d'avoir à affronter la difficulté et la rigueur d'une formation exigeante, comme l'explique sœur Mitchell:

> La carrière de garde-malade n'a pas encore acquis de prestige; on la considère comme un métier plus ou moins désirable et les candidates rencontrant les exigences requises en fait d'instruction sont précisément en mesure de mener une existence facile au foyer paternel[33].

On peut toutefois se demander si l'extrême rigueur des conditions d'entrée et de formation à l'école n'est pas non plus la cause du petit nombre d'élues. L'école opère une sélection draconienne parmi les nouvelles recrues. Ainsi, en 1908, elle n'accepte que 16 élèves sur un total de 30 demandes d'admission. En 1909, la proportion d'« élues » est encore plus faible: sur 68 candidates, seulement 15 sont retenues[34]. Comme on l'avait déjà constaté pour l'Hôpital Général de Montréal, le besoin de main-d'œuvre n'est pas assez impératif pour inciter les hôpitaux à recruter davantage d'élèves. À l'HND, le souci de recruter les meilleures élèves, de former une école de soins infirmiers prestigieuse et de donner de solides assises à la profession y est encore plus explicite. On veut clairement se dissocier de l'image de l'infirmière « bonne à tout faire » pour faire valoir les aspects professionnels du métier. L'administration du nouvel hôpital se range bien volontiers à cette proposition: la valeur de l'école dépend du choix des étudiantes. Le caractère, la vocation, l'éducation, l'âge et la santé des candidates sont autant de critères d'une bonne sélection, auxquels il faut ajouter un certificat de bonne conduite délivré par le curé et une entrevue.

Bien que l'âge des recrues ne cesse de baisser, on observe qu'on n'accepte, avant 1920, que très peu de jeunes filles, et qu'elles sont toutes, à une exception près, assez âgées. Le degré de scolarité à l'entrée

33. *Ibid.*, p. 167.
34. *AHND*, Rapports annuels, 1909, p. 24.

est également plus élevé que celui recommandé par l'AGMEPQ[35]. C'est dire si elles ont réussi à attirer des jeunes filles plus éduquées. Elles parviennent également à recruter des jeunes femmes qui ont déjà exercé d'autres métiers. Même si elles sont peu nombreuses, les employées de bureau, les institutrices et les employées des services de santé fournissent une importante proportion de ces recrues. Enfin, si la profession du père est un indication de l'origine sociale des élèves, on peut voir une nette évolution des catégories sociales recrutées. L'origine rurale de la majorité des élèves qui entrent en 1927 est encore nette, mais tend à s'estomper dans les années 1940 avec l'arrivée plus importante des filles de cadres intermédiaires, petits commerçants et ouvriers. Cette démarche semble confirmer la tendance déjà notée chez les SG à vouloir recruter socialement « plus haut » qu'elles-mêmes : l'origine fortement rurale des infirmières est plus élevée selon que l'on est religieuse ou laïque. Le recrutement des candidates d'origine rurale se fait donc dans une plus grande proportion et plus longtemps chez les religieuses que chez les laïques. Ce portrait cadre bien avec celui qu'a tracé Marta Danylewycz[36] pour les deux communautés religieuses enseignantes qu'elle a étudiées, où l'on distingue une forte proportion de jeunes filles nées dans des familles rurales agricoles. On peut dire à notre tour que la vocation religieuse reste encore dans une large mesure le meilleur accès à la profession d'infirmière pour des filles dont les pères sont cultivateurs, pour la période qui va jusqu'aux années 1930.

La formation, sous la responsabilité directe des religieuses, est essentiellement pratique, bien que comprenant des cours. Les sœurs suivront scrupuleusement les recommandations du Rapport Weir pour réformer la structure de l'école. Assurée par des médecins chargés des conférences ainsi que par la directrice et huit sœurs diplômées et enregistrées à l'association provinciale, la formation dure trois ans. Elle comprend plusieurs leçons sur l'anatomie, la physiologie, l'hygiène[37]. En 1903, les élèves doivent recevoir quatre leçons

35. Pour plus de détails, voir Yolande Cohen, *loc. cit.*, tableau 4, p. 210.

36. Marta Danylewycz, *Profession : Religieuse. Un choix pour les Québécoises 1840-1920*, Montréal, Boréal, 1988.

37. Albertine Ferland-Angers, *L'École d'infirmières de l'hôpital Notre-Dame, 1898-1948*, Montréal, Éditions Contrecœur, 1948, p. 27-30.

par semaine, dont trois données par l'hospitalière en chef et une par les médecins. Les cours, d'une durée de 34 semaines par année, sont sanctionnés par des examens annuels. À partir de 1922, un diplôme universitaire est décerné aux élèves, ce qui « offre le grand avantage à nos élèves de leur assurer la reconnaissance par l'association provinciale et les soustrait à l'examen d'admission que cette association veut établir par ses règlements[38] ».

Comme dans les autres institutions, les gardes-malades doivent pratiquer dans les différents départements de l'hôpital. Ainsi, à Notre-Dame, des règlements et une organisation très systématique et structurée encadrent la formation des infirmières. La journée de travail commence à sept heures du matin pour se terminer 12 heures plus tard, soit à 19 heures. Les infirmières en formation ne jouissent que d'une heure de repos quotidienne pendant le service, et d'une demi-journée de congé par semaine. La durée quotidienne du service diminue de façon importante entre les années 1910 et 1920. En 1920, celle-ci est ramenée à neuf heures trente pour celles qui travaillent de jour, et à 11 heures pour le service de nuit ; en 1930, elle est de neuf heures et demie et de 11 heures respectivement, et en 1937, de huit et neuf heures.

La description d'une journée de travail donne une excellente idée des tâches accomplies. La journée débute par la toilette des patients ; avant le déjeuner, les infirmières (l'hospitalière, les sœurs étudiantes et les gardes-malades) se réunissent pour établir le programme de la journée. Les élèves aident à la préparation des plateaux pour le déjeuner. Cette routine se répète lors du repas du midi. Dans l'après-midi, les gardes-malades remettent de l'ordre dans les différents départements. Il ne semble pas que les élèves infirmières soient présentes lors de la visite des médecins aux patients, qui se déroule au cours de la matinée. Les médecins sont alors secondés par l'hospitalière et les gardes-malades diplômées.

Après les trois premiers mois de probation, les infirmières reçoivent une indemnité mensuelle de cinq dollars, « leur éducation étant considérée comme leur salaire[39] ». Les élèves religieuses, pour leur part, ont des « conditions de travail » quelque peu différentes

38. *AHND*, Communiqué de la Faculté de médecine adressé aux directrices d'écoles de gardes-malades, le 26 juillet 1922.

39. Ferland-Angers, *op. cit.*, p. 34.

des laïques, qui leur permettent en même temps de remplir les devoirs dictés par leur communauté. Elles ne reçoivent pas d'indemnité au cours de la première année de leur formation. Durant la seconde année, celle-ci est équivalente à celle des laïques. Au cours de la troisième année, avant même qu'elles obtiennent leur diplôme, les élèves religieuses sont déjà considérées comme des hospitalières et occupent donc des postes de responsabilité, à la différence des laïques. Une certaine hiérarchie qui distingue les religieuses des laïques existe ainsi dès la formation, et pas seulement parmi les diplômées.

Le montant de l'indemnité des laïques sera modifié en 1939, alors que l'hôpital adopte une autre politique à ce sujet. On se rapproche alors de plus en plus de la conception voulant que les élèves paient pour leur formation. Cette politique est déjà en vigueur dans certains hôpitaux anglophones de Montréal. À l'HND, au lieu de supprimer toute forme d'indemnité, on suggère de retenir un montant de 0,50$ sur l'indemnité mensuelle de 7,50$, afin de contribuer au paiement des honoraires des institutrices. Les élèves rejetteront cette proposition et préfèreront que le montant de leur indemnité soit réduit ; ce que le conseil d'administration acceptera, cette solution étant plus économique.

À partir de 1926, dans le but d'assurer une certaine cohésion parmi les élèves infirmières, les religieuses organisent des regroupements par année de formation, sur la base de cercles (cercles Hygiène, Fafard, etc.). Elles encadrent l'école en fournissant un contingent de directrices de qualité qui se succèdent à la tête de l'école[40]. Des retraites, sous la direction de l'aumônier de l'hôpital, sont également prévues chaque année. Ainsi, les sœurs transposent dans le champ professionnel le type d'organisation qu'elles connaissant dans leur communauté ; ce qui leur permet de tisser une structure profes-

40. Successivement, les directrices de l'école sont : sœur Élodie Mailloux (1898-1902), sœur M. A. Duckett (1902-1909), sœur Saint-Gabriel (1909-1911), sœur Saint-Zéphirin (1911-1912), sœur Descoteaux (1912-1917), sœur Saint-Rémi (1917-1918), sœur Giard (1918-1920), sœur Lapierre (1920-1921), sœur Fafard (1921-1924), sœur Bellemarre (1924-1925), sœur A-M Robert (1925-1931), sœur Lethiecq (1931-1932), sœur Saint-Jean-de-l'Eucharistie (1932-1935), sœur Lemyre (1935-1937), sœur Marleau (1937-1939), sœur Mance Decary (1939-1945) et sœur Marie-Claire Marcil (1945-), *ibid.*, p. 41.

sionnelle d'une très grande efficacité, qui occupera le haut de la hiérarchie des soins infirmiers à Montréal.

L'initiative de fonder une association des gardes-malades diplômées de l'HND revient à sœur Fafard, alors directrice de l'école. À la fin de l'année 1922, elle invite les anciennes gardes-malades à se réunir. Sur un total de 129 infirmières diplômées depuis le début de l'école, 54 répondent à l'invitation. Les activités de la nouvelle association se limitent à la tenue d'une réunion mensuelle à l'hôpital. Entre 1924 et 1928, il semble que son existence soit compromise.

Par ailleurs, durant cette période les sœurs Fafard et Duckett fondent la première revue professionnelle d'infirmières du Québec, *La Veilleuse*, qui paraîtra mensuellement de janvier 1924 à décembre 1927. *La Veilleuse* marque une époque dans la profession d'infirmière au Québec : grâce à elle s'instituent des liens nouveaux avec les infirmières françaises républicaines, en particulier avec leur principale animatrice, Léonie Chaptal, qui devient une collaboratrice régulière de la revue des SG[41].

Leur association connaît un regain d'activité important. Une de ses réalisations est la création d'un fonds de secours au début de 1930. Moyennant une cotisation annuelle, les membres de l'association auront le privilège d'occuper gratuitement une chambre privée à l'HND, en cas de maladie.

Les infirmières diplômées en service privé possèdent leur propre registre à partir de 1931. Idéalement, elles auraient préféré organiser un registre central pour tous les hôpitaux francophones de Montréal. Mais comme le projet n'aboutit pas, les gardes-malades en limitent l'accès aux infirmières diplômées de l'hôpital et fondent l'Association des gardes-malades diplômées de l'HND. Au départ, le registre est tenu bénévolement mais, à partir de 1933, l'Association peut assurer un poste salarié. L'administration de l'hôpital accepte, en 1931, de prêter un local pour y installer la registraire. Elle lui accordera même le gîte et le couvert gratuits. Cependant, l'Association se voit refuser le privilège de la pratique privée exclusive pour ses membres à l'intérieur de l'hôpital. Une autre initiative de cette association sera de mettre sur pied un service d'infirmières visiteuses avec la collabora-

41. Voir les extraits de la revue *L'Infirmière française* publiés dans *La Veilleuse*, par exemple « Le secret professionnel », novembre 1925, vol. 2, n° 2, p. 8-11.

tion de l'Assistance maternelle, en 1932, service qui ne fonctionnera cependant qu'une année.

Vers le milieu des années 1930, les activités de l'Association vont diminuer. Cette époque correspond à la création de l'Association des infirmières catholiques du Canada (AICC). Plusieurs dirigeantes de l'Association seront très impliquées dans ce nouveau regroupement professionnel pour infirmières catholiques francophones : Mathilda Guillemette, Blanche Lecompte, Annonciade Martineau et Germaine Latour. Elles veulent alors poursuivre, sur une plus grande échelle, les activités entamées dans le cadre de l'Association des gardes-malades diplômées de l'HND.

Les SG ont réussi leur pari : la mise sur pied dès 1898 — suivant en cela le courant amorcé une décennie plus tôt chez les anglo-protestantes de Montréal — d'une des premières écoles francophones de formation pour gardes-malades au Québec. Cette formalisation de l'enseignement manifeste l'intention des hospitalières de conserver un plein contrôle sur les soins aux malades en s'adaptant rapidement aux exigences de la médecine moderne. Triées sur le volet, les étudiantes laïques admises à l'école devront se soumettre aux exigences des sœurs. Ainsi, grâce à cette école, les SG amorcent la professionnalisation des soins qu'elles assurent dans les salles de l'hôpital par un réseau solide d'étudiantes stagiaires. À leur façon, elles ont enclenché à l'HND ce qu'il convient d'appeler une réforme hospitalière majeure.

Les efforts concertés des SG pour s'assurer la direction des soins infirmiers les ont conduites, au cours des années 1920, à mettre sur pied une école de formation supérieure pour les infirmières diplômées. Les membres de la communauté se verront ainsi mieux préparées à occuper les différents postes de direction dans l'organisation très hiérarchisée qu'elles ont mise en place. Par toutes ces manifestations, les SG de Notre-Dame ont réussi à occuper une place privilégiée dans la modernisation du nursing au Québec. Aux avant-postes des réformes qui visent à adapter la profession aux exigences modernes de la science, elles se sont efforcées de prendre tous les virages nécessaires au maintien de leur contrôle sur les services infirmiers prodigués par l'hôpital. Au plan associatif, elles ont contribué à doter la corporation professionnelle de cadres franco-catholiques qui seront très impliquées dans la création de l'AICC.

Le départ des Sœurs Grises

La communauté des SG et le bureau d'administration signent un nouveau contrat en 1940. On se souvient que ce dernier est échu depuis 1927, et qu'elles sont restées sans contrat pendant 13 ans, faute d'en arriver à un accord sur le partage des responsabilités. Durant les séances intensives de négociation du nouveau contrat, ce que veulent les médecins et ce que refusent énergiquement les religieuses, c'est que ces dernières soient désormais réduites à ne s'occuper que de la régie domestique de l'hôpital et non plus de la régie interne. En outre, les sœurs n'auraient plus le pouvoir de déterminer elles-mêmes le nombre de religieuses nécessaires au service. Toute décision relative au personnel laïc devrait avoir l'approbation du conseil médical ou du conseil exécutif. La situation est telle que la sœur supérieure, forte de l'appui de l'archevêque de Montréal, Mgr Gauthier, décide de retirer toutes les sœurs en service au début de l'année 1940: « Nous croyons avoir atteint l'extrême limite de la bonne volonté dans le contre-projet que nous vous avons remis en décembre 1939[42]. »

Cette menace pèse de tout son poids, puisque, dès la fin du mois de mai, les parties en arrivent à une entente. Toutes les restrictions notées précédemment disparaissent du nouveau contrat, qui tient compte néanmoins des changements intervenus au cours des années 1930. Le contrat n'a pas de durée préétablie et peut être résilié avec un préavis de six mois. La direction de l'école des gardes-malades est sous l'entière responsabilité de la communauté, et les médecins obtiennent la charge de l'emploi et de la gestion du personnel technique et spécialisé. Les SG maintiennent un certain nombre de leurs acquis, tout en concédant plus de pouvoir aux médecins. La redéfinition des tâches du surintendant et du directeur des services médicaux, dans la même année, confirme les pouvoirs et attributions du corps médical vis-à-vis des religieuses.

Les relations entre les médecins et les religieuses à l'issue du contrat de 1940 ne sont pas exemptes de tensions. La nomination d'un directeur du personnel, « qui voudrait par exemple diminuer le personnel, en commençant par le département des religieuses » suscite

42. *ASGM*, L 36 C 3, 65, lettre du 26 février 1940.

les craintes de la supérieure[43]. Lorsque, à la fin de 1949, il est question de retirer les SG de l'HND, la communauté explique que le nombre de religieuses est dorénavant insuffisant (elles ne sont plus que 35 au service de l'hôpital) et qu'elle ne peut plus assurer l'administration interne de l'hôpital. Les religieuses se préoccupent désormais d'un nouvel hôpital alors en construction, l'hôpital Maisonneuve.

Cette défection de la part des religieuses se fera progressivement: leur présence se limite strictement au nursing, où elles n'occupent que certains postes. L'hôpital retient aussi les services de quelques sœurs pour la surveillance et le contrôle des soins donnés aux malades, la direction de l'école d'infirmières et le service du culte. Au 31 décembre 1950, elles ne seront plus que 16. Leur retrait va accélérer le processus d'intégration des laïques à tous les échelons des soins infirmiers de l'hôpital. Les sœurs quittent définitivement l'HND en 1974, au moment de la fermeture de l'école d'infirmières. Trop peu nombreuses désormais, elles acceptent difficilement de n'être plus partie prenante du développement considérable que connaît l'hôpital.

Ainsi s'achève plus d'un demi-siècle de coopération entre religieuses et médecins. En fait, les sœurs n'ont à aucun moment contrarié les perspectives modernistes des médecins qui dirigeaient l'hôpital, établies sur la science et la croyance au progrès, notions qu'elles reprennent largement à leur compte. Pour mineurs qu'ils soient, les conflits qu'elles ont connus témoignent de leur résistance à la subordination ; ce que le discours moderniste cache difficilement. Leur présence ne cadre plus avec l'image que l'on se fait d'un hôpital moderne en 1940, à un moment où la science ne peut pas coexister avec la religion.

À travers le contrôle de la régie interne, les sœurs ont pu déployer une influence considérable dans tous les secteurs de l'hôpital. L'alliance de la foi et de la science en est la justification. La direction laïque, qui s'accommode fort bien de cette association avant les années 1920, y est plus réticente quand son propre pouvoir est plus assis et légitimé. Elle n'aura de cesse de le limiter et de le circonscrire à des domaines particuliers. La circonscription des soins infirmiers à un travail relevant directement de l'autorité des médecins et non pas

43. *ASGPVM*, Assemblée spéciale au bureau de la sœur supérieure, le 8 juillet 1949.

de la sœur supérieure de la communauté illustre bien la nature du conflit (modèle qui correspond bien à celui décrit par Freidson[44]). Pour les médecins et administrateurs, qui ne font plus qu'un, la professionnalisation des soins infirmiers apparaît comme un moindre mal face à l'autorité absolue dont jouissent les sœurs ; car en acceptant un standard professionnel, les infirmières de l'AGMEPQ se soumettent à leur autorité scientifique pour obtenir leur autonomie professionnelle. C'est pourquoi, le conseil médical de l'hôpital sera si prompt à s'y rallier. Ensuite, il suffira de restreindre l'activité des sœurs aux soins infirmiers qui sont placés formellement sous la direction des médecins.

C'est à ce moment que l'expulsion des sœurs du champ des soins et de la santé est à l'ordre du jour : elles ne peuvent pas être que des professionnelles, car elles sont d'abord des religieuses. Alors qu'elles ont dirigé la profession à ce double titre, et en ont élevé le statut pour les Canadiennes françaises, elles deviennent encombrantes quand la santé s'institutionnalise pour devenir un service public. Le degré d'autonomie des sœurs, considérable (au sein d'une communauté qui a sa propre hiérarchie et son propre mode de fonctionnement), devient un handicap à la restructuration de ce champ sur des bases professionnelles. Le conflit laïques-religieuses, par exemple, sera exploité à fond par certains médecins et les associations anglo-protestantes, cela afin d'évincer les religieuses d'une place-forte dont elles semblaient inexpugnables. C'est d'abord au nom de la science, puis de la profession, puis de la laïcité, que l'on grignote chacun des bastions qu'elles occupent. Elles doivent tour à tour abandonner la revue qu'elles avaient fondée, la régie interne de l'hôpital, et se cantonner à administrer les soins infirmiers pour le compte des médecins.

Ce que cette histoire indique, en outre, c'est qu'en limitant le rôle des religieuses à l'HND, l'administration conforte les intérêts professionnels des médecins au détriment de ceux des infirmières, y compris laïques, ce qui, à plus ou moins brève échéance, nuira au développement professionnel libéral dont l'hôpital se dira garant. Les soins infirmiers en sortent amoindris : on ne les identifie ni à un travail professionnel autonome ni à un travail indépendant. Il faudra

44. Freidson, *op. cit.*

de nombreuses années à l'hôpital pour se dégager de l'emprise et de la discipline instaurées par les SG.

À l'HND, la présence et le pouvoir des sœurs a peut-être retardé de quelques années l'entrée des laïques aux postes de direction de l'hôpital en structurant les fonctions reliées au soin des malades sur un modèle religieux et professionnel. À ce titre, les infirmières professionnelles franco-catholiques furent obligées de se conformer à des modalités de travail particulières aux communautés religieuses. Cependant, la superposition des idéaux féminins et religieux pour définir le métier d'infirmière n'est pas propre au monde catholique : elle caractérise une grande partie des modèles professionnels d'infirmières qui émergent au début du siècle. L'éthique du service (soin, don de soi, etc.) en est le fondement, et la discipline (hiérarchie, propreté, hygiène, etc.), le fonctionnement. Ce modèle se laïcise plus ou moins rapidement sous la pression d'organisations professionnelles ; ce qui est source de conflits au Québec où les différentes façons de faire doivent cohabiter au sein d'une même association, comme c'est le cas au sein de l'AGMEPQ. L'Église joue certes un rôle important dans la définition des fonctions des infirmières à l'hôpital, pas seulement en terme d'idéologie (les soins de l'âme et l'éthique de la charité), mais dans la structuration même de l'espace de travail. Mais, avec les années 1920, c'est-à-dire au moment où les professions médicales et infirmières prennent de l'importance, la science et les discours scientifiques, qui sont censés fonder ces professions, prennent le relais de la religion pour établir d'autres critères de fonctionnement. Pendant un temps court, on assiste à la conjonction plus ou moins harmonieuse de ces deux modèles qui s'inspirent l'un l'autre. C'est aussi le temps où les médecins ne voient pas trop d'objection à ce que les infirmières obtiennent l'enregistrement de leur titre. Très vite pourtant, alors qu'ils consolident leur pouvoir dans l'hôpital, les médecins et administrateurs d'hôpitaux voient tout l'intérêt qu'il y a à lier les infirmières à l'éthique du service plutôt qu'à celle de la profession. Ce processus est possible parce qu'il s'agit de femmes (il n'y a pas de communauté de soignants avec laquelle une comparaison aurait pu se faire, et leur absence est significative). En ce sens, la détermination du genre est ici plus forte que celle de la religion. En d'autres termes, l'émancipation promise par l'entrée en communauté, et réalisée dans une certaine mesure par l'avancement professionnel, ne réussit pas à éliminer la subordination des femmes. Religieuses certes, mais femmes encore… Les SG deviennent ainsi, et malgré elles, un des relais de subordination de la profession infirmière aux médecins.

L'ambivalence de leur position est dès lors évidente : elles ouvriront, grâce à l'excellence de leur école et de leur enseignement, les portes de la professsion à des infirmières qui n'accepteront plus d'œuvrer dans le cadre étroit des attributions qui leur sont dévolues dans le modèle religieux. La dynamique qui est en place conduira les nouvelles venues à chercher dans l'idéologie professionnelle et dans une dynamique de charité les fondements de leur travail, tandis que les SG auront réussi à retarder de plusieurs années leur départ de l'hôpital. L'étude de l'HND permet de montrer l'évolution complexe des soins infirmiers qui passent d'une tutelle à une autre (de celle de l'Église à celle de la Science), ce qui ne signifie pas qu'elles soient de même nature, puisqu'à terme les infirmières cherchent à s'approprier le modèle professionnel, avec des aménagements qui tiennent compte tant de leur histoire que de la spécificité du travail fourni. Elle révèle les difficultés que rencontre la mise sur pied d'une nouvelle profession féminine, coincée entre l'idéal du service et celui de l'autonomie professionnelle. Dans ce contexte, le parti pris des Sœurs Grises de combiner apostolat et science leur a permis de maintenir leur emprise dans le domaine des soins jusqu'aux années 1940. Elles sont ainsi, avec les hygiénistes, celles qui ont su dispenser une formation solide aux jeunes filles laïques qu'attire le métier d'infirmière.

5 Les soins comme service public

Le secteur de pratique privée a été rapidement aspiré dans l'univers institutionnel. Il ne suffit pas de dire que les hôpitaux ont pris sa place, le reléguant à une forme résiduelle de pratique, mais bien de comprendre comment ce secteur est devenu en quelques années un élément central de l'intervention du gouvernement provincial dans le système sanitaire.

C'est au cours du XIXe siècle que s'organise le système de santé publique au Québec. À la faveur du mouvement hygiéniste, la loi de 1886 permet à E.-P. Lachapelle et à l'équipe de médecins qui l'entourent de mettre sur pied le Conseil supérieur d'hygiène[1], qui a le pouvoir d'établir des bureaux municipaux d'hygiène et, à partir de 1888, de les rendre obligatoires. Toutefois, les inspecteurs sanitaires, chargés de les installer en milieu rural, sont jugés incompétents[2] dans

1. Le docteur E.-P. Lachapelle est le principal organisateur du Conseil supérieur d'hygiène et demeure à sa tête jusqu'à sa mort, en 1918. À propos du rôle des médecins dans le mouvement hygiéniste, voir Claudine Pierre-Deschênes, « Santé publique et organisation de la profession médicale au Québec, 1870-1918 », *Revue d'histoire de l'Amérique française*, vol. 35, n° 3, décembre 1981.
2. *Ibid.*, p. 372.

un rapport du Conseil supérieur d'hygiène en 1913, ce qui rend ces petits bureaux municipaux moins efficaces. Un nouveau système, visant à implanter des unités sanitaires de comté, devra appliquer le programme spécial de 1922, voté par l'Assemblée législative en faveur de la lutte à la tuberculose et à la mortalité infantile[3]. Cette nouvelle structure, qui confère toute l'autorité au Service provincial d'hygiène (SPH)[4], s'appuie financièrement sur la Fondation Rockefeller et les pouvoirs municipaux.

En 1926, la première unité sanitaire de comté est ouverte à Thetford-Mines. À partir de là, le système s'étend à l'ensemble du territoire québécois, à l'exception des villes de Québec et de Montréal, et des municipalités de l'île de Montréal, « qui garderont leurs responsabilités en matière de santé publique et développeront leurs services de santé selon le concept de l'unité de santé publique[5] ». Le nouveau système absorbe les organismes de santé publique existants, soit les dispensaires antituberculeux et les dispensaires de puériculture. Les unités sanitaires sont créées à la demande des autorités des comtés, de façon volontaire[6]. La continuité entre ces unités sanitaires de comté et les Centres locaux de santé communautaire (CLSC) et les Départements de santé communautaire (DSC) actuels est remarquable et confirme l'emprise du modèle nord-américain[7]. Du point de vue des soins infirmiers, on se demandera comment, dans ce secteur plus tôt qu'ailleurs, on est parvenu à étatiser des services qui relevaient de l'action charitable. Le rôle d'un organisme puissant comme la Fondation Rockefeller est certes déterminant, mais peut-il vraiment faire le poids contre l'emprise de l'Église catholique ? Les municipalités

3. Georges DESROSIERS, Benoit GAUMER et Othmar KEEL, *Vers un système de santé publique au Québec. Histoire des unités sanitaires de comté : 1926-1975*, Montréal, Presses de l'Université de Montréal, 1991.
4. Le Dr Alphonse Lessard, qui exerce la médecine en cabinet privé de 1895 à 1921 dans la paroisse de Saint-Roch de Québec est nommé en 1922 premier directeur du Service provincial d'hygiène. Diplômé en hygiène publique de la Faculté de médecine de l'Université Laval, il occupera ce poste de direction jusqu'à la création du ministère de la Santé en 1936, *ibid.*, p. 40.
5. *Ibid.*, p. 2.
6. *Ibid.*, p. 29.
7. Desrosiers, Gaumer et Keel considèrent cette orientation comme relevant des « efforts d'organisation d'un réseau décentralisé de santé publique engagés au Québec dès le début de ce siècle », *ibid.*, p. 140.

se sont-elles concertées pour accepter un partenaire étranger, ou leur intervention répond-elle aux pressions du mouvement hygiéniste, surtout anglo-protestant ? Le discours sur la modernisation du Québec affirme que l'action sanitaire doit être exercée en dehors de la charité privée, et en particulier en dehors de l'Église catholique. L'hygiène publique apparaît ainsi comme une arme de choix pour lutter contre la mortalité infantile et pour faire face aux problèmes liés à l'emprise du clergé sur le système de santé.

Nous étudierons ici plus particulièrement le cas du service d'hygiène mis en place à la Ville de Montréal, pour mieux comprendre comment ce secteur est devenu l'un des lieux de développement de la profession d'infirmière au Québec, exemplaire d'une pratique plus indépendante, pour les infirmières de colonie par exemple, ou pour celles qui travaillent dans le secteur de la santé communautaire.

L'expulsion des communautés religieuses

Le secteur des soins à domicile est majoritairement occupé par les communautés religieuses qui paraissent, là aussi, omniprésentes[8], les associations de charité de laïques francophones occupant un rôle de second ordre[9]. Le gouvernement s'interroge à plusieurs reprises sur leurs compétences mais intervient peu et se limite à apporter un soutien financier important et à agir plus particulièrement en période de crise, comme lors de l'épidémie de choléra de 1832.

Ainsi, les Sœurs Grises, à l'Hôpital Général de Montréal à partir de 1748, s'occupent des enfants abandonnés au Jardin de l'enfance de Saint-Joseph fondé en 1859. Conscientes des risques de contagion, elles examinent et lavent les enfants dès leur arrivée. Pour ceux de moins de un an et demi, des nourrices sont recrutées avec le plus grand soin. Des visites à l'improviste sont régulièrement effectuées dans les familles afin de s'assurer de la salubrité des lieux et de la qualité des soins donnés. En 1863, sensibles aux conclusions du

8. Huguette LAPOINTE-ROY, *Charité bien ordonnée. Le premier réseau de lutte contre la pauvreté à Montréal au XIXe siècle*, Montréal, Boréal, 1987, et Philippe SYLVAIN et Nive VOISINE, *Histoire du catholicisme québécois*. vol. 2, t. 2 : « Réveil et consolidation (1840-1898) », Montréal, Boréal, 1991.
9. Marta DANYLEWYCZ, *Profession religieuse. Un choix pour les Québécoises, 1840-1920*, Montréal, Boréal, 1988.

French Report from the Health Committee on the Causes of Mortality Among Children, les religieuses rechercheront des nourrices à l'extérieur de la ville, là où les conditions d'hygiène leur semblent plus favorables. De leur côté, les sœurs de la Miséricorde s'associent aux docteurs Cormier et Dubé en 1897 pour organiser la maternité Sainte-Pélagie « d'après les principes modernes et les données hygiéniques[10] », ce qui conduit le docteur A. E. De Cotret à se faire des plus élogieux à leur égard : « Leur savoir pourrait faire envie à beaucoup de médecins ; car, il est vraiment beau de les voir à l'œuvre, faisant leur diagnostic, ou terminant un accouchement. Elles connaissent parfaitement tous les caractères du pouls et se servent bien du thermomètre[11]. »

La coordination des efforts des communautés religieuses et des médecins dans le domaine de l'hygiène publique vise, dans le même esprit apostolique, à soulager les maux des familles. La mise en place à Montréal d'une administration municipale de la santé publique[12] a-t-elle conduit à écarter l'Église de ce secteur ? L'épisode de l'hôpital civique témoigne en tout cas de son retrait[13].

L'opposition très ferme de Mgr Bruchési au projet d'hôpital civique révèle sa volonté de maintenir un partage « clair et harmonieux des services de santé entre protestants et catholiques ». Pour lui, il faudrait un hôpital non pas « neutre, car il ne serait pas viable, mais catholique[14] », dont la gestion serait confiée aux Sœurs Grises. Après maintes délibérations avec la Commission d'hygiène, le projet de construction est ajourné et l'on s'achemine vers un service d'hygiène que la Ville fournirait en dehors des institutions existantes. Cons-

10. « Crèche de la Miséricorde », *L'Union médicale du Canada*, vol. 26, n° 4, mai 1897, p. 310.
11. « Hospice de la Maternité de Montréal », *L'Union médicale du Canada*, vol. 26, n° 11, novembre 1897, p. 695.
12. Michael Farley *et al.*, « Les commencements de l'administration montréalaise de santé publique (1865-1885) », *HSTC Bulletin*, n° 21, 1991, p. 85-109.
13. Desrosiers *et al.*, *op. cit.*
14. *AAM*, Lettre de Mgr Bruchési au maire et aux échevins, 6 mars 1901. Yolande Cohen et Michèle Gélinas, « Les infirmières hygiénistes de la ville de Montréal : du service privé au service civique », *Histoire sociale*, vol. 22, n° 44, 1989, p. 219-246.

cient d'avoir perdu du terrain, Mgr Bruchési imagine alors de faire appel aux sœurs de l'Espérance pour assurer une présence catholique dans le service des visites à domicile de la municipalité. Il s'agit pour lui de trouver une communauté spécialisée dans ce type de service afin qu'il puisse l'imposer sans peine dans un milieu déjà très compétitif[15]. Après quelques mois de négociation entre les religieuses de Bordeaux et Mgr Bruchési et l'installation à partir de 1901 des premiers contingents de sœurs, la congrégation obtient son incorporation civile de la Législature québécoise[16] et commence à soigner les pauvres gratuitement[17]. Dûment formées au noviciat professionnel de Bordeaux, les sœurs peuvent « lutter avantageusement contre la concurrence des nurses » canadiennes-anglaises et faire valoir leurs compétences auprès des médecins[18]. Mais les sœurs de l'Espérance ne peuvent assurer la formation des nouvelles recrues et espèrent le faire par la création d'un hôpital privé, mais elles ne pourront l'édifier faute de ressources financières et d'appuis suffisants[19].

Les recrues devront donc faire leur noviciat professionnel en France à partir de 1906[20] et, durant la guerre, elles feront temporairement leur cours d'infirmière chez les hospitalières de Saint-Joseph à

15. *AAM*, Lettre de Mgr Bruchési à la révérende mère des sœurs de l'Espérance, 9 février 1901.
16. *AAM*, Correspondance entre E. Cionnet, directrice, et la révérende mère des sœurs de l'Espérance à Mgr Bruchési, du 13 mars 1901 au 18 avril 1904; archives des sœurs de l'Espérance, copies de lettres importantes et lettres annuelles de 1901 à 1911 ; pétition adressée à l'honorable Conseil législatif de Québec siégeant en parlement, 1904 ; s.a., *Premier demi-siècle de l'Espérance au Canada*, Maison de la rue Sherbrooke, Montréal, 1901-1951, 4 pages.
17. Le nombre de malades soignés à domicile par les sœurs de l'Espérence à Montréal, en 1901, s'élève à 23. Ce nombre augmente sensiblement pour atteindre 109 malades en 1902. Il croîtra encore jusqu'à atteindre 163, mais diminuera puisqu'en 1910, les sœurs soignent 100 malades.
18. *ASE*, Copies de lettres importantes et lettres annuelles, de 1901 à 1910; lettre annuelle du 31 décembre 1910.
19. *ASE*, Copies de lettres importantes et de lettres annuelles, 1901-1911 ; Rapport de la situation de la Maison de Montréal, mars 1904.
20. Concrètement, cela signifie « cours de garde-malade, service d'ambulance, clinique dans les hôpitaux, etc. […], en outre, des directions appropriées à leur double état de religieuse et d'infirmières ». (*AAM*, Blanche GAGNON, *Les amis du Cœur de Jésus*, S.É., Québec, 30 mai 1915.)

l'Hôtel-Dieu de Montréal[21]. D'une durée de deux ans, les études mettent cependant les novices « en contact immédiat avec des religieuses d'une autre congrégation », ce que la directrice française de la branche de l'Espérance remet en question dès 1919. Seules cinq sœurs de l'Espérance recevront leur diplôme de l'Hôtel-Dieu[22].

Elles doivent également recruter une clientèle, se rendre au chevet des jeunes mères et de leurs bébés, « gardes inconnues en France, étant contraires à nos usages », précise la supérieure de Montréal en 1904[23], et « effectuer des travaux considérés comme du ressort des domestiques [...] en France à tout le moins[24] ». Recevant leurs ordres de leurs supérieures françaises et de l'évêque de Montréal[25], ces religieuses ont peu de latitude pour développer leur ministère. Surtout dévouées au soin des maladies contagieuses comme la fièvre typhoïde, les sœurs dispensent des soins aux familles aisées tout en réaffirmant constamment leur attachement à l'œuvre des pauvres[26]. En fait, ces sœurs qui disposent d'une certaine formation (la région de Bordeaux est celle qui la première a adopté les rudiments d'enseignement du nursing avec l'école d'Anna Hamilton) considèrent

21. *ASE*, *Journal du couvent de Montréal*, 1903-1916, 1916.
22. *ASE*, Maison de Montréal — visite de 2e ordre, 1919-1956; Visite de la mère Marie Félicie Gasnier, Directrice de Branche du 1er mai au 23 août 1919.
23. *ASE*, Copies de lettres importantes et lettres annuelles, lettre de mars 1904.
24. *ASE*, Copies de lettres importantes et de lettres annuelles, lettre de mars 1904; lettre annuelle du 7 janvier 1909; lettre annuelle du 31 décembre 1910.
25. Mgr Bruchési suit de près la marche de l'œuvre et il se préoccupe même de la façon de soigner: en 1905, il met les sœurs de l'Espérance en garde contre l'emploi des médicaments à base d'alcool dont l'efficacité est contestée par les docteurs les plus compétents. (*ASE*, *Journal du couvent de Montréal*, 1903-1916, décembre 1905.)
26. Sans en faire une œuvre systématique, les sœurs dispensent tout de même, à l'occasion, des soins aux « familles pauvres » et aux « indigents », « en les visitant et en pansant leurs plaies ». Pour ces malades, la Communauté fait des concessions concernant les honoraires de ses soignantes. Mais lorsqu'on leur offre une œuvre conciliant l'aide aux pauvres et une rémunération raisonnable, les religieuses n'hésitent pas longtemps avant d'accepter. (*ASE*, Copies de lettres importantes et lettres annuelles, 1901 à 1910, lettres annuelles du 31 décembre 1909 et du 31 décembre 1910. *ASE*, Copies de lettres importantes et lettres annuelles, lettre de 1902 et de mars 1904; lettres annuelles du 15 janvier 1905 et du 30 décembre 1907.)

l'offre de la compagnie d'assurance La Métropolitaine avec intérêt, malgré l'opposition de leurs supérieurs français.

L'appui de Mgr Bruchési à cette offre montre que c'est une solution intéressante pour tout le monde[27]. Trois sœurs de l'Espérance sont affectées à la compagnie d'assurance La Métropolitaine en 1910 et, bientôt, trois autres diplômées sont appelées en renfort de la mère patrie[28]. Au cours des 13 années qui lient les deux parties, 11 religieuses seront assignées à ce ministère, huit à Montréal et trois à Québec, aux plus forts moments[29].

Les sœurs prodiguent une grande variété de soins. Elles font des « injections hypodermiques contre la tuberculose [...], elles font des pansements de toutes sortes, massages, frictions, bains, toilettes, hygiène[30] ». De plus, « chaque sœur avait de quinze à dix-huit nouveau-nés à baigner, habiller ainsi qu'à donner des soins aux mamans [...]. Tous les jours[31] ! » Sans compter les nuits à « soulager soit une mère de famille, soit pour faire reposer un pauvre ouvrier qui ayant à travailler toute la journée aurait dû passer la nuit auprès de sa femme et de son enfant en danger ». En 1910, les six religieuses affectées à La Métropolitaine ont visité et soigné 1901 malades,

27. Proposées par « des médecins » pour accomplir ce travail parce qu'elles sont « les seules à Montréal pour remplir ce ministère avec dévouement, intelligence et consciencieusement et devant entrer dans les intentions des médecins », les sœurs bénéficient aussi de l'appui de Mgr Bruchési qui vante leur « capacité professionnelle » à la compagnie d'assurances La Métropolitaine. Le ministère débute le 14 janvier 1910. (*ASE*, *Journal de la Maison de Montréal*, 1903-1916, 1er janvier 1906; visites de 1er ordre de 1908 à 1954, visite de la mère Emmanuelle Girard, assistante générale, du 25 février au 30 juillet 1913; procès-verbaux des conseils du 13 mai 1904 au 9 octobre 1911, 5 janvier 1910.)
28. « Les propriétaires de l'Assurance Métropolitaine comptent sur l'arrivée d'au moins trois sœurs diplômées ». (*ASE*, Procès-verbaux des conseils du 13 mai 1904 au 19 octobre 1911, conseil du 5 janvier 1910.)
29. *ASE*, Copies de lettres importantes et lettres annuelles de 1901 à 1910; *Journal de la Maison de Montréal*, 1903-1916; procès-verbaux des conseils du 13 mai 1904 au 19 octobre 1911; visites de 1er ordre de 1908 à 1954; visites de 2e ordre de 1919 à 1956.
30. *ASE*, Copies de lettres importantes et lettres annuelles, 1901-1911, lettre annuelle du 31 décembre 1910.
31. *ASE*, s.a., *Premier demi-siècle de l'Espérance au Canada*, Maison de la rue Sherbrooke, 1901-1951.

passé 50 nuits à leur chevet, posé 55 402 actes médicaux de toutes sortes et fait 13 855 injections hypodermiques contre la tuberculose[32]. Elles parcourent de longues distances : à Québec, les trois religieuses doivent se déplacer jusqu'à Lévis ; à Montréal, l'étendue de la ville occasionne des fatigues supplémentaires aux sœurs[33].

Au service d'une compagnie d'assurances, les sœurs de l'Espérance constatent rapidement qu'elles ont perdu une part de l'autonomie dont elles jouissaient en tant que soignantes à domicile[34]. Tout d'abord « au lieu d'organiser les visites à son gré, la religieuse subit le contrôle d'agents qui, quotidiennement, envoient les noms des malades à visiter et s'assurent que les soins ont été donnés[35] ». De plus, La Métropolitaine impose aux religieuses un certain contrôle administratif que ces dernières trouvent lourd : « Il y a tant de détails à mentionner, de si minutieux rapports à faire, que de trop fréquents changements dans le personnel provoqueraient des erreurs très préjudiciables au bon fonctionnement de ce rouage si compliqué[36]. »

La collaboration entre les sœurs soignantes et les médecins de La Métropolitaine cause aussi quelques soucis à la communauté. Bien que la plupart des médecins se disent satisfaits de leur travail, « quelques-uns cependant nous sont opposés », rapportent les religieuses en 1910[37]. Avec les années, les relations ne s'améliorent pas. En 1916, le Journal de la communauté constate que « cinq ou six médecins se montrent ombrageux et craignent le contrôle des Sœurs et non sans raison. Les familles se montrent de plus en plus reconnaissantes[38] [...]. » En 1915, « les Conseillères de la communauté ont décidé qu'il était mieux d'abandonner que de mettre les sœurs tout à fait

32. *ASE*, Copies de lettres importantes et lettres annuelles, 1901-1911, lettre annuelle du 31 décembre 1910.

33. *ASE*, Visites de 1er ordre de 1908 à 1954, visite de la mère Emmanuelle Girard, assistante générale du 11 juin au 17 juillet 1913 ; *Journal de la Maison de Montréal*, 1903-1916, 1915.

34. *ASE*, *Journal de la Maison de Montréal*, 1903-1916, 1916.

35. *ASE*, Visite de 1er ordre de 1908 à 1954, visite de la mère Emmanuelle Girard, assistante générale, du 25 février au 30 juillet 1930.

36. *ASE*, Procès-verbaux des Conseils, 19 mai 1904-19 octobre 1911, conseil du 19 mai 1910.

37. *ASE*, Copies de lettres importantes et lettres annuelles, 1901-1911, lettre annuelle du 31 décembre 1910.

38. *ASE*, *Journal du couvent de Montréal*, 1903-1916, 1915.

hors de service[39] ». Il faut dire qu'avant de prendre cette décision, on avait tenté d'augmenter le personnel assigné à La Métropolitaine. Mais les candidates ne foisonnent pas ; « santé et aptitudes sont indispensables[40] ». Les directeurs new-yorkais de la compagnie refusent la démission des sœurs et ces dernières veulent encore imposer leurs conditions : elles ne travailleront plus que dans un quartier très pauvre et obtiennent une augmentation de leurs honoraires[41]. Mais la rupture est imminente, elle vient du siège social de la compagnie à New York, qui veut désormais confier le travail aux infirmières laïques[42]. La Métropolitaine devient l'employeur principal des infirmières hygiénistes alors que se développe le service d'hygiène de la ville. Quant aux sœurs, elles se replient sur le service aux plus démunis et la mise sur pied d'une véritable œuvre pour les malades pauvres, comme il en existe en France[43]. L'œuvre sera abandonnée en 1953, en raison du faible recrutement de la communauté au Québec.

Plusieurs problèmes sont à l'origine de cette démission. Les sœurs de l'Espérance, au service d'une compagnie d'assurance, se trouvent dans une situation qui ne correspond pas à leur vocation. La garde à domicile n'attire pas les intéressées à la vie religieuse[44]. Et malgré l'appui de Mgr Bruchési, le clergé canadien-français est très réticent à l'égard des sœurs de l'Espérance. Les religieuses parlent de leurs « préjugés » à l'égard du « ministère extérieur », et de leurs « opinions trop communes encore [...] que ce ministère est incompatible avec la

39. *ASE*, *Journal du couvent de Montréal*, 1903-1916, 1916.
40. *ASE*, Procès-verbaux des conseils, 19 mai 1904-19 octobre 1911, conseil du 28 septembre 1910.
41. *ASE*, *Journal du couvent de Montréal*, 1903-1916, 1915.
42. « Nos Sœurs qui se dévouent à La Métropolitaine [...] ont dû abandonner cette œuvre depuis le 1er mars 1923, les directeurs voulant la confier aux nurses. Elles ont été peinées [...] mais leurs regrets ont été atténués par la multiciplicité des cas de maternité qui auraient sous peu rendu leur ministère impossible ». (*ASE*, Maison de Montréal, visites de deuxième ordre, visite de la directrice de Branche à la Maison de Montréal du 11 au 23 juillet 1928.)
43. *ASE*, Maison de Montréal, visites de deuxième ordre de 1919 à 1956, visite de la directrice de Branche à la Maison de Montréal du 11 au 23 juillet 1928.
44. *ASE*, Maison de Montréal, visites de premier ordre de 1908 à 1954, visite de la mère Marie Emmanuelle Girard, assistante générale et de mère Agnès de Jésus Dupuy, assistante à la direction de Branche, juin 1908.

vraie vie religieuse[45] ». Pour les jeunes filles, « ce ministère [...] tout extérieur les effraie[46] », et « le public n'aperçoit dans le ministère de la garde-malade religieuse à domicile que le côté laborieux pour la nature et périlleux pour la vertu[47] ».

Ainsi se termine l'aventure de ces religieuses françaises qu'on a fait venir pour occuper le domaine des soins en service privé, et qui échouent à le faire à cause des préjugés défavorables qu'une telle pratique suscite dans les autres communautés religieuses. Le compromis imaginé par Mgr Bruchési pour garder un certain contrôle dans le secteur de l'hygiène publique n'a pas abouti. Finalement, les sœurs de l'Espérance trouveront dans un petit hôpital, à Saint-Laurent, un refuge temporaire[48], tandis que les infirmières hygiénistes laïques auront le champ libre désormais pour exercer une vocation qui va devenir une spécialité fort prisée. Cet épisode marque la défaite des autorités ecclésiastiques dans ce secteur face à une coalition improbable d'associations bénévoles, de municipalités et de gouvernements inquiets de contrôler la salubrité publique. Mais pouvaient-elles imaginer que serait grugée de l'intérieur leur emprise dans le domaine de l'intervention sanitaire ? La rapide laïcisation de ce secteur apparaît comme le résultat d'une action concertée, les problèmes à résoudre relevant d'une planification urgente face à l'émergence de grandes villes industrielles. Le modèle, là encore, est plus que jamais nord-américain.

Les infirmières visiteuses

L'escouade formée par Lilian D. Wald, une infirmière new-yorkaise, amie du Dr Frankel, dans le cadre du programme de *Welfare* de La Métropolitaine intervient dans les quartiers pauvres de Manhattan,

45. *ASE*, Visites de premier ordre de 1908 à 1954, visite de la mère Emmanuelle Girard du 25 février au 30 juillet 1913.
46. *ASE*, Copies de lettres importantes et lettres annuelles de 1901 à 1911, lettre annuelle du 31 décembre 1910.
47. *ASE*, Visites de deuxième ordre, visite de la mère M. Félicie Gasnier, directrice de Branche du 1er mai au 23 août 1919.
48. C'est à Ville Saint-Laurent que les sœurs, ayant ouvert un petit noviciat de la Communauté, s'occupaient aussi d'un dispensaire depuis 1912. Lise Labbé, *Angle Principal et Saint-Mathieu. Histoire du Centre hospitalier de Saint-Laurent*, S.É., 1987, 112 pages.

où elle connaît un immense succès. Des infirmières visiteuses s'occupent des patients recommandés par les collecteurs de primes hebdomadaires; en 1914, elles effectuent leur service dans 1804 villes américaines et canadiennes[49]. L'efficacité de ce programme est attestée par des statistiques éloquentes qui montrent une chute du taux de mortalité de 45,6% chez les assurés, contre seulement 10,8% dans la population en général. Pour les enfants et les mères, qui bénéficient de programmes adaptés (contrats d'assurance de un an au moins), ces visites seront régulières et nécessitent des infirmières spécialisées en traitement prénatal et postnatal. Les Gouttes de lait, qui fleurissent partout dans les villes, font appel aux mêmes ressources. À Montréal, l'initiative de la première Goutte de lait, en 1901, vient de médecins, de la journaliste Madeleine Huguenin et de Justine Lacoste-Beaubien, future fondatrice de l'hôpital Sainte-Justine. Appuyés puis gérés par l'administration municipale à partir de 1915 sous l'égide du bureau central des Gouttes de lait, qui devient en 1927 la Fédération d'hygiène infantile, les Milk Depots et les Gouttes de lait emploient de nombreuses infirmières visiteuses spécialisées. Ainsi, ces activités, souvent effectuées par des bénévoles de la Fédération nationale Saint-Jean Baptiste (FNSJB) ou d'autres organismes caritatifs de Montréal, vont rapidement devenir du ressort exclusif des spécialistes en hygiène publique. Ce qui relevait de l'assistance générale aux plus démunis devient une mission spécialisée dans l'assistance maternelle (qui constitue d'ailleurs une branche importante de la FNSJB), les secours sanitaires étant assurés par des médecins et, en plus grand nombre, des infirmières. Ces différents services seront largement utilisés par les ouvrières, bien que l'effort de médicalisation qui sous-tendait l'entreprise n'ait pas entièrement réussi. Ce sont les secours de proximité, les conseils d'hygiène, l'éducation des mères contre les risques d'infection et de contagion, et les ressources gratuites distribuées par ces organismes qui sont les plus utilisés. À travers ces œuvres, les infirmières visiteuses montrent leur compétence, leur efficacité et le bien-fondé de leur rôle. Elles trou-

49. Denyse BAILLARGEON, « Care of Mothers and Infants in Montreal between the Wars: The Visiting Nurses of Metropolitan Life, Les Gouttes de lait, and Assistance maternelle », in Dianne DODD et Deborah GORHAM (dir.), *Caring and Curing: Historical Perspectives on Women and Healing in Canada*, Ottawa, University of Ottawa Press, 1994, p. 165.

vent auprès des services municipaux le soutien que leurs consœurs anglo-protestantes ont avec les centres du VON.

Le mouvement en faveur d'une semi-institutionnalisation de ces services part de Montréal, la grande ville qui illustre à la fois ce que la modernité a de dangereux, et une pratique plus libérale des préceptes de l'Église. Voyons comment, du côté des infirmières, on perçoit la mobilisation hygiéniste.

Hygiénistes à la Ville de Montréal

L'infirmière hygiéniste a conscience de jouer un rôle particulier dans un mouvement national vers un mieux-être collectif. Investie de la mission d'améliorer la race canadienne-française, elle est l'experte qui peut relever ce défi. Catholique, elle ne renie pas sa foi; elle est, de plus, dévouée à une cause humanitaire et nationale qui nécessite son expertise, celle d'une formation « médicosociale », et justifie sa professionnalisation. Telle est l'infirmière du service d'hygiène de la Ville.

Le chef du tout nouveau service de santé de la Ville de Montréal, lui, veut s'allier avec les meilleures infirmières[50]; deux d'entre elles sont engagées par le département des maladies contagieuses en 1908. Elles « visitent les demeures des parents pour s'assurer que les enfants sont traités, elles font elles-mêmes les pansements et voient si les ordres des médecins sont exécutés[51] ». C'est surtout dans la prévention des maladies infantiles et l'éducation des mères qu'elles feront leur marque. Bien que majoritairement célibataires, elles se sentent comme femmes, proches de leurs patients et capables de les comprendre, et donc de les aider[52]. Les Gouttes de lait et le département de l'hygiène de l'enfance, créés en 1918, voient leur contingent d'infirmières doubler en deux ans (il passe de 18 en 1918 à 44 en 1920). La présence continue qu'elles assurent auprès des patients et le peu de médecins hygiénistes à même de contrôler leur travail leur confèrent une grande autonomie[53]. Elles se considèrent comme les

50. *AVM*, Rapport annuel du Service de santé de 1910, p. 42.

51. *AVM*, Rapport annuel du Service de santé de 1911, p. 59.

52. Yvonne Knibiehler (dir.), *Cornettes et blouses blanches. Les infirmières dans la société française (1880-1980)*, Paris, Hachette, 1984.

53. *La Garde-Malade Canadienne-Française*, janvier 1951.

indispensables alliées des médecins et c'est en étroite collaboration avec eux que les tâches sont réparties. Sous la direction d'une infirmière en chef, nommée par les médecins et approuvée par le corps des infirmières, les effectifs croissent rapidement[54]. Autonomie et efficacité caractérisent le travail de ce petit corps d'infirmières hygiénistes à la Ville qui n'hésitent pas à développer d'autres secteurs d'intervention comme l'inspection des écoles, l'éducation, la prévention, etc. Leur rôle, essentiel dans le dépistage des maladies, est amplement reconnu et valorisé : « Agents de liaison entre le médecin inspecteur, le personnel enseignant et les familles, la surveillance qu'elles exercent sur les écoliers leur permet de dépister un grand nombre de maladies contagieuses et de tenir éloignés de l'école les enfants qui pourraient être une source de contagion[55]. »

Le service d'hygiène de la Ville se structure très vite sur la base de la compétence professionnelle. De concert avec les médecins, les infirmières pratiquent un type d'intervention sanitaire, sociale autant que médicale, souple, adaptée aux besoins de la population et aux progrès de la science. Leur mode de fonctionnement leur permet une grande autonomie, tandis que leur mode d'organisation professionnelle garantit le respect de l'éthique catholique et des médecins. Membres de cette élite d'infirmières pionnières, les hygiénistes se recrutent parmi les infirmières diplômées. L'analyse des profils des hygiénistes à l'emploi de la Ville atteste d'un taux élevé de scolarisation. Les gardes en service privé forment le contingent initial des postulantes à la formation d'infirmières hygiénistes. Dès l'origine, le service de santé de la Ville n'embauche exclusivement que des détentrices du diplôme d'infirmière.

Cette sélection rigoureuse permet de distinguer le travail des infirmières du service d'hygiène des simples visites à domicile de gardes privées. C'est l'application de ce critère qui justifiera, entre autres, l'exclusion des religieuses. À partir de 1920, on impose en plus aux

54. Considérant qu'une chef pour 34 infirmières était largement insuffisant, l'organisation passe en 1928 à une infirmière-chef dirigeant quatre surveillantes (ou chefs de groupe) qui ont sous leur autorité 56 visiteuses des écoles. (*AVM*, Rapport annuel du service de santé de 1924 et de 1928, et lettre du Dr S. Boucher, directeur du service de santé à Jules Crépeau, directeur des services, 2 mars 1928.)

55. *AVM*, Rapport annuel du service de santé de 1927, p. 78.

postulantes un examen d'entrée qui sanctionne leur compétence et leur capacité de parler anglais et français. Ces exigences élevées, quand on sait le nombre restreint d'infirmières qui obtiennent leur diplôme au cours de cette période[56], visent à conférer un statut particulier aux hygiénistes.

Elizabeth Smellie

Diplômée du Johns Hopkins Hospital School of Nursing, Elizabeth Smellie est l'une des nombreuses infirmières à s'engager, au cours de la Grande Guerre, dans le Canadian Army Nursing Service. À son retour, elle projette de parfaire sa formation en s'inscrivant au cours de Public Health Nursing du Simmon's College de Boston. Mais entre-temps, on lui demande d'occuper le prestigieux poste de *matron* à la tête de l'Army Nursing Service, basé à Ottawa.

Engagée à McGill en 1921, Miss Smellie entreprend d'améliorer le programme de formation en santé publique en mettant l'accent sur les stages. À cet effet, elle travaille étroitement avec le Victorian Order of Nurses, auquel elle est d'ailleurs rattachée à titre de *field supervisor*. En 1923, elle est nommée *Chief Superintendent* du VON à Ottawa. Elle occupe ce poste une première fois jusqu'en 1940, puis de nouveau entre 1944 et 1947.

> *In this position, she was one of Canada's most widely known nursing leaders, and during the Second World War served as Matron-in-Chief for the Royal Canadian Army Medical Corps, (R.C.A.M.C.) Nursing Services. Through the years, she has maintained interest in the McGill School*[57].

Avec certains médecins, quelques infirmières cherchent à développer une spécialité en hygiène publique. Sous la direction de la surintendante anglaise Annie Montgomery et du Dr J. A. Beaudoin, pionnier de l'hygiénisme au Québec, on engage les diplômées des tout nouveaux programmes de formation des deux grandes universités

56. En 1928, il y a 2042 infirmières membres de l'AGMEPQ. *La Garde-Malade Canadienne-Française*, « Rapport annuel de 1928 ».
57. B. L. Tunis, *op. cit.*, p. 30-31, cité par L. Bienvenue, *op. cit.*, p. 147.

montréalaises (la School of Graduate Nurses de l'Université McGill offre une spécialité en hygiène à partir des années 1920, tandis que l'École d'hygiène sociale appliquée ouvre ses portes à l'Université de Montréal en 1925).

Ainsi la spécialité en hygiène publique est-elle la première spécialité enseignée au niveau supérieur. À partir de 1934, la Ville exigera d'ailleurs des infirmières d'en détenir le diplôme pour être embauchées[58]. Dès lors, et surtout à partir des années 1940, le contingent des infirmières sera essentiellement composé de diplômées spécialisées en hygiène publique (40% d'entre elles)[59].

Outre cette sélection par la formation spécialisée, il en existe d'autres plus subtiles et détectables seulement par l'analyse des dossiers d'infirmières[60]. Tout d'abord, l'état civil: l'infirmière hygiéniste est célibataire neuf fois sur dix[61]. Plus encore que les autres infirmières, célibataires dans une moindre proportion (deux fois sur dix)[62], elle conçoit son métier comme sa vie et y consacre toute son énergie et tout son temps. Ainsi, par son travail où les techniques de soin

58. AVM, Extrait du procès-verbal de la séance de la Commission d'hygiène de la Cité de Montréal tenue le jeudi 18 janvier 1934.
59. Vingt-six infirmières sur les 71 embauchées entre 1940 et 1950 et dont les dossiers de retraite, aux Archives de la Ville de Montréal, ont été disponibles.
60. Nous ne parlons ici que des 181 dossiers de retraite d'infirmières qui ont été engagées par la ville avant 1950 et qui ont été dépouillés. Il faut distinguer les trois cohortes qui correspondent à trois périodes d'embauche: hormis la surintendante engagée en 1901, suivie d'une infirmière visiteuse à domicile en 1910, 35 le sont en 1928-1929, et 49 entre 1940 et 1943; une moyenne annuelle de trois à quatre infirmières entrent au service le reste du temps. (*AVM*, Rapports annuels du service de santé.)
61. Cent soixante-deux infirmières, soit 89,5% de notre contingent demeurent célibataires tout au long de leur carrière à la Ville, en plus des deux veuves (1,1%) et des huit qui se sont mariées (4,4%), neuf d'entre elles n'ayant pas mentionné leur état civil.
62. Cette proportion est calculée à partir des résultats d'une enquête menée par notre groupe de recherche sur les métiers féminin auprès des infirmières québécoises diplômées avant 1945 et membres actifs de l'OIIQ à l'hiver 1988 (celles dont l'Ordre connaît l'adresse de correspondance, même si elles ne pratiquent plus). Des questionnaires portant sur leurs origines socio-économique, leur formation, leur carrière et leur participation à la vie associative ont été expédiés à 693 infirmières. Compte tenu des mauvaises

sont utilisées, de même que par l'absolu don de soi, l'infirmière hygiéniste demeure longtemps à son poste : deux tiers d'entre elles restent au service de la Ville durant toute leur vie active[63]. Engagées à 95% comme infirmières hygiénistes, elles occupent le plus souvent la même fonction tout au long de leur carrière, bien qu'une certaine mobilité sociale soit possible, mais pas toujours réalisable[64]. Celles qui désirent de l'avancement subissent de fortes pressions pour compléter leur formation en cours de carrière[65] ; et les plus jeunes recrues, nées après 1908, n'auront pratiquement pas le choix de faire autrement[66].

Ainsi et parce que très tôt le type de carrière offert est spécialisé et laïque, le profil de l'infirmière hygiéniste au service de santé de la Ville est marqué par la compétence professionnelle. Certes, on pourrait dire à la suite de Reverby[67] que cette éthique professionnelle empruntée au corps médical par une petite élite de femmes aisées, rêvant d'une carrière honorable pour elles et pour leurs filles (ou leur classe), fut imposée au reste des diplômées qui voulaient avant tout décrocher un emploi dûment rémunéré et correspondant à leurs ambi-

adresses (52) et des refus de répondre (21), le taux de réponse a été de 44,5%. Donc, sur les 276 répondantes, 142 se sont mariées (51,4%), 84 sont entrées en religion (30,4%) et 50 sont demeurées célibataires (18,2%).

63. Seulement 52 d'entre elles quittent le service avant 1950 les autres 120 le font pour des mises à la retraite ou pour des raisons de maladie ou de décès (neuf n'ayant pas encore quitté la fonction publique municipale au moment de l'enquête en 1987).
64. 27,6% (50) conservent le même emploi jusqu'à leur départ, 37,6% (69) ont une réaffectation, 12,7% (23) deux réaffectations, 13,3% (24) trois, 5,5% (10) quatre, 2,2% (4) cinq, et 0,6% (1) sept et neuf réaffectations. 58,6% (106) n'auront aucune promotion et seulement 9,5% (17) en auront plus qu'une.
65. Près du tiers entrent au service d'hygiène, ou encore acquièrent en cours de carrière une formation supplémentaire (30,9%-56). Pour la très grande majorité d'entre elles (52), ce sera en nursing clinique, plus particulièrement en hygiène publique. Quarante-six décrochent un certificat universitaire et deux un baccalauréat et une, une maîtrise.
66. 58,5% (38/65) d'entre elles obtiennent une formation supplémentaire, tandis que seulement 15,5% (18/116) des plus âgées font de même, même s'il faut tenir compte du fait que les cours de perfectionnement sont plus nombreux à leur époque.
67. Susan Reverby, *Ordered to Care: The Dilemma of American Nursing, 1850-1945*, New York, Cambridge University Press, 1987.

tions. Cette éthique, fondée sur la conversion d'un devoir moral des femmes à la tendresse et à l'affection (*love and care*) en une compétence sanctionnée par une formation professionnelle, fera long feu. Seule la première cohorte (des femmes nées avant 1908, soit 65% des infirmières) y souscrira plus ou moins entièrement, tandis que la seconde (celles nées après 1908, soit 35,9%) considère la carrière comme faisant partie d'un tout, qui comprend aussi le mariage, la famille et les enfants. Déjà avec cette deuxième cohorte, on assiste à une diversification des postes et des emplois occupés, rendue possible tant par la spécialisation accrue des fonctions que par la polyvalence acquise au cours d'une formation plus poussée. En d'autres termes, plus la fonction se professionnalise, plus celle qui l'occupe devient interchangeable et moins l'éthique qui sous-tend la compétence dépend d'une personne ou d'une femme en particulier. S'éloignant du modèle initial qui liait les compétences à un savoir « inné », propre au genre féminin, cette deuxième cohorte d'hygiénistes préfère acquérir un ensemble de compétences, qui valent par elles-mêmes.

Ce que la première cohorte obtient, c'est sa professionnalisation par la laïcisation rapide. Avec un décalage de quelques décennies par rapport aux États de la Nouvelle-Angleterre, ces femmes célibataires fortement urbanisées apparaissent comme une élite qui a dû affronter la toute-puissante Église pour parvenir à garder cette enclave en dehors de son hégémonie. C'est en liant la charité chrétienne à l'idéologie professionnelle qu'elles ont pu tenir ce pari. La présentation de quelques-unes de leurs figures marquantes permet de mieux comprendre leur démarche. Ainsi, le bureau de santé de la Ville de Montréal engage, comme *Lady superintendant*, Anny Montgomery, qu'il fait venir du Toronto Isolation Hospital.

Itinéraires d'hygiénistes

Ce sont les médecins du secteur des maladies contagieuses et ceux des Gouttes de lait qui poussent à l'embauche d'infirmières visiteuses diplômées pour les assister dans la tâche, toujours plus lourde, de l'inspection des écoles et de l'éducation des mères. Les Drs J. E. Laberge, Louis Laberge et Séverin Lachapelle apprécient grandement leur travail. C'est au service de l'hygiène de l'enfance que se retrouve le plus gros contingent d'infirmières. Si au début le recrutement est aléatoire, ce n'est plus le cas dans les années 1930. Une expérience

Anny Montgomery

Infirmière diplômée, occupant déjà ce poste à l'hôpital de Toronto, Anny Montgomery est d'origine irlandaise, modeste. Boursière, elle effectue une brillante carrière dans le système d'enseignement public puis complète sa formation grâce à des subventions pendant qu'elle est en poste. Spécialisée dans le traitement des maladies contagieuses, surtout la variole, elle acquiert aussi une certaine visibilité à Montréal (elle collabore au *Journal de Françoise* et prodigue des soins en français et en anglais aux malades de l'Hôpital civique)[68]. Fervente adepte du professionnalisme, elle continue d'exercer son métier en tenant compte de l'aspect moral et de dévouement aux malades.

du nursing ou même d'autres emplois de service[69] est la règle pour toutes celles dont nous avons reconstitué les itinéraires. Elles sont nées (à 40%) dans la région de Montréal ou dans les villes avoisinantes, contrairement à la majorité des jeunes filles de l'époque qui viennent au nursing. Quant aux professions des pères, il est difficile de conclure à partir des données que nous avons. Si neuf d'entre elles ont des pères cultivateurs, les autres se divisent plus ou moins également entre des pères professionnels (trois médecins et un notaire), des petits commerçants (trois marchands, un boucher et un entrepreneur), des ouvriers (deux machinistes, un carrossier et un journalier) et un employé (un commis). Les familles de classe moyenne dominent : la forte proportion d'infirmières possédant une éducation formelle poussée, acquise en milieu urbain (25% d'entre elles détiennent un certificat universitaire à l'embauche, et 28% ont fait leur cours à Montréal), confirme cette tendance.

68. *AVM*, Prévisions budgétaires pour l'administration de la Cité de Montréal, année 1901 ; dossier d'Anny Montgomery ; A. MONTGOMERY, « Causerie médicale », *Le Journal de Françoise*, 1re année, no 1, 29 mars 1902.

69. Concernant les expériences de travail antérieures, six infirmières sur 26 occupent des postes de direction, tels que directrice des infirmières et assistante-infirmière en chef.

Brigitte Laliberté

Elle obtient son diplôme d'infirmière de l'hôpital Saint-Jean-de-Dieu (sur l'île de Montréal) en 1927, à l'âge de 18 ans, puis elle quitte le Québec pour faire un stage de deux ans au Greystone Park Hospital au New Jersey. Elle est engagée, à son retour, par le service de santé de la Ville de Montréal. Elle obtient sa permanence en 1931 à titre d'infirmière « psychologiste ». Elle suit en même temps des cours à l'Université McGill et obtient une bourse de perfectionnement pour l'Université Columbia de New York en 1942, où elle décroche un baccalauréat. Dès son retour des États-Unis, première bachelière du service de santé, elle est promue assistante infirmière en chef à la section Hygiène mentale, à un poste créé spécialement pour elle. Deux ans plus tard (1946), elle obtient une bourse de la Fondation Rockefeller, qui « octroie cette bourse dans le but de former pour le service de santé de la Ville de Montréal une infirmière particulièrement qualifiée dans ce domaine de l'hygiène publique ». Brigitte Laliberté obtient un congé payé de la Ville et retourne à Columbia pour y faire une maîtrise. En 1949, deux ans après son retour, elle est promue infirmière en chef. Grâce à une bourse du service de santé, elle présente une communication au Congrès de la Canadian Public Health Association à Toronto et assiste au Congrès de l'Association des infirmières du Canada, à Vancouver. Brigitte Laliberté meurt en 1956, à l'âge de 48 ans, toujours à l'emploi de la Ville comme infirmière en chef du service de santé.

Cette demande de formation supérieure, limitée à une élite de pionnières d'abord, semble s'être imposée par une volonté de mobilité sociale, pour ouvrir aux femmes une carrière dûment rémunérée et reconnue comme service public. Si aux États-Unis, les *public health nurses* restent sous le contrôle d'associations charitables puissantes et féminines, au Québec, les hygiénistes sont formées principalement par les médecins de l'Université de Montréal, via l'École d'hygiène sociale appliquée, et embauchées par des compagnies privées et des services municipaux et provinciaux. Elles n'ont pas de difficulté à se joindre à la campagne orchestrée par les médecins et les services de La Métropolitaine pour convaincre la population des bienfaits de l'hygiène[70].

L'itinéraire de Brigitte Laliberté reste à cette date celui d'une petite minorité. La plupart des infirmières de sa génération seront plutôt formées sur place, à l'École d'hygiène sociale appliquée de l'Université de Montréal, qui a ouvert ses portes en 1925 et qui a conclu des ententes avec le service de santé de la Ville. En subventionnant une partie de ses activités, la Ville peut y envoyer gratuitement ses employées et obtient un droit de consultation sur la formation de ses futures hygiénistes. Cet accord prend effet en 1941, avec l'envoi de trois infirmières par année, sélectionnées par le directeur du service. Elles reçoivent, en plus d'une subvention défrayant les frais de scolarité, leur plein salaire pendant leur année d'étude. De leur côté, elles s'engagent à obtenir le diplôme d'hygiéniste et à demeurer à l'emploi de la Ville pendant cinq ans.

La minorité qui voudrait se spécialiser reçoit le même type d'appui financier de l'employeur : les unes obtiendront un baccalauréat et même une maîtrise en Public Health Service du Teachers' College de l'Université Columbia de New York et les autres feront des cours et stages au service de santé (par exemple, cours et stages en hygiène mentale, cours sur les maladies vénériennes, cours prénataux). Ces cours de perfectionnement ne procurent pas à leurs titulaires d'avantages immédiats, tant en termes de statut que de salaire. Les avantages sont plus concrets pour les détentrices de baccalauréat et de maîtrise. Deux des trois infirmières ayant obtenu une maîtrise au cours de leur service à la Ville terminent leur carrière comme infirmière en chef. La troisième quitte son emploi alors qu'elle vient d'être promue assistante infirmière en chef. Quant aux trois bachelières, leur ascension dans la hiérarchie du service de santé se limite au poste d'assistante infirmière en chef.

70. En 1891, 839 municipalités ont leur bureau provincial d'hygiène, dix districts sanitaires sont créés en 1910 et les unités sanitaires essaiment dans la province dès 1926. (PETITAT, *op. cit.*, p. 56.)

Annonciade Martineau Bergeron

Née à East Angus en Estrie, en 1895, elle obtient son diplôme d'infirmière de l'hôpital Notre-Dame (Montréal). Engagée par la Ville en 1928, elle possède déjà une expérience de travail en hygiène industrielle à La Tuque et une autre au ministère de la Santé au Lac-Saint-Jean.

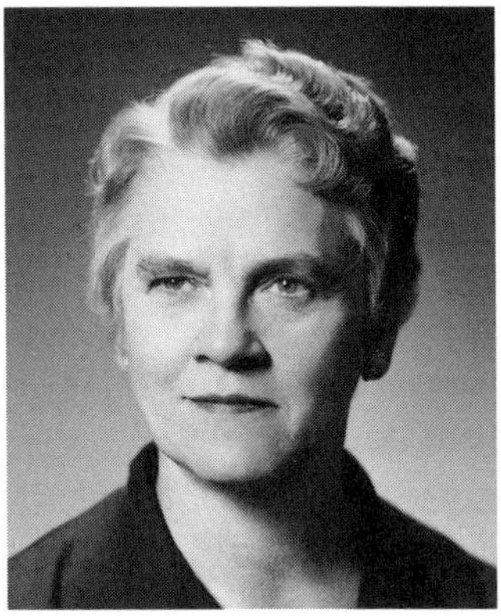

Munie du diplôme d'infirmière hygiéniste de l'Université de Montréal et d'un cours en sciences sociales de la même institution, elle obtient, en 1939, un congé payé de son employeur « pour compléter sa formation en hygiène publique » à Columbia (New York). En 1940, elle est promue chef de groupe et deux ans plus tard, assistante de l'infirmière en chef. En 1944, elle quitte son poste (congé sans solde) pour « remplir des fonctions officielles d'œuvres de guerre » et diriger à la Croix-Rouge les cours sur les soins à domicile et les premiers secours aux blessés. Première vice-présidente de l'AIPQ en 1949, elle participe au Congrès international des infirmières à Stockholm. De 1950 à 1953, elle est présidente de l'AIPQ. En 1956, elle obtient le poste d'infirmière en chef du service de santé. Elle prend sa retraite en 1958. Annonciade Martineau s'est préoccupée de l'hygiène publique tout au long de sa carrière par son action à l'AIPQ et à l'école d'infirmières hygiénistes. Elle a aussi été active à l'Amicale de l'hôpital Notre-Dame, son alma mater.

La participation à des congrès, les stages de perfectionnement et l'activisme professionnel apparaissent dès 1925 chez les médecins (certains d'entre eux participent à des congrès, aux frais de la Ville) et en 1937 chez les infirmières, à l'occasion du congrès du Conseil international des infirmières à Londres. Cinq ans plus tard, en 1942 une assistante infirmière en chef participe au congrès de la Canadian Public Health Association de Calgary. Par la suite, les congrès atti-

Gertrude Dallaire

Née à Sainte-Claire, comté de Dorchester en 1911 et diplômée de l'hôpital Sainte-Justine, elle entre à l'emploi de la Ville en 1942, forte d'une expérience de cinq ans au poste d'assistante-surintendante au Montreal Children's Hospital. Infirmière à la division des maladies contagieuses, elle obtient, en 1946, une bourse et un congé payé de son employeur pour étudier à l'école d'infirmières hygiénistes de l'Université de Montréal. Munie de son diplôme, elle est affectée au service des maladies contagieuses. En 1949, l'UNESCO demande à l'Organisation mondiale de la santé (OMS) les services d'une infirmière hygiéniste de langue française « pour faire un travail d'éducation fondamentale en Haïti » pendant un an. Gertrude Dallaire obtient de la Ville un congé sans solde d'une année pour répondre à cette demande, qui est considérée « comme un grand honneur pour le service de santé de Montréal qui s'est acquis une réputation enviable dans le monde ».

De retour au Québec en 1951, Gertrude Dallaire est promue chef de groupe et grâce à un congé payé de son employeur et à une bourse de l'OMS, elle visite les organisations sanitaires en France et en Suisse. En 1953, elle obtient le Bachelor of Science du Teachers' College de l'Université Columbia de New York (congé payé de son employeur et bourse de « l'entente fédérale provinciale »). Elle repart aux États-Unis l'année suivante chercher un Master of Arts in Administration of Nursing Services. Durant l'été qui suit, elle visite des centres d'hygiène publique américains et canadiens ainsi que les unités sanitaires québécoises. À son retour à Montréal, elle est promue assistante infirmière en chef (1955). En 1958, elle devient infirmière en chef et, au moment de sa retraite en 1967, Gertrude Dallaire détient toujours le même poste, bien qu'il ait changé d'appellation pour celui de surintendante.

rant les infirmières seront de tout genre : professionnels, thématiques ou syndicaux ; la participation à ces congrès reste toutefois le fait d'une infime minorité[71].

71. Entre 1937 et 1950, des infirmières participent à différents congrès internationaux, notamment à Londres (1937), Calgary (1940), Toronto (1942), Stockholm (1949) et Vancouver (1950).

Une autre maîtrise

La troisième infirmière à obtenir une maîtrise pendant son service à la Ville est née en 1906 à Mont-Joli. Diplômée de Sainte-Justine, elle entre à l'emploi du bureau de santé en 1929. De 1942 à 1945, elle quitte temporairement son emploi pour faire du service dans l'armée. À son retour à la fin de la guerre, elle est choisie par son employeur pour aller étudier, à la School for Graduate Nurses de l'Université McGill. À l'issue de ce congé payé, accompagné d'une bourse, elle décroche un diplôme d'infirmière hygiéniste. Promue infirmière chef de groupe en 1947, elle retourne aux études en 1949, grâce à une bourse de l'AGMEPQ et à un congé payé de son employeur. Elle étudie l'Administration and Supervision in Public Health Nursing à l'Université McGill et obtient un baccalauréat. Durant l'été, boursière de la Ville, elle fait un stage pratique de six semaines à Detroit. Elle répète l'expérience en 1950, cette fois à Rochester pendant huit semaines. En 1954, la Ville lui accorde à nouveau un congé payé et, grâce à une bourse de « l'entente fédérale-provinciale », elle décroche un Master in Public Health Nursery de l'Université Columbia à New York. En 1956, elle devient assistante de l'infirmière en chef, poste qu'elle occupe toujours au moment de sa retraite en 1959. À l'âge de 53 ans, sa carrière à la Ville prend fin quand s'achèvent les cinq années de service obligatoires après l'obtention d'un congé payé pour études.

Deux bachelières

Née en 1914 à Montréal d'un père machiniste, cette future surintendante adjointe (assistante de l'infirmière en chef) possède de solides antécédents lors de son entrée au service de santé à l'âge de 38 ans. Parfaitement bilingue, diplôme d'hygiéniste en poche, c'est une infirmière d'expérience que ses employeurs qualifient de « sujet d'élite ». En 1948, elle obtient un congé sans solde et entreprend la visite des centres français dont « la fameuse école du Dr Vermely pour arriérés mentaux ». En 1951, boursière de l'entente « fédérale provinciale » et bénéficiant d'un congé payé de son employeur, elle séjourne à New York en tant qu'étudiante au Teachers' College de l'Université Columbia. Elle y obtient un baccalauréat en Supervision and Administration in Public Health Nursing. En 1955, elle est promue chef de groupe et en 1959, assistante de l'infirmière en chef; toujours au même poste, en 1967, elle quitte le service de santé pour prendre sa retraite. Célibataire à son embauche, elle est mariée à son départ.

L'autre future bachelière débute sa carrière à la Ville en 1945, à l'âge de 26 ans. Enseignante, infirmière et hygiéniste à son embauche, elle obtient un baccalauréat de l'Université Columbia en 1951, à la suite d'un séjour d'études aux frais de son employeur. Il lui faudra attendre cinq ans (1956) pour accéder au poste de chef de groupe. En 1959, elle devient assistante de l'infirmière en chef, poste qu'elle conserve jusqu'à son transfert aux Affaires sociales en 1972 (surintendante adjointe à ce moment). Quelques années auparavant, elle retourne à New York (à ses frais) pour suivre un bref cours en éducation prénatale au Maternity Center Association (1963).

Leur formation postsecondaire dans des instituts spécialisés, d'abord à l'étranger ensuite au Québec, les stages, la participation à des congrès et à des activités associatives, tout cela contribue à faire des hygiénistes de véritables professionnelles de la santé publique[72]. Le service de santé de la Ville y aura grandement contribué par une aide directe et par la promotion systématique de celles qui sont sélectionnées pour suivre cette voie. Cette uniformisation de la formation dans l'ensemble nord-américain va de pair avec une certaine uniformisation des salaires. Les villes ont tendance à employer des infirmières qualifiées et à les payer en conséquence : 2868$ par année à Montréal (y compris un boni de 468$), 2850$ dans les centres de VON, 2557$ à New York et 3130$ à Toronto. Ces salaires restent supérieurs à ceux que reçoivent les infirmières visiteuses, qui en 1942 doivent encore accumuler kilométrage et bonis pour parvenir à un revenu annuel dépassant rarement les 2000$.

Si Montréal a réussi à se doter d'un corps d'hygiénistes dûment formées, et dont le travail de prévention dans les écoles, à domicile et dans les services spécialisés a prouvé son efficacité, en va-t-il de même ailleurs au Québec, là où l'on s'est aussi soucié d'établir un système sanitaire « de première ligne ».

72. Dominique Gaucher, « La formation des hygiénistes à l'Université de Montréal, 1910-1975 », *Recherches sociographiques*, vol. XX, nº 1, janvier-avril 1979, p. 59-85.

Les unités sanitaires de comté

Si, au début, la Fondation Rockefeller finance en partie l'établissement du réseau sanitaire québécois, c'est au gouvernement provincial que revient sa prise en charge[73]. Le service provincial d'hygiène coordonne et anime l'ensemble de l'entreprise, qui s'appuie sur de solides alliés : certains députés, les Women's Institutes, des experts comme ses inspecteurs sanitaires, des professionnels de l'hygiénisme dûment formés, les conseils municipaux.

La mission des unités sanitaires de comté est d'éduquer la population en région pour prévenir la mortalité infantile et la tuberculose. Entre le médecin, qui s'occupe de soigner, et l'hygiéniste, qui cherche à prévenir, la complémentarité apparaît vite ; elle se traduit par un fonctionnement en équipe, où le médecin hygiéniste, une ou plusieurs infirmières visiteuses, un inspecteur sanitaire et une ou deux secrétaires collaborent étroitement sur l'ensemble du territoire d'un comté. L'équipe sanitaire doit surveiller, visiter, inspecter, mesurer, assister les naissances et répondre aux appels, donner des conférences ou des conseils, enseigner, aider[74].

> Le SPH souhaite avant tout que les infirmières s'impliquent dans l'éducation des mères de famille [...] les visites à domicile [...] et demande aux officiers médicaux de prendre bien en main la situation, de suivre de manière effective le travail des infirmières, surtout dans leurs visites à domicile, de faire souvent enquête auprès des mères de famille sur la manière dont les infirmières ont fait leur travail et spécialement de bien faire l'éducation de ces dernières sur leurs fonctions[75].

L'École d'hygiène sociale appliquée et son équivalent à l'Université McGill sont les principaux pourvoyeurs de diplômés : « De 1946 à 1962, 35 officiers médicaux obtiendront le diplôme en hygiène publique, et 151 infirmières celui d'hygiénistes[76]. » Les infirmières hygiénistes sont les plus nombreuses dans le réseau de santé publique, et doivent en principe assister le médecin ; en pratique, elles accomplissent toutes les tâches qu'elles peuvent, comme vacciner, etc.

73. Desrosiers, Gaumer et Keel, *op. cit.* p. 33.
74. Desrosiers, Gaumer et Keel, *op. cit.*, p. 14.
75. *Ibid.*, p. 80.
76. *Ibid.*, p. 69.

Ces frontières imprécises entre les tâches des médecins et celles des infirmières dans les unités sanitaires deviennent encore plus floues quand il s'agit des infirmières de colonie[77]. Le travail autonome dans les régions isolées fait souvent d'elles, en pratique, les seules intervenantes dans le milieu. Elles font des accouchements avec ou sans l'aide de médecins ou de pharmaciens, elles poursuivent leur formation en lisant des revues médicales et elles finissent par devenir de véritables « informatrices, animatrices, enseignantes, voire maîtresses de poste ou organistes du dimanche ».

Le système des unités sanitaires, mis en place à partir de 1926, va fonctionner jusqu'en 1956. Un des premiers réseaux ainsi structuré au Canada, il connaîtra une forte croissance entre 1926 et 1945, avec un ralentissement durant la crise économique et sous les mandats de deux premiers ministres de partis distincts, le libéral Louis-Alexandre Taschereau et le chef de l'Union nationale, Maurice Duplessis : 42 % des unités sont ouvertes entre 1926 et 1932 et le reste est presque complété entre 1936 et 1944[78]. Ce système va peu à peu tomber en désuétude durant les années 1960. Alors que l'offre institutionnelle de soins explose, à la faveur des progrès de la médecine curative et spécialisée, cette forme d'intervention, basée sur le travail en équipe d'agents de la santé, apparaît désormais comme inadéquate. Peu d'autres agents, à l'exception des nutritionnistes, ont rejoint les rangs des équipes existantes, ce qui rend précaires les ambitions préventives qu'elles affichent. En fait, la concentration des soins dans les hôpitaux permet d'offrir une médecine plus scientifique, faisant appel à diverses spécialités, qui rend ces unités caduques[79]. Les réformes de la santé dans les années 1960-1970, qui traduisent la volonté du gouvernement québécois de se doter de structures uniformes dans l'ensemble de la province, entraînent la fermeture de nombreux dispensaires au profit de la mise sur pied de CLSC ou de DSC. Après la disparition du service médical aux colons

77. Johanne DAIGLE et Nicole ROUSSEAU, « Le service médical aux colons. Gestation et implantation d'un service infirmier au Québec (1932-1943) », *Revue d'histoire de l'Amérique française*, vol. 52, nº 1, été 1998, p. 47-72.
78. Trente et une unités sanitaires sont implantées entre 1926 et 1936, 32 entre 1937 et 1946, et six entre 1947 et 1956. (DESROSIERS, GAUMER et KEEL, *op. cit.*, p. 26.)
79. *Ibid.*, p. 136.

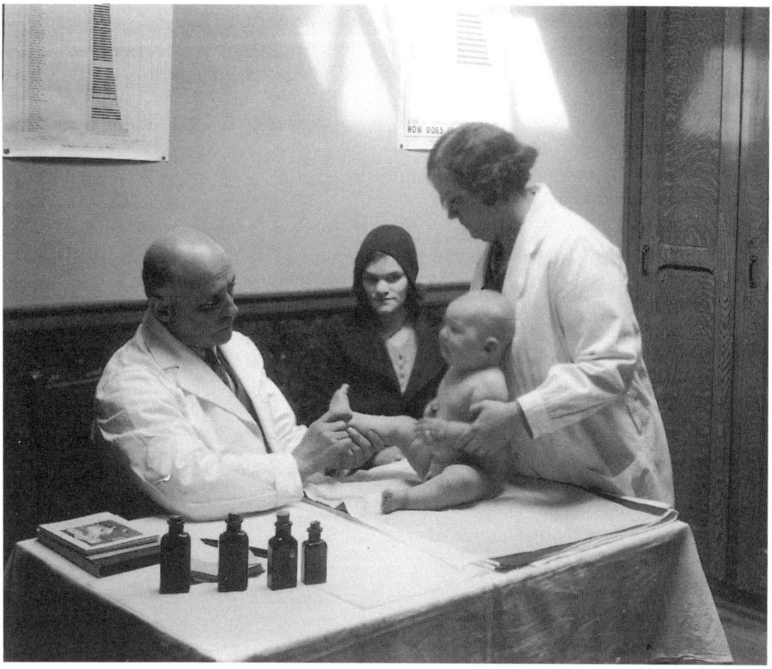

Visite dans les écoles, Dr Bourdon, 1932, AVM.

en 1962, les infirmières de colonie passeront sous l'autorité des unités sanitaires jusqu'en 1975 et des DSC par la suite. Des règles précises limitent leurs interventions et, graduellement, elles perdent leur fonction de « personnes-ressources[80] ». Elles subissent aussi les contrecoups du manque de ressources du réseau des CLSC. En fait, la confiance du gouvernement envers le réseau communautaire ne s'affirme que depuis 1980, où l'on prévoit alors parachever le réseau. Des 265 CLSC prévus au départ, seulement 166 fonctionnent en 1986. La moitié des CLSC du réseau sont créés après 1980. À la fin de 1983, 52,5% de la population québécoise est desservie par 106 CLSC[81]. Avec la réforme Rochon, lancée en 1995, les CLSC se voient

80. Johanne Daigle, Nicole Rousseau, *loc. cit.*
81. Fédération des CLSC du Québec, « Les CLSC face aux enjeux des années 90 : une nécessaire consolidation », 1986.

reconnaître une place centrale dans le système de santé (mission de première ligne). Les responsabilités qu'on accorde maintenant aux infirmières[82] leur permettront de contribuer au développement de la santé communautaire, domaine où elles avaient auparavant exercé un rôle de pionnières.

Malgré la fermeture des unités sanitaires et le dysfonctionnement de la structure de remplacement (CLSC et DSC), les infirmières auront joué un rôle très important dans le réseau communautaire. Leur nombre et la diversité de leurs tâches ont tôt fait de contribuer à la féminisation du milieu et de l'enseignement de l'hygiène, comme nous le verrons dans le chapitre dix. Cet apport confirme leur action primordiale dans le mouvement de colonisation, comme le constatent Daigle et Rousseau, mais aussi dans l'implantation d'un système de santé publique qui s'étend maintenant à l'ensemble de la province.

En conclusion, il faut noter la relative facilité avec laquelle s'est réalisée la laïcisation du secteur de l'hygiène publique. L'organisation de l'hygiène publique apparaît vite comme inconciliable avec les préceptes d'une vie religieuse. Il ne s'agit plus d'une mission de charité, qui cherche en priorité la sauvegarde des âmes, mais d'une mission de prévention de la maladie et des maux de la société. On voit une idéologie rédemptrice se superposer à celle des curés pour la remplacer sans l'exclure[83]. C'est dans ce processus de définition d'un « apostolat » séculier qu'un corps d'intervenants a développé l'hygiénisme à partir d'une éthique du savoir médical, de l'empathie féminine et de l'éducation sociale. Les différentes agences gouvernementales ou privées (la compagnie d'assurances La Métropolitaine particulièrement) appuient ce mouvement de professionnalisation. En leur emboîtant le pas, les infirmières visent non seulement l'avancement de leur carrière mais aussi la satisfaction des besoins du public. Ainsi rassemblées autour de la mission de dépister la maladie

82. Depuis l'établissement du virage ambulatoire et du programme CLSC/première ligne, les infirmières dispensent à domicile des soins et services autrefois dispensés à l'hôpital. En se basant sur leur expérience et sur certaines études, les infirmières considèrent la prévention comme un élément primordial pour la santé de la population. Le virage ambulatoire représente une démarche intéressante à ce niveau. La création d'Info-santé est un bel exemple du dynamisme et de l'esprit innovateur du corps infirmier.

83. Martin Tétreault, « Le discours de la santé publique comme discours idéologique », *Nouvelles recherches québécoises*, vol. 1, n° 2, 1977.

et d'aider la population à demeurer en bonne santé, les hygiénistes reprennent la vision réformatrice du XIXe siècle où le progrès implique une meilleure hygiène. Dans ce contexte, on ne se soucie guère de ce que les « dépistages » signifient aussi pour la population : l'uniformisation du mode de vie selon l'idéal des classes moyennes ou bourgeoises. On imagine mal combien cet effort peut entraîner de contrôle social et de ségrégation. L'idéologie du progrès par la bonne santé ne semble remise en cause par personne ; les infirmières y adhèrent largement, si l'on en croit leurs revues, dont l'étude fait l'objet du prochain chapitre.

6 La laïcisation du discours sur les soins[1]

Les discours du progrès et de la modernité n'épargnent pas le monde de la santé. Conçues pour renforcer le modèle identitaire franco-catholique, en perte de vitesse, les revues d'infirmières vont graduellement préconiser l'alignement sur le modèle professionnel, majoritaire au Canada. Cette transformation connaît deux temps forts : d'abord au sein d'une revue dirigée par les Sœurs Grises, dont l'échec rapide témoigne éloquemment du décalage qui existe entre ce modèle et les aspirations des infirmières ; ensuite dans le cadre d'une revue laïque, par l'émergence d'un discours entièrement axé sur la profession. Car, si le discours catholique sur les soins est suffisamment cohérent, le besoin se fait pressant de le réactualiser. Faute d'avoir procédé à une révision des principes et des savoirs qui fondent les soins infirmiers, les communautés religieuses de soignantes et les infirmières œuvrant dans le secteur franco-catholique sont confrontées à une autre façon de faire et à des discours qui se parent des vertus de la modernité.

1. Ce chapitre reprend des éléments d'un article publié par Yolande Cohen et Éric Vaillancourt, « L'identité professionnelle des infirmières canadiennes-françaises à travers leurs revues (1924-1956) », *Revue d'histoire de l'Amérique française*, vol. 50, n° 4, printemps 1997, p. 537-570.

Le discours professionnel diffusé par les associations d'infirmières anglo-protestantes est d'autant plus difficile à critiquer qu'il s'élabore avec le support du mouvement féminin réformateur, comme répondant à une fonction sociale précise. Et même s'il manque parfois de cohérence — les débats dans *The Canadian Nurse* en témoignent — il semble puiser sa force dans un pragmatisme conquérant. Ainsi, la vision professionnelle des soins infirmiers a-t-elle permis aux pionnières d'envisager leur intervention en termes de science et non plus uniquement en termes de service personnel ou de comportement féminin. Cette démarcation majeure, opérée dans les discours de l'AGMEPQ, lui permet de présenter les soins comme une tâche professionnelle effectuée par un personnel spécialisé. Pour les élites d'infirmières franco-catholiques, sensibles aux avancées de la science, ce discours doit coexister avec l'apostolat. La tâche qu'elles s'assignent sera celle de clarifier et de diffuser leur propre conception des soins. Les deux revues qu'elles ont fondées et qui s'adressent en français exclusivement aux infirmières vont précisément répondre à cet objectif. C'est dans cette perspective que nous allons les analyser.

Créée en 1924 par les Sœurs Grises, quatre ans après l'incorporation de l'AGMEPQ et une vingtaine d'années après *The Canadian Nurse*, *La Veilleuse* cherche à concevoir et à diffuser les grands principes qui guident les soins infirmiers. En 1928, une nouvelle revue *La Garde-Malade Canadienne-Française* (*La GMCF*), lui succède, remplacée à son tour par *Les Cahiers du Nursing Canadien* en 1956. Cette dernière date marque l'entrée des infirmières franco-catholiques dans le giron du nursing canadien et la création d'une autre revue pour les infirmières, cette dernière étant reprise par les auxiliaires. Le recours à des termes distincts différenciant le modèle professionnel (basé sur la conception des soins et du rôle de l'infirmière) du processus de professionnalisation (associé principalement à la création d'écoles et d'associations professionnelles) et du statut professionnel (défini par voie législative) est emprunté au modèle anglo-protestant.

Une conception apostolique et scientifique (*La Veilleuse*, 1924-1927)

C'est à l'occasion d'une discussion sur la formation des infirmières que l'idée d'une revue apparaît comme un des éléments du développement d'une profession infirmière canadienne-française. Concluant à la nécessité d'établir des cours de formation supérieure pour les sœurs hospitalières et les infirmières laïques diplômées durant les étés 1923 et 1924[2], les hospitalières comptent sur les médecins pour acquérir les connaissances nécessaires pour conserver la direction des écoles d'infirmières, et sur l'université pour leur garantir les diplômes. Mgr Joseph-Vincent Piette, recteur de l'Université de Montréal, suggère la création d'un bulletin d'information pour la promotion des cours de formation supérieure. La Filiale des gardes-malades du cours supérieur reprend l'idée du bulletin pour faire de la publication d'une revue mensuelle un de ses objectifs.

Deux Sœurs Grises, sœur Fafard et sœur Duckett[3], prennent alors la direction de la première revue professionnelle d'infirmières canadiennes-françaises, dont le premier numéro paraît en janvier 1924. Il s'agit de maintenir une conception chrétienne des soins infirmiers en accord avec les progrès de la science[4], afin d'élaborer un modèle catholique d'infirmière professionnelle canadienne-française.

Les leçons sur la garde-malade dispensées par l'abbé O.-P. Gauthier insistent sur la vision catholique des soins et critiquent le modèle de Florence Nightingale :

> Certes, on doit reconnaître les mérites incontestables de cette remarquable réformatrice ; mais quand on possède à son actif, dans l'histoire des services rendus à l'humanité souffrante, tout le glorieux passé de l'Église catholique, vraiment il semble qu'il n'est pas difficile de chercher plus haut et de trouver mieux, comme inspiratrice de toutes les qualités que nous voulons voir chez « nos » gardes-malades[5].

2. Ces cours mènent au certificat en direction d'écoles de gardes-malades. La diversité clinique croissante et le développement des techniques médicales rendent nécessaire la formation théorique et universitaire. L'Université McGill a ouvert la voie en 1920 en offrant des cours de perfectionnement. (André Petitat, *op. cit.*, p. 182.)
3. Jean Browne, présidente de l'Association des infirmières canadiennes, dira d'elles en 1925 qu'elles sont toutes deux les véritables organisatrices des infirmières canadiennes-françaises. Johanne Daigle les présente comme des pionnières, des infirmières éduquées, des sœurs « progressistes », qui tentent de faire une synthèse entre l'évolution scientifique et médicale et l'apostolat. (Johanne Daigle, *op. cit.*, p. 136.)
4. Chanoine Émile Chartier, « En veillant », *La Veilleuse*, vol. 1, nº 1, janvier 1924, p. 2.
5. *Ibid.*, p. 15.

La foi catholique occupe dans *La Veilleuse* une place prédominante, et ce, même lorsque l'on admet l'efficacité de la science moderne : « À côté de la science professionnelle mettons une instruction religieuse solide ; [de toute façon] la médecine vient de Dieu[6]. » Le père A. Lamarche démontre, quant à lui, la dimension chrétienne du travail de l'infirmière et préfère le vocable *garde-malade* pour désigner l'infirmière professionnelle[7]. Le père Henri Garrouteigt, aumônier de l'Hôtel-Dieu de Montréal, affirme en juillet 1924 que l'infirmière professionnelle doit être dotée d'une instruction religieuse solide afin qu'elle soit informée « de ce qu'il faut penser de certaines questions délicates auxquelles son état la mêle[8] ».

Pour tous ces intervenants, le médecin est une figure d'autorité à qui l'infirmière doit le plus grand respect ; le père Lamarche emploie même cette formule lapidaire : « C'est avant tout au médecin qu'il appartient de parler de la garde-malade aux gardes-malades[9]. »

La collaboration des médecins à *La Veilleuse* prend surtout la forme de notes de cours expliquant la matière médicale aux infirmières : la chimie, le cancer, le pouls des patients, l'hygiène, les réalisations de Pasteur, etc. Les médecins traitent de l'éthique professionnelle des infirmières aussi bien que des législations régissant la profession. Ainsi, le Dr E.-P. Benoit[10], médecin à l'hôpital Notre-Dame, professeur de clinique médicale à l'Université de Montréal, et auteur d'un manuel sur l'administration des médicaments à l'usage des gardes-malades[11], reconnaît le modernisme des sœurs hospitaliè-

6. Père Henri GARROUTEIGT, « L'étude », *La Veilleuse*, vol. 1, nº 7, juillet 1924, p. 3.
7. André PETITAT traite de cette question, *op. cit.*, p. 53 et 70.
8. Père Henri GARROUTEIGT, *loc. cit.*, p. 3.
9. Père A. LAMARCHE, « La vocation de garde-malade », *La Veilleuse*, vol. 2, nº 1, janvier 1925, p. 2.
10. Le docteur Benoit est notamment président de la commission chargée d'étudier les questions relatives aux cours de gardes-malades. Acteur de premier plan en ce qui concerne le développement de la santé publique au Québec, ce fils de bourgeois, né le 24 décembre 1869, devient rédacteur en chef de *L'Union médicale du Canada* en 1895, trois ans seulement après avoir obtenu son diplôme à l'Université Laval. Il sera président de la Commission des gardes-malades attachée à la Faculté de médecine de l'Université de Montréal jusqu'à son décès en 1946.
11. Emmanuel-Persillier BENOIT, *Manuel de matière médicale à l'usage des gardes-malades*, Montréal, Librairie Beauchemin, 1904.

res tout en leur lançant un appel au renouveau catholique: « Efforçons-nous maintenant d'établir le renouveau catholique par l'exemple canadien ; notre race et notre religion n'en seront que plus respectées en Amérique, l'œuvre universitaire qui nous est si chère n'en sera que plus puissante. Mais sachons aussi, et c'est très important pour notre unité nationale, demeurer fidèles à nos traditions[12]. »

Car si les membres du clergé conçoivent que l'infirmière doit être d'abord investie d'une mission divine et qu'elle doit, pour accomplir cette mission, être formée scientifiquement, tout le problème réside, pour les médecins, dans la priorité qu'il faut accorder à l'un ou l'autre de ces deux attributs. Tout le monde s'entend par ailleurs sur la nécessité de pouvoir compter sur une assistante compétente. Le modèle de la sœur hospitalière, dévouée, compétente et bénévole correspond encore le mieux à cette définition dans les années 1920.

C'est le docteur C.-A. Bouchard, chirurgien de l'hôpital Saint-Joseph de Trois-Rivières, qui résume le mieux cette conception ; pour lui « Florence Nightingale n'a pas inventé le soin des malades ». Elle a plutôt réussi à réformer une pratique ancestrale grâce à son « esprit pratique, avide de nouveautés, ennemi de la routine, discipliné et méthodique[13] ». S'il faut suivre son exemple pour assurer, dit-il à ses lectrices, « le succès matériel de vos œuvres[14] », il faut également dépasser ces préoccupations matérielles en faisant preuve d'un « véritable dévouement », un dévouement d'ascète à l'image des sœurs de la Charité qui accompagnèrent Nightingale en Crimée.

Un pas de plus est cependant franchi : la formation scientifique est nécessaire à la mission apostolique, et c'est ce qui distingue l'infirmière professionnelle de la soignante. Le docteur Benoit en fait clairement état au premier congrès des gardes-malades canadiennes-françaises, en 1924[15] : « [...] il faut bien admettre que les gardes-malades de cette époque (au XVIIe siècle) ne constituaient pas une profession, et que leur vocation leur tenait lieu de diplôme. [Mais en 1924], pour le soin efficace des malades, la vocation seule, n'est pas

12. E.-P. Benoit, « Méditation historique », *La Veilleuse*, vol. 1, nº 3, mars 1924, p. 10.
13. C.-A. Bouchard, « À l'hôpital St-Joseph des Trois-Rivières », *La Veilleuse*, vol. 1, nº 6, juin 1924, p. 11.
14. *Ibid.*, p. 12.
15. Le premier congrès des infirmières professionnelles canadiennes-françaises a lieu à Montréal les 8 et 9 septembre 1924.

suffisante [...]. C'est par l'instruction, c'est-à-dire la science, que l'on acquiert le complément nécessaire de la vocation. Aujourd'hui la formation scientifique est une obligation pour la garde-malade[16]. »

Collaboratrice scientifique du médecin », l'infirmière est une professionnelle à part entière, même s'il y a des statuts différents attachés à chaque profession. Hygiéniste, l'infirmière est amenée à jouer un rôle éducatif différent de celui de la sœur hospitalière et à s'acquitter de certaines tâches interdites aux religieuses, en obstétrique par exemple. Le docteur J.-A. Baudouin[17] souligne le rôle des hygiénistes dans l'adoption de nouvelles habitudes de vie et des mesures élémentaires d'hygiène par les populations: « Par ses explications répétées, par ses démonstrations faites à domicile, l'infirmière peut ainsi changer la mentalité de nos gens trop imbue de préjugés. Elle s'est démontrée, non seulement à l'étranger mais aussi chez nous, l'éducatrice la plus écoutée des familles. Son rôle est donc des plus importants dans tous les domaines de l'hygiène[18]. »

En fait, tous sont préoccupés par la formation des infirmières. À l'occasion d'une note que le Dr Benoit, président du comité des gardes-malades, fait parvenir à leur revue, et qui annonce la tenue d'un examen universitaire obligatoire et uniforme pour toutes les écoles d'infirmières de la province à partir de 1925, on constate que les médecins veulent désormais des infirmières formées selon leurs exigences.

Ainsi, l'ambiguïté du discours des médecins traduit en réalité un amenuisement de leur appui au modèle apostolique de l'infirmière. Si ce dernier modèle continue d'alimenter leurs discours, ils n'en valorisent pas moins le modèle de l'infirmière collaboratrice qui serait avant tout une professionnelle. D'ailleurs, une fois réglé le problème de la formation, leurs interventions deviennent rares. Il faut voir

16. E.-P. Benoit, « Notes pour l'histoire de la profession », *La Veilleuse*, vol. 1, nº 10, octobre 1924, p. 5 et 6.
17. Le docteur Joseph-Albert Baudouin est alors un hygiéniste convaincu qui se consacre entièrement depuis 1920 au Conseil supérieur d'hygiène de la Province de Québec. Voir Georges Desrosiers, « Joseph-Albert Baudouin (1875-1962) : Professeur d'hygiène », *Bulletin canadien d'histoire de la médecine*, vol. 10, 1993, p. 251-268.
18. J.-A. Baudouin, « La coupe commune », *La Veilleuse*, vol. 1, nº 7, juillet 1924, p. 13.

dans la position des médecins un des éléments qui conduira à l'échec du modèle apostolique/scientifique que *La Veilleuse* a essayé de promouvoir.

Car ce n'est pas du côté des infirmières laïques, encore minoritaires, qu'il faut espérer un renouveau. Leur implication demeure secondaire et elles se contentent d'intervenir au sujet de certaines techniques : consultation de nourrissons, exécution de massages, remplissage de la fiche scolaire des enfants examinés, etc. Et lorsque les colonnes de la revue se font l'écho de leur réflexion sur les fondements de leur profession, elles font état d'une conception des soins infirmiers très similaire à celle des membres du clergé et des sœurs hospitalières.

La revue ne survivra pas au désengagement progressif des médecins, aux problèmes financiers, au décès de sœur Fafard en 1925 et au transfert de sœur Duckett à Winnipeg en 1927. En mai 1927, sœur Duckett demande explicitement à Charlotte Tassé de prendre la direction de la revue, une offre que cette dernière déclinera, préférant plutôt lancer une autre publication.

Une conception laïque et professionnelle (*La Garde-Malade Canadienne-Française*, 1927-1957)

Lors d'un réunion qui doit décider de la structure de la nouvelle revue, à l'Université de Montréal le 10 décembre 1927, le docteur Télesphore Parizeau, vice-doyen de la Faculté de médecine, appuyé par Mgr Piette et le docteur Benoit, propose d'intituler la nouvelle revue *La Garde-Malade Canadienne-Française*. Le Dr E.-P. Benoit, aussitôt élu rédacteur en chef, exprime le souhait que la revue soit placée sous les patronnages de Mgr Gauthier, Mgr Piette et du Dr Louis de Lotbinière-Harwood, professeur de gynécologie[19]. Le premier comité exécutif de la nouvelle revue comprendra une majorité d'infirmières laïques : Charlotte Tassé, la surintendante laïque de l'école

19. Mgr Gauthier est chancelier de l'Université de Montréal et Mgr Piette en est toujours le recteur. Quant au docteur Harwood, il est le doyen de la faculté de médecine depuis 1918, suite au décès du docteur Emmanuel-Persillier Lachapelle.

d'infirmières du sanatorium Prévost[20], comme directrice ; Rachel Tassé comme secrétaire-trésorière ; Edith B. Hurley, professeur à l'École d'hygiène sociale appliquée de l'Université de Montréal, et Marie Pelletier, une infirmière-hygiéniste, comme conseillères.

Quant aux sœurs hospitalières, on les retrouve au conseil général d'administration qui conseille le comité exécutif. Ce comité consultatif élargi se réunit une ou deux fois par an « pour discuter des affaires de la revue et de la profession[21] ». En 1928, il se compose de cinq médecins, de six religieuses et de sept infirmières laïques. Quatre ans plus tard, les dix membres comptent cinq religieuses et quatre infirmières laïques agissant sous la présidence du docteur Benoit. À partir de mai 1938, plus aucune religieuse ne fait partie du conseil général, tandis que la composition de l'exécutif reste sensiblement la même[22]. Si l'on sait par ailleurs que les sœurs gardent encore un large contrôle sur la formation des infirmières et la direction des soins infirmiers dans plusieurs hôpitaux de la province, leur départ des instances de direction de la revue ressemble plutôt à une mise à l'écart et soulève bien des questions auxquelles il est difficile de répondre.

Les infirmières laïques, diplômées et étudiantes, sont désormais l'objet de toutes les sollicitudes. *La GMCF* doit être leur porte-parole et leur permettre d'exprimer leurs opinions en demeurant à l'affût des développements scientifiques et des innovations technologiques. Tassé mise beaucoup sur l'impact professionnel de la revue et sur le rayonnement qu'elle pourrait avoir en tant qu'organe des infirmières canadiennes-françaises. Sept ans après la fondation de *La GMCF*, le virage est vraiment pris, comme en font foi les textes publiés et comme le manifeste la composition de la nouvelle direction de la revue. Le rappel de son identité lui permet de se distinguer des autres revues : l'attachement à la langue française est très souvent mis en

20. Le sanatorium Prévost est une institution de soins fondée en juillet 1919 par le docteur Albert Prévost afin de traiter les cas de maladies nerveuses. L'institution comprend dès le début une école d'infirmières dirigée par Tassé.
21. Rachel Tassé, « Fondation de la revue », *La Garde-Malade Canadienne-Française*.
22. Le rédacteur en chef est toujours le docteur Benoit et la directrice demeure Charlotte Tassé. Bernadette Lépine est maintenant la secrétaire-trésorière et les deux conseillères sont Mme Arthur Deschênes et Suzette Panet-Raymond.

évidence et l'idéologie de la famille comme fondement de la survie du fait français en Amérique est primordiale. Mais c'est aussi la perspective internationale et professionnelle, qui implique une redéfinition du modèle proposé par la revue.

La conception traditionnelle des soins infirmiers restera présente dans la revue jusqu'en 1956. En février 1942, la Société d'infirmières missionnaires, fondée à Montréal par des infirmières laïques désireuses de servir Dieu[23], annonce dans les pages de la revue que ses membres « s'engagent en vertu de leur service de fidélité à travailler à la gloire de Dieu et au salut des âmes dans les missions qui deviendront leur champ d'apostolat[24] ». Tassé fait elle-même la promotion du mouvement missionnaire laïque, mouvement par lequel « nous augmenterons en nous les idées de renoncement, d'abnégation et de dévouement[25] ».

La profession contre l'apostolat

L'émergence, à partir de la fin des années 1920, d'un discours parallèle, plus combatif, invitant les infirmières à s'unir et à contrôler leur profession, incite cependant à croire à un changement de cap. Le modèle professionnel des infirmières canadiennes-anglaises est souvent cité en exemple et Charlotte Tassé suggère même de faire du rattrapage[26]. Les élèves infirmières sont également incitées à former leurs propres associations, sans l'intervention des sœurs hospitalières, à l'instar du mouvement international des infirmières. Ces exhortations à plus d'autonomie deviennent systématiques à partir

23. À noter aussi la fondation en 1935 de l'Association catholique des infirmières canadiennes. La direction de l'association, qui est officiellement autorisée par le gouvernement du Québec en février 1936, se compose de 10 sœurs hospitalières et de 10 infirmières laïques. Au cours de la même année, le regroupement compte 690 membres actifs (des laïques et des sœurs hospitalières). (Mlle Cantin, « Rapport de l'Association catholique des infirmières canadiennes », *La Garde-Malade Canadienne-Française*, vol. 9, n° 8, août 1936, p. 347-349.)
24. « La Société des infirmières missionnaires », *La Garde-Malade Canadienne-Française*, vol. 19, n° 8, août 1946, p. 361.
25. Charlotte Tassé, « Le mouvement missionnaire laïque », *La Garde-Malade Canadienne-Française*, vol. 14, n° 3, mars 1941, p. 105.
26. *Id.*, « Une visite à travers la province », *La Garde-Malade Canadienne-Française*, vol. 1, n° 10, octobre 1928, p. 7.

de la publication du Rapport Weir en 1932. Les sœurs hospitalières, qui administrent et dirigent encore la plupart des écoles d'infirmières, et les médecins, qui contrôlent l'accès à la profession, sont fréquemment critiqués. En décembre 1934, la direction souhaite que « la revue soit rédigée par des infirmières[27] ». Claire Godbout de l'Hôtel-Dieu de Montréal remet en question le caractère apostolique de la profession qui a tendance à se consolider en période de crise : « [...] un noble passé n'implique pas une forme définitive de dévouement mais devrait plutôt inspirer des activités toujours conformes aux besoins de l'heure[28] ». De nouvelles exigences éducatives sont requises avec l'arrivée de l'infirmière-hygiéniste. Il faut une action conjointe entre les instances gouvernementales et les associations d'infirmières pour réorganiser socialement et administrativement la profession. La clé de voûte de cette réorganisation serait la mise sur pied d'un système de classification des infirmières diplômées afin de parvenir à « une orientation systématique des étudiantes vers les nouvelles carrières[29] » : le service d'État, le service institutionnel, le service d'hygiène publique et le service éducationnel.

Forte de la légitimité qu'accorde le Rapport Weir aux infirmières dans leur volonté d'autonomie, la présidente du registre Ville-Marie de l'Association canadienne des infirmières catholiques, Annonciade Martineau[30], revendique l'entier contrôle de la revue par les infirmières : « Prenons conscience de nos responsabilités [...] et peut-être qu'à son 25e anniversaire, la revue, suivant la loi de la nature, sera rédigée et dirigée par les gardes-malades. » Et d'ajouter : « Qui connaît mieux les intérêts de notre profession, que nous, les intéressées[31]. »

27. « Souhaits de fin d'année », *La Garde-Malade Canadienne-Française*, vol. 7, nº 12, décembre 1934, p. 713.
28. Claire Godbout, « Résumé de l'enquête du Dr G. M. Weir au sujet de l'état du "nursing" au Canada », *La Garde-Malade Canadienne-Française*, vol. 6, nº 1, janvier 1933, p. 24.
29. *Ibid.*, p. 25.
30. Elle dirige ce registre, instauré en janvier 1935 dans le but étant centraliser les appels, de fixer une échelle de prix, de faire de la publicité, d'offrir des services à l'heure, etc. Pour une note biographique plus complète, voir Yolande Cohen et Michèle Gélinas, « Les infirmières hygiénistes de la ville de Montréal : du service privé au service civique », *Histoire sociale/Social History*, vol. 22, nº 44, novembre 1989, p. 219-246.
31. Annonciade Martineau, « Dix ans... Infirmières, Réfléchissons », *La Garde-Malade Canadienne-Française*, vol. 10, nº 1, janvier 1937, p. 19.

Le pouvoir décerné à la sœur hospitalière est désormais la cible des critiques. Une infirmière qui conserve l'anonymat demande, dans la rubrique « Le Courrier de Djénane[32] », quel rang doit occuper la sœur hospitalière. Elle obtient la réponse suivante : « [...] la religieuse en entraînement doit être considérée comme l'infirmière tout en tenant compte du respect dû à son état religieux [...]. Quant à confier à la religieuse un poste actif, de premier plan, c'est plus difficile à cause du règlement, et non de sa compétence. [...] la religieuse ne vivant pas dans le monde peut difficilement apporter certaines solutions logiques aux problèmes qui surgissent en grand nombre dans les associations et qui sont d'ordre purement profanes. Un rang honorifique est désigné plutôt pour la religieuse faisant partie des associations[33]. »

Les limites d'intervention de la sœur hospitalière au sein du système de santé sont ainsi établies. La cassure s'effectue réellement en 1941 au moment où *La GMCF* ouvre une tribune libre pour répondre aux revendications des infirmières. Les commentaires des collaboratrices sont plus incisifs, tels celui de Anne-Marie Durand en août 1942 : « Nous avons accepté trop longtemps la consigne du silence et de l'obéissance[34]. » Il n'est plus question de dévouement pour autrui mais bien d'autonomie et de prise en charge collective de l'avenir. Et si le modèle canadien-anglais est encore mentionné, il inspire aussi la revendication d'une distinction. Tassé insiste sur les spécificités nationales qui engendrent un modèle propre. Dégagé de son caractère confessionnel, le modèle identitaire reste prégnant, tout en s'accommodant de la laïcité et de la science, sans renoncer pour autant à intégrer la féminité et l'ancrage national canadien-français. La revue défend en effet une vision de la féminité et du maternage comme base des soins infirmiers, du *care*. Cependant, elle fait très peu réfé-

32. La rubrique apparaît en octobre 1940. Elle cesse par la suite mais elle revient en 1947. La direction dit que cette rubrique a pour objectif « de discuter des problèmes que la vie fait inopinément surgir ici et là. Le tout est confidentiel et le pseudonyme est accepté pour voiler l'identité ». « Le courrier de Djénane », *La Garde-Malade Canadienne-Française*, vol. 20, n° 9, septembre 1942, p. 394.
33. « Courrier de Djénane », *La Garde-Malade Canadienne-Française*, vol. 13, n° 11, novembre 1940, p. 513.
34. Anne-Marie Durand, « Tribune libre », *La Garde-Malade Canadienne-Française*, vol. 15, n° 10, octobre 1942, p. 447.

rence aux autres femmes, celles qui pratiquent désormais la médecine[35], cette « chasse gardée de l'homme[36] », et se tient loin des perspectives d'émancipation des femmes, par l'obtention du droit de vote par exemple. Ces glissements successifs du discours de la revue correspondraient-ils à des changements dans l'équipe de direction ? Il est difficile de répondre avec précision à une telle question.

Cependant, l'étude des signataires des articles permet de voir une certaine évolution. Même si, au départ, les articles signés par les membres du clergé n'ont jamais été très nombreux, on peut voir qu'ils sont en nette décroissance : 29% des articles signés durant la première année de parution, 15% en 1936, 14% en 1940 et 6% en 1949. Toutefois, les membres du clergé influencent la direction de la revue d'une autre façon. C'est Mgr Piette qui a réhabilité la conception apostolique de l'infirmière canadienne-française en faisant de Jeanne Mance « le plus imposant modèle de l'infirmière canadienne[37] », dans les premières années de la revue. Jeanne possédait une âme d'héroïne et les qualités nécessaires à la pratique infirmière : patience, discrétion, abnégation, réserve, bonté, charité chrétienne. L'infirmière doit suivre la voie tracée par l'héroïne et être en tout temps « une demoiselle exemplaire[38] », elle qui est parfois appelée à remplacer le prêtre et à pratiquer l'ondoiement dans les cas d'urgence[39]. Vingt ans plus tard, Mgr Desranleau, évêque de Sherbrooke,

35. On peut noter un article de Simonne SÉLINAS qui déplore les conditions de pratique de la femme-médecin : « Femmes d'aujourd'hui », *La Garde-Malade Canadienne-Française*, vol. 20, n° 4, avril 1947, p. 187-189.
36. Par exemple, une infirmière de Belgique, L. Vankeeberghen, préconise, au cours d'une séance plénière du Cinquième Congrès mondial du Comité international catholique des infirmières et assistantes médico-sociales, que l'infirmière « ne doit pas s'appliquer à devenir un demi-médecin ». (L. VANKEEBERGHEN, *La Garde-Malade Canadienne-Française*, vol. 27, n° 9, septembre 1954, p. 13).
37. Mgr PIETTE, « Lettre de Mgr A.-V.-J. Piette », *La Garde-Malade Canadienne-Française*, vol. 1, n° 2, février 1928, p. 34-36. On dit de la fondatrice de l'Hôtel-Dieu de Montréal qu'elle fut la première infirmière laïque de l'Amérique du Nord.
38. Père A. H. CREVIER, « La morale professionnelle de la garde-malade », *La Garde-Malade Canadienne-Française*, vol. 2, n° 8, août 1929, p. 354-355.
39. Abbé C.-Philippe NORMAND, « Échos et Communications », *La Garde-Malade Canadienne-Française*, vol. 2, n° 11, novembre 1929, p. 531.

réitère cet appel au Cinquième Congrès annuel provincial des infirmières du Québec[40].

Pour le père Garesche, « les valeurs spirituelles ont le pas sur les valeurs matérielles, ainsi l'instruction religieuse de l'infirmière a une importance plus grande que sa formation professionnelle[41] ». Il y a lieu de revaloriser la doctrine chrétienne au point de faire de l'hôpital un centre d'instruction catéchistique. Les infirmières sont encore considérées par le clergé comme le fer de lance de l'apostolat catholique dans le secteur de la santé. Contestant l'intervention accrue de l'État dans ce domaine, le clergé cherche désespérément à maintenir un *statu quo* qu'il sent menacé. Ses membres mènent en quelque sorte un combat d'arrière-garde dans un domaine qu'ils ont déjà partiellement abandonné. Les membres du clergé seront ainsi écartés de la direction d'une revue qu'ils ont contribué à fonder.

Les sœurs hospitalières se retrouvent aussi relativement isolées. Leur collaboration à *La GMCF* se limite à faire l'histoire des premières écoles d'infirmières. Cette participation a pour but d'affirmer le rôle prépondérant qu'elles occupent dans la direction de ces écoles, même si elles ne comptent plus que pour 11,5% des infirmières enregistrées[42]. Leur conception des soins infirmiers reflète leur perspective de domination sur les infirmières laïques, mais aussi la subordination des femmes qui doivent demeurer au service de l'homme, comme l'infirmière est au service du médecin[43]. Pour sœur Bouffard, directrice des gardes-malades à l'hôpital Saint-Vincent-de-Paul de Sherbrooke, l'infirmière, même lors de cas douteux, se doit d'agir « en sauvegardant la réputation du médecin traitant[44] ». De plus, on

40. Mgr Desranleau, « À travers les journaux », *La Garde-Malade Canadienne-Française*, vol. 21, nº 11, novembre 1948, p. 521.
41. Père Garesche, « La formation religieuse des infirmières », *La Garde-Malade Canadienne-Française*, vol. 10, nº 12, décembre 1937, p. 547.
42. En mars 1931, E. Frances Upton fait état du taux d'enregistrement des infirmières depuis l'incorporation de l'association en 1920. Il y eut 5350 infirmières qui obtinrent leur diplôme comparativement à 615 sœurs hospitalières. (E. Frances Upton, « L'enregistrement des gardes-malades diplômées », *La Garde-Malade Canadienne-Française*, vol. 4, nº 3, mars 1931, p. 118.)
43. Sœur Saint-Ferdinand, « Les droits de la femme », *La Garde-Malade Canadienne-Française*, vol. 18, nº 2, février 1945, p. 55.
44. Sœur Bouffard, « Réponses aux questions posées par l'Université de

se rend compte que les religieuses cherchent à étendre le champ de leur intervention dans des domaines où les infirmières laïques ont acquis une solide expertise. Notamment, sœur Francis mentionne en octobre 1937 que « la pratique de l'obstétrique n'est pas, pour des Religieuses, incompatible avec la dignité et les exigences de leur état[45] ».

Les interventions des religieuses dans la revue restent toutefois peu nombreuses. Compte tenu de l'influence encore prépondérante des sœurs hospitalières dans les écoles qu'elles gèrent et au sein des institutions hospitalières dont elles sont les propriétaires, le fait qu'elles prennent si peu la parole a de quoi étonner. Quelles sont les raisons de cette démission des sœurs sur le plan idéologique ? Repli stratégique qui témoigne d'une volonté d'efficacité, ou retraite obligée d'un milieu que l'on sent hostile ? Cette situation témoigne en tout cas, et dès les années 1940, de leur retrait complet de la revue et d'une transformation profonde de cette dernière. Les médecins sauront-ils relayer les aspirations apostoliques du clergé et voudront-ils préserver une conception chrétienne et apostolique des soins infirmiers ? C'est ce que nous allons voir.

Les médecins et la promotion d'une collaboratrice professionnelle

En fait, au départ, les intervenants autorisés du clergé et des sœurs hosptialières font cause commune avec les médecins. La présence de ces derniers dans les pages de la revue est massive. À titre indicatif, les médecins sont les auteurs en 1928 de 47 des 92 articles signés (51 %) comparativement aux membres du clergé qui eux sont responsables de 27 articles signés (29 %). En 1949, 20 des 52 articles signés sont encore le fait des médecins (45 %). Très vite pourtant, on voit se dessiner là aussi des changements d'alliance, l'objectif étant pour les médecins de renforcer leur position en éliminant progressivement la relation triangulaire religieuses-médecins-infirmières au profit d'une dynamique médecins-infirmières, approuvée en partie par les membres du clergé.

Montréal aux candidates au diplôme d'infirmière universitaire », *La Garde-Malade Canadienne-Française*, vol. 7, n° 8, août 1934, p. 461.

45. Sœur Francis, « Pourquoi les religieuses doivent pouvoir être sages-femmes », *La Garde-Malade Canadienne-Française*, vol. 10, n° 10, octobre 1937, p. 458-463.

Effectivement, les médecins se font d'abord les défenseurs d'un *statu quo* que ne renient pas les membres du clergé. Ils transmettent de nombreuses informations de nature médicale mais collaborent également à des articles de fond. On tient à un modèle apostolique de l'infirmière qui juxtapose les notions de science et de charité. L'infirmière doit être une collaboratrice scientifique obéissante, en plus d'être imprégnée de l'indispensable esprit de dévotion. Le médecin en charge du sanatorium Prévost, le Dr Edgar Langlois, déclare en 1929: « Dans le rôle de la garde-malade comme dans celui du médecin [...] il y a un côté vraiment sacerdotal. » Il met en garde contre tout abus de réglementation qui « mettrait une borne au dévouement et qui abaisserait au niveau d'un emploi quelconque leur belle profession qui n'a vraiment d'égale que la vie religieuse[46] ».

Cette image de la « missionnaire laïque » est largement partagée par ses confrères. Le Dr Léo Parizeau, radiologiste à l'Hôtel-Dieu de Montréal, souligne à l'attention des lectrices de *La GMCF* l'importance d'être appelée *garde-malade*. Qualifiant de mode française l'emploi du vocable *infirmière*, il soutient que le métier d'infirmière se caractérise d'abord par le soin des malades. Il revient ainsi à la *garde-malade* de garder, de surveiller les malades, pour les protéger et leur apporter aide et secours, sous les ordres du médecin[47].

La publication du Rapport Weir ne semble rien changer à cette situation. Au contraire, les médecins ressentent le besoin de rappeler les devoirs sacrés de l'infirmière envers le médecin. Le Dr Gérald Brisson s'adresse en septembre 1935 aux diplômées de l'hôpital de la Providence à Montréal-Est. Il précise que l'infirmière manque tout simplement à son devoir « lorsqu'elle ne cultive pas la soumission et le respect au médecin[48] ». Cependant, les médecins sont conscients de l'autonomie que s'approprient des factions importantes de la profession, en particulier sous l'impulsion du mouvement hygiéniste[49]. Un haut niveau d'éducation est donc souhaitable.

46. Edgar Langlois, « Au Sanatorium Prévost », *La Garde-Malade Canadienne-Française*, vol. 2, n° 10, octobre 1929, p. 476.
47. Léo Parizeau, « Infirmières ou Gardes-malades », *La Garde-Malade Canadienne-Française*, vol. 1, n° 5, mai 1928, p. 7.
48. Gérald Brisson, « Échos et Communications », *La Garde-Malade Canadienne-Française*, vol. 9, n° 1, janvier 1936, p. 39.
49. Il faut mentionner que la profession médicale ne semble pas adopter un discours uniforme. Pendant que certains médecins cherchent à brimer la

Certains médecins, comme le Dr Benoit, critiquent ouvertement le modèle de l'infirmière catholique traditionnelle. Ce dernier insiste sur la nécessité de critères de sélection professionnels et non plus personnels afin que l'infirmière devienne la main droite du médecin : « Quand une garde-malade entre dans une famille, c'est pour avoir soin d'un malade, ce n'est pas pour être cuisinière ou femme de chambre[50]. » En mars 1928, le Dr Benoit cherche à améliorer l'attitude du public envers les infirmières. Il prend la défense des infirmières à qui le public reproche essentiellement de coûter cher, de demander des honoraires trop élevés, de ne vouloir faire que son service et de se réserver des heures de repos et de loisir[51]. Il critique au passage les sœurs de la Charité de Québec qui souhaitent créer une école destinée à former des aides, à mi-chemin entre l'infirmière et la servante. Il s'insurge contre cette idée et demande de ne pas mettre aux côtés des écoles régulièresà des écoles inférieures « abritées par le pavillon de la charité publique[52] ». Le Dr Paul H. Crevier soulève les mêmes problèmes 18 ans plus tard : « [...] les critiques sur la garde-malade proviennent de la confusion pratiquement générale [...] au sujet de la distinction entre gardes-malades diplômées et aides entraînées[53]. » D'après lui, une législation permettant de former une profession fermée est nécessaire. Les médecins tiennent à ce que les écoles d'infirmières soient mieux régies. Ils insistent sur l'importance de l'affiliation entre les écoles d'infirmières et l'Université de Montréal. Cette affiliation leur confère un plus grand contrôle sur la profession infirmière[54]. Charlotte Tassé réitère en 1940 son appro-

volonté d'autonomie du corps infirmier, d'autres se font plus conciliants et perçoivent les avantages pouvant découler d'une professionnalisation poussée de l'infirmière, à condition de demeurer les seuls maîtres à bord.

50. E.-P. Benoit, « Les gardes-malades et le public », *La Garde-Malade Canadienne-Française*, vol. 1, nº 3, mars 1928, p. 68.
51. *Ibid.*, p. 65.
52. *Ibid.*, p. 69.
53. Paul H. Crevier, « Infirmière appréciée ou méconnue du public », *La Garde-Malade Canadienne-Française*, vol. 19, nº 4, avril 1946, p. 170.
54. Dès la première parution de *La GMCF*, le docteur Benoit s'était efforcé de justifier le contrôle exercé par les médecins sur l'examen menant à l'obtention du titre d'infirmière diplômée. (« L'université et la profession », *La Garde-Malade Canadienne-Française*, vol. 1, nº 1, janvier 1928.)

bation de l'affiliation, alors que certaines infirmières questionnent sa pertinence[55].

Ces considérations n'empêchent pas les médecins de revenir sans cesse sur le caractère féminin de la pratique infirmière. Une fois dégagés de l'emprise des sœurs hospitalières, ils peuvent en toute quiétude contrôler le degré de professionnalisme acceptable pour les infirmières tout en se faisant les vigilants gardiens de la mission sacrée des femmes. Les médecins sont assez proches de Charlotte Tassé et des infirmières qui s'expriment dans la revue: débarrassée du contrôle des communautés religieuses et du travail domestique, l'infirmière éduquée pourra devenir l'adjointe d'autant plus éclairée du médecin que c'est lui qui s'est approprié sa formation. Jouant sur plusieurs tableaux, celui de la compétence et du dévouement, et sans s'émouvoir des contradictions et des conflits que ces deux modèles peuvent engendrer, les médecins participent donc à l'élaboration d'un nouveau modèle professionnel. L'image nouvelle de l'infirmière restera celle d'une femme subordonnée et dévouée, à laquelle on accepte de concéder l'autonomie indispensable à la professionnalisation, et donc à l'efficacité des soins qu'elle dispensera aux malades.

Une concurrence impossible

Si tous ces discours témoignent de la difficulté d'élaborer un modèle qui tienne compte des intérêts des intervenants de la revue, on voit bien, malgré tout, le clivage qui est en cours dès la fin des années 1940. Les médecins et les infirmières laïques dominent l'espace de diffusion, reléguant le clergé et les sœurs hospitalières à la portion congrue. Il n'y a désormais plus d'obstacles à rejoindre le modèle anglo-protestant qui semble triomphant. Un grand nombre de diplômées canadiennes-françaises préfère s'abonner au périodique canadien-anglais *The Canadian Nurse*. À l'assemblée annuelle du comité général d'administration de *La GMCF*, on avait bien tenté de les retenir en tentant d'insérer une page anglaise, à partir de janvier 1932[56]. On redouble d'efforts pour augmenter le tirage de la revue et

55. Charlotte TASSÉ, « Nos examens universitaires », *La Garde-Malade Canadienne-Française*, vol. 13, n° 6, juin 1940, p. 247-248.

56. Aucune mention n'est faite sur l'origine de cette demande. On se contente de préciser : « L'assemblée ne se montrant pas favorable à la suggestion l'on

le nombre d'abonnements[57], en plus de la distribuer gratuitement dans les bureaux provinciaux à travers le Canada, et à toutes les surintendantes d'associations d'infirmières canadiennes et américaines[58]. La situation semble s'améliorer à la veille des années 1940: « Depuis le mois de février 1939, la circulation a augmenté de beaucoup, [...] nous avons pu inscrire cent cinquante noms à notre tableau d'abonnement[59]. » Heureuse de constater, lors de son bilan des quinze années d'existence de la revue, qu'il y a « des articles pour trois mois d'avance » et qu'il y a par le fait même « trois fois plus de collaboratrices[60] », Tassé se bat continuellement pour faire vivre la revue.

Elle décide aussi en 1949 de rejeter définitivement l'utilisation du vocable *garde-malade* et d'effacer tout lien qui pourrait subsister entre *La Veilleuse* et *La GMCF*: « [...] aucune relation n'a existé entre ces deux publications[61] ». Elle renie en quelque sorte le fait qu'elle fut elle-même recrutée par les Sœurs Grises. Mais la concurrence exercée par *The Canadian Nurse*, qui fait paraître une version française mensuelle à partir de 1958, devient vite insoutenable. Tassé doit changer de cap: « [...] nous avons compris que si nous voulions marcher avec le progrès, évoluer avec le nursing moderne, il fallait, de toute nécessité changer le nom de notre revue[62]. » *La GMCF* devient en 1957 *Les Cahiers du Nursing Canadien*. En abandonnant son identité canadienne-française, la revue abandonne toute prétention à l'élaboration d'un modèle propre d'infirmière. L'emploi du terme anglais « nursing » symbolise l'adoption du modèle profession-

délaissa le projet. » « Assemblée annuelle de "La Garde-Malade Canadienne-Française" », *La Garde-Malade Canadienne-Française*, vol. 5, nº 2, février 1932, p. 86.

57. La direction compte doubler le volume d'abonnés.
58. Charlotte Tassé, « À l'aurore de 1939 », *La Garde-Malade Canadienne-Française*, vol. 12, nº 1, janvier 1939, p. 8.
59. *Id.*, « Remerciements », *La Garde-Malade Canadienne-Française*, vol. 12, nº 5, mai 1939, p. 300.
60. *Id.*, « La Garde-Malade a quinze ans ! », *La Garde-Malade Canadienne-Française*, vol. 15, nº 9, septembre 1942, p. 393.
61. *Id.*, « Mise au point », *La Garde-Malade Canadienne-Française*, vol. 22, nº 4, avril 1949, p. 21.
62. *Id.*, « Message... votre revue change de nom », *La Garde-Malade Canadienne-Française*, vol. 29, nº 12, décembre 1956, p. 9.

nel largement développé par les *graduate nurses* canadiennes-anglaises. Ainsi s'achève un épisode marquant de la bataille menée par une petite élite d'infirmières en faveur de l'élaboration d'un modèle identitaire de soins infirmiers. Il est significatif que cet abandon du modèle identitaire se fasse au moment même où la clause exclusive aux femmes est mise de côté au profit d'une vision professionnelle authentiquement mixte, ouvrant la profession aux hommes.

Les nouvelles revues professionnelles font de l'infirmière un membre de l'équipe médicale, et même son organisatrice. Acquis en 1966 par l'Association des gardes-malades auxiliaires, *Les Cahiers du Nursing* s'adressent désormais aux auxiliaires et portent sur la nécessité du dévouement, du soin du corps et de l'esprit, de la compréhension des besoins des malades[63].

En continuant de faire la promotion d'un modèle désuet, les revues professionnelles des infirmières canadiennes-françaises ont réussi à masquer et peut-être aussi à retarder jusqu'à la veille de la Révolution tranquille les changements profonds — la syndicalisation et la spécialisation des emplois dans le secteur hospitalier — qui traversaient la profession. Elles ont aussi réussi à accréditer l'idée d'une voie unique, propre aux Canadiennes françaises, d'accès à la profession, entre vocation et profession.

Mais on le voit, le discours identitaire est finalement vaincu, alors que partout dans la Province triomphe le modèle professionnel, même dans un de ses premiers bastions, l'hôpital Sainte-Justine. Il est intéressant de comprendre comment dans cet hôpital, où les soins infirmiers et la direction sont entièrement catholiques et féminins à l'origine, les soins infirmiers ne seront plus identifiés exclusivement ni à la religion catholique, ni à une identité sexuelle exclusivement féminine.

63. Rachel Martin, « Soin du malade : une science et un art », *Les Cahiers du Nursing Canadien*, décembre 1968, p. 371.

7 Les soins spécialisés à l'hôpital Sainte-Justine

De sa fondation en 1907 jusqu'à l'aube des années 1960, l'hôpital Sainte-Justine (HSJ) est entièrement dirigé par un groupe de femmes laïques et bénévoles. Plus qu'ailleurs encore, l'histoire de cet hôpital sera marquée par son origine féminine et catholique. Ainsi, au cours de la période 1907-1919, les soins infirmiers et les actes médicaux sont-ils considérés comme des contributions bénévoles. C'est avec l'incorporation de l'AGMEPQ, en 1920, que la direction, d'abord réfractaire à l'idée de voir les infirmières obtenir un statut professionnel, s'allie aux médecins pour faire de l'HSJ un hôpital universitaire, et accepte finalement d'appuyer la démarche des infirmières dans leurs revendications professionnelles.

L'accent mis sur le bénévolat explique-t-il que ce soit ici qu'a lieu la première grande grève moins de 50 ans plus tard ? Le cas de cet hôpital est-il emblématique des transformations qui ont conduit aux bouleversements actuels dans le système de santé ? L'étude détaillée des soins infirmiers permettra de voir comment se sont négociés les changements dans un hôpital spécialisé.

Le bénévolat féminin

Le mouvement féminin de réformes sociales de la première décennie du XXe siècle[1] conduit Justine Lacoste-Beaubien et son groupe d'amies à vouloir s'engager dans l'action sanitaire. Invitées par le docteur Irma Levasseur à se pencher sur la question de la mortalité infantile, elles mobilisent toutes leurs ressources et leur réseau pour parvenir à fonder l'HSJ. Mais le processus de fondation est loin d'être simple.

Irma Levasseur

Irma Levasseur est la première Canadienne française à pratiquer la médecine au Québec. Après avoir fait ses études à l'Université St. Paul, au Minnesota, elle travaille deux ans à New York pour ensuite s'installer à Montréal en 1903, où elle ouvre une clinique pour enfants malades. Comme bon nombre de ses confrères médecins, elle fait la promotion d'une meilleure hygiène publique afin de combattre la mortalité infantile. Les limites d'intervention d'une clinique lui apparaissent rapidement, ainsi que le besoin d'un véritable hôpital pour enfants comme le Children's Memorial Hospital des Canadiens anglais.

Cependant, n'ayant ni le capital ni les appuis nécessaires pour réaliser une telle entreprise, Irma Levasseur demande à Mme Alfred Thibaudeau, reconnue pour son engagement social et philanthropique, de rassembler un groupe de personnes influentes, susceptibles de s'intéresser à la cause des enfants malades.

Les fondatrices de l'hôpital

Le groupe initialement réuni comprend Justine Lacoste-Beaubien et ses amies d'enfance du couvent d'Hochelaga, dirigé par les religieuses des Saints-Noms-de-Jésus-et-de-Marie : Mme Théodule Bruneau, née Lucie Lamoureux, dont le mari est médecin en chef de l'Hôtel-Dieu ; Mlle Euphrasine Rolland, fille du sénateur J.-D. Rolland ; Mme Arthur Berthiaume, née Blanche Bourgoin, épouse du président du journal *La Presse*.

1. N. M. Sheelan, « Women's Organizations and Educational Issues, 1900-1930 », *Canadian Women Studies/Cahiers de la femme*, vol. 7, nº 3, automne 1986.

C'est à cette occasion, en mai 1907, que le docteur Séverin Lachapelle sensibilise les fondatrices au problème de la mortalité infantile : selon lui, l'ignorance des mères en est la cause principale[2]. Pour ces réformateurs, le principe de l'hygiénisme est simple : victimes de leur ignorance, les mères, une fois éduquées, doivent devenir les expertes du combat contre la mortalité infantile. Sous la houlette de médecins éclairés, les mères sont les mieux qualifiées pour prendre soin des enfants. Les qualités féminines et maternelles légitiment d'emblée la démarche entreprise par des femmes pour s'occuper des femmes de leurs enfants. Il s'agit donc de trouver une présidente dans les six mois ; en novembre 1907, Irma Levasseur rencontre Justine Lacoste-Beaubien, qui accepte la direction de l'hôpital.

Justine Lacoste-Beaubien

Née Justine Lacoste, Mme Louis de Gaspé Beaubien est fille de Sir Alexandre Lacoste, qui fut conseiller législatif, sénateur, président du Sénat et juge en chef à la Cour d'appel du Canada. Son grand-père paternel, le notaire Louis Lacoste dit Languedoc fut le premier maire de Boucherville, député de Chambly en 1834 et après les rébellions de 1837-1838, sénateur en 1867 et juge en chef. Très pieuse, sa mère fait partie de cette élite de femmes qui se consacre aux pauvres, visite les malades et les mourants, coud pour les pauvres, s'occupe des orphelins... À 22 ans, Justine épouse Louis de Gaspé Beaubien, qui en a 32. Ce fils d'un député conservateur et d'un conseiller municipal habitant la Côte Sainte-Catherine est un homme d'affaires prospère. Le couple n'aura pas d'enfants. Justine sera présidente de la Corporation de l'hôpital Sainte-Justine de 1907 à 1966, et ne démissionne qu'à l'âge de 88 ans.

2. Participent également à cette rencontre les docteurs J.-C. Bourgoin, Zéphir Rhéaume, Séraphin Boucher et Raoul Masson ; voir Nicolle FORGET, Francine HAREL GIASSON, Francine SÉGUIN, *Justine Lacoste-Beaubien et l'hôpital Sainte-Justine*, Sainte-Foy, Québec, PUQ et Presses des HEC, 1995, p. 46 et 62.

Justine Lacoste-Beaubien préside un conseil d'administration où siègent 11 dames qui gèreront l'institution jusqu'à l'aube des années 1960[3], selon la Loi d'incorporation des fondatrices et de leurs successeurs, adoptée le 25 avril 1908, même s'il leur faut affronter quelques hommes, réticent : « Nous sortîmes victorieuses d'une petite lutte, écrit la secrétaire, engagée entre nous, les femmes, qui voulions la plus grande liberté pour travailler le plus efficacement possible à notre chère œuvre, et messieurs les hommes, qui jaloux de leurs droits, ne voulaient pas, sans se faire prier un peu, les partager avec nous[4]. »

Elles se fixent pour objectif de soigner les enfants malades, d'enrayer la mortalité infantile et de venir en aide aux mères honnêtes et pauvres. Conçue comme une œuvre humanitaire, leur mission prend également une teinte nationaliste, car il s'agit de venir en aide aux Canadiens français. Elles installent l'hôpital au 644 rue St-Denis, entre la rue Roy et l'avenue des Pins, et font appel à la parenté et aux amis pour la literie, la layette et le mobilier. Elles assurent aussi le financement avec la projection de films au Ouimetoscope, des octrois de l'administration municipale (800$) et du gouvernement provincial (500$).

Très identifiées à une institution à laquelle elles se dévouent corps et âme, les dames du conseil ne conçoivent aucune interférence dans le processus de décision, pas même des médecins, qu'elles maintiendront longtemps en dehors des sphères de décision. Formé en janvier 1908 sous la présidence du docteur Boucher[5], le bureau médical restera jusqu'en 1962 indépendant du conseil d'administration. Elles ne veulent pas que la logique corporative des médecins l'emporte sur la logique charitable qui est la leur. Ce dont témoigne la démission d'Irma Levasseur du conseil d'administration : «Elle ne peut sous-

3. En 1909, l'hôpital a une capacité de 34 lits et de 266 patients hospitalisés. En 1922, il y a 80 lits (1165 patients traités en 1921) et, en 1957, 930 lits sont à la disposition d'une clientèle de 19 528 personnes hospitalisées. Voir Aline Charles, *Travail d'ombre et de lumière. Le bénévolat à l'hôpital Sainte-Justine, 1907-1960*, Québec, IQRC, 1990, p. 42, et *AAM*, Sainte-Justine, Historic Data of Catholic Hospitals Sanitaria and Sanatoria of United States and Canada.
4. *AHSJ*, Rapport annuel 1908, Rapport de la secrétaire du comité exécutif.
5. Il quittera son poste en 1916 pour diriger le Bureau d'hygiène de la Ville de Montréal, alors la Cité de Montréal.

crire aux ambitions de ses collègues pour qui la mise sur pied d'un hôpital pédiatrique devait se faire sous l'égide des membres de la Faculté de médecine[6]. » Les dames du conseil veulent être les seules « responsables de l'évolution médicale de l'hôpital[7] », et décider des soins à donner, de l'instrumentation médicale et de l'organisation du travail.

Mais elles réalisent aussi qu'il leur faut une affiliation institutionnelle pour obtenir le statut d'un hôpital à part entière, ce qu'elles font en demandant leur affiliation à l'École de médecine et de chirurgie de l'Université Laval à Montréal ; elles proposent aussi de mettre sur pied une école de formation pour gardes-malades, en février 1908[8], qui ferait de l'hôpital un centre d'études scientifiques. Si les médecins hésitent à accepter l'ingérence de la faculté, le conseil espère remettre à l'Université Laval le contrôle direct de la nomination des médecins, ce qui aurait pour effet de contrer toute initiative négative de la part du bureau médical. Un premier contrat d'affiliation est signé en 1914, qui stipule que les médecins doivent faire valoir leur esprit de dévouement comme le reste du personnel : à l'avenir les consultations seront gratuites[9]. La rémunération des médecins étant une question épineuse, elle fera l'objet de nombreuses discussions et les médecins se font « constamment rappeler le règlement sur l'admission gratuite des patients[10] », jusqu'en 1935[11].

Le conseil établit également une structure d'organisation entièrement fondée sur des comités de bénévoles : avec 40 comités autonomes comprenant entre 500 et 5000 bénévoles[12], le conseil parvient à diriger l'ensemble du système. En 1957, le service des bénévoles coordonne encore 24 comités[13]. Pour les infirmières, comme pour les

6. Rita DESJARDINS, « Hôpital Sainte-Justine, Montréal, Québec (1907-1921) », mémoire de maîtrise (M.A.), Université de Montréal, novembre 1989, p. 84.
7. *Ibid.*, p. 86.
8. *AHSJ*, Bureau médical, Procès-verbaux 1908-1928, 12 février 1908.
9. *AHSJ*, Minutes du comité exécutif 1907-1908, 17 septembre 1908.
10. Nicolle FORGET *et al.*, *op. cit.*, p. 79.
11. Une légère allocation leur est accordée à partir de 1910 pour les frais de pension.
12. Aline CHARLES, *op. cit.* p. 52.
13. En 1962, 500 bénévoles assistent encore le personnel de Sainte-Justine. Le nombre de bénévoles a triplé pour atteindre le chiffre des 1500.

médecins, cela se traduit par la nécessité d'accepter le caractère bénévole de leur intervention pour fonctionner au moindre coût possible, tout en ayant une formation suffisante pour exercer dans un hôpital qui vise un statut universitaire. Cette ambivalence de la direction se retrouve dans la double formation qui est dispensée aux infirmières et aux aides maternelles.

Une école de formation pour toutes

La proposition des médecins de créer une école d'infirmières rencontre l'approbation immédiate du conseil; elle fait suite à l'embauche d'une intendante, Léda Larue, au salaire annuel de 240$[14], qui doit s'occuper de la gestion générale et de la formation des gardes-malades[15]. Cette garde-malade non diplômée doit faire appel aux médecins pour dispenser une formation dont le contenu est très vaguement défini[16]. Ensemble, ils doivent également former les mères grâce à des cours ouverts à tous, sous la responsabilité du bureau médical: « une fois par semaine un des cours de gardes-malades [sera] gratuit et public[17] ».

L'école doit aussi former des aides maternelles. Elles seront recrutées partout, « à l'École ménagère provinciale[18] » ou ailleurs, par l'entremise des associations féminines, comme la Fédération Saint-Jean-Baptiste[19], ou encore par les curés de campagne[20]. Deux catégories d'élèves sortiraient de cette école: les gardes-malades, qui suivent un cours de trois ans et des examens pour obtenir leur diplôme; et les aides maternelles qui suivent un cours de deux ans et des

14. Ce salaire représente le quart de celui de la surintendante des infirmières du Montreal General Hospital.
15. *AHSJ*, Minutes du comité exécutif, 30 novembre 1907-1er décembre 1908, 13 janvier 1908.
16. Des médecins désignés par le bureau médical doivent donner des conférences sur différents sujets: anatomie, diététique, pathologie interne, maladies de l'enfance. Mais aucune modalité n'est précisée sur la manière dont se dérouleront les cours. AHSJ, Bureau médical, Procès-verbaux, 1908-1928, 11 mars 1908.
17. *AHSJ*, Minutes du comité exécutif, 1907-1908, 21 septembre 1908.
18. *AHSJ*, Minutes du bureau médical, 1908-1928, 12 février 1908.
19. *AHSJ*, Minutes du comité exécutif, 1907-1908, 21 septembre 1908.
20. *AHSJ*, *ibid.*, 28 septembre 1908.

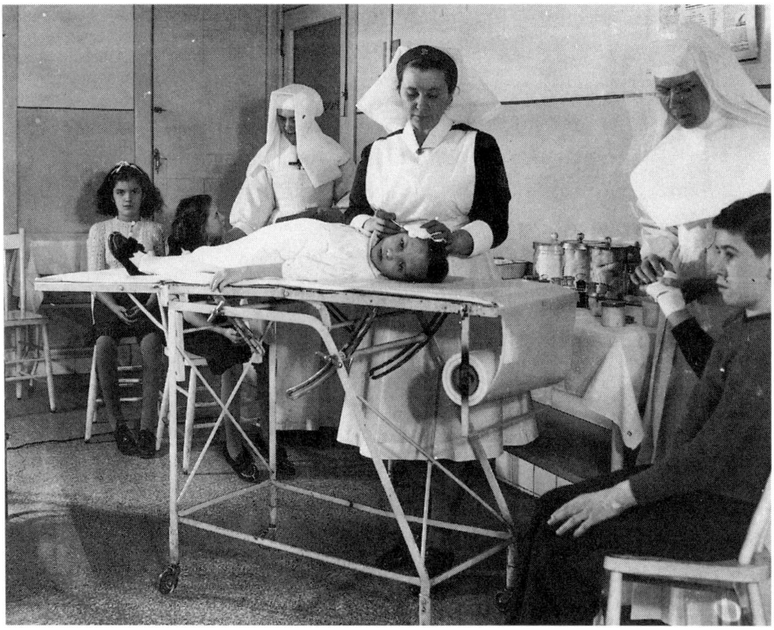

Enfants dans une salle à pansements au service externe de l'hôpital Sainte-Justine, non datée, AFDLS.

«examens moins nombreux et moins sérieux que ceux imposés aux gardes-malades[21] ».

Même distinction subtile pour l'admission: les élèves infirmières doivent fournir trois certificats (de moralité, de santé et un autre attestant de l'expérience de travail antérieure) et effectuer trois mois de probation (avec 5$ d'allocation mensuelle, en plus d'être logées et nourries)[22]. Les aides maternelles postulantes doivent savoir lire et écrire, présenter un certificat de santé et de moralité d'un curé[23], et faire un mois de probation (avec 3$ d'indemnité mensuelle, en plus

21. *AHSJ*, *ibid.*, 19 février 1908.
22. *AHSJ*, Minutes du comité exécutif, 30 novembre 1907-1er décembre 1908, 29 février 1908. Ces conditions restent sensiblement les mêmes jusqu'au milieu du XXe siècle. À la fin des années 1930, les élèves touchent toujours 5$ par mois en plus d'être logées, blanchies et nourries.
23. *AHSJ*, Aides (1909-1963).

d'être logées et nourries)[24]. De tels critères rendent le recrutement difficile, et deux ans plus tard, l'école ne compte que six élèves infirmières. La cohabitation des aides maternelles et des élèves infirmières n'est pas très heureuse, et il faut attendre une dizaine d'années avant de voir l'école se réajuster et se concentrer sur la formation des infirmières exclusivement. À la veille de la Première Guerre mondiale, les effectifs ont doublé, avec 15 élèves.

Les candidates aides maternelles devront faire du service général à l'hôpital pendant au moins 12 mois et suivre des cours sur les soins généraux, les notions élémentaires d'hygiène et certaines pratiques thérapeutiques, dont les soins journaliers à donner à l'enfant. Un certificat de compétence leur est délivré après l'examen devant le bureau médical[25]. Ces ajustements ne suffisent pas à dissiper le soupçon qui pèse sur l'école, de délivrer des diplômes équivalents aux deux catégories de soignantes, et en 1910, le cours d'aide maternelle est suspendu jusqu'en 1929[26]. Les difficultés de recrutement sont telles que la direction fait alors appel aux religieuses, qui seules peuvent assurer les services gratuits nécessaires au fonctionnement de l'HSJ.

Les Filles de la Sagesse

À la suggestion de Mgr Bruchési, Justine Lacoste-Beaubien fait appel aux Filles de la Sagesse pour assurer le fonctionnement interne de l'hôpital[27]. Une entente est signée le 1er mars 1910, pour une durée de 10 ans, et révocable à trois mois d'avis. Les sœurs obtiennent le gîte, le couvert, la possibilité de suivre les cours de formation de gardes-malades, une rémunération de 5$ par mois et l'aménagement d'une

24. *AHSJ*, Minutes du comité exécutif, 30 novembre 1907-1er décembre 1908, 29 février 1908.
25. *AHSJ*, Aides (1909-1963).
26. *AHSJ*, Minutes du comité exécutif, 1908-1912, 17 octobre 1910.
27. Peu connue, cette communauté, originaire de Poitiers, établit ses premières œuvres dans le diocèse d'Ottawa (orphelinat) en 1884 et des écoles paroissiales à Saint-Jovite en 1890. Les institutions hospitalières dont elle se chargera (cinq au total) se consacrent au soin des enfants malades. On compte 56 religieuses Filles de la Sagesse dans le diocèse de Montréal au milieu des années 1920 dont 30 à l'hôpital Sainte-Justine (*AAM*, FDLS, 1909-1960). Voir J-P. Archambault, *Sur les pas de Marie. Congrégations de femmes au Canada français*, Montréal, Imprimerie du Messager, 1929, p. 283-285.

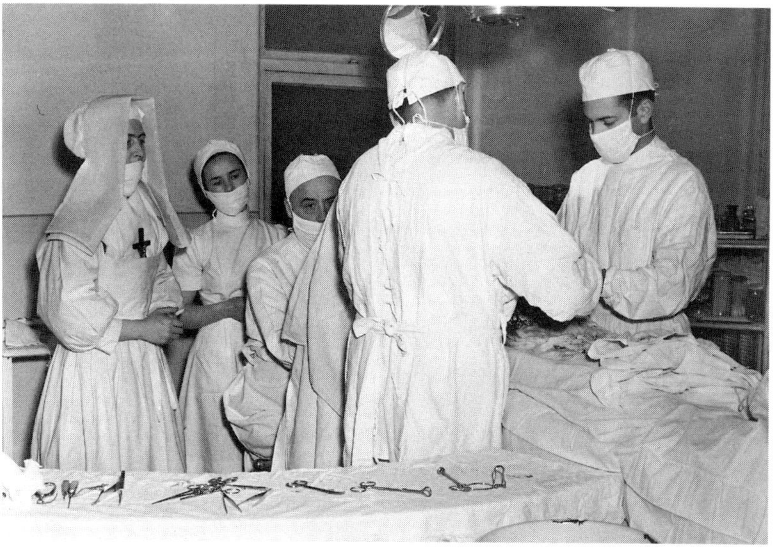

Salle d'opération de l'hôpital Sainte-Justine, sœur Germaine Girard, 1940, AFDLS.

chapelle, inaugurée par Mgr Bruchési le 19 octobre 1910[28]. Elles doivent en retour assurer la gestion interne de l'hôpital : soins aux enfants, formation des gardes et des aides maternelles, dispensaire, tenue des livres, achat des provisions, entretien et raccomodage de la lingerie[29]. La supérieure « aura la surveillance sur tout ce qui se fera dans l'établissement[30] ». Six religieuses, dont la supérieure, deux sœurs infirmières diplômées, une sœur pour la cuisine, une pour la buanderie et une pour les ménages, s'installent à l'hôpital[31]. Leur travail relève du comité exécutif et du bureau médical[32].

Officiellement, la direction accepte un certain partage des pouvoirs : la formation des gardes-malades, leur embauche et leur ren-

28. Rita DESJARDINS, *op. cit.*, p. 45.
29. *AHSJ*, Traité entre comité exécutif et Filles de la Sagesse, 1er mars 1910, article 2.
30. *AHSJ*, *ibid.*, article 5.
31. *AHSJ*, Traité entre comité exécutif et Filles de la Sagesse, 1er mars 1910.
32. Ce nombre passe à sept un an plus tard, une pharmacienne s'y ajoutant, AHSJ, Rapport annuel, 1911.

voi, incombent aux Filles de la Sagesse. En réalité, la direction leur laisse peu de latitude pour gérer l'hôpital. Une série d'incidents témoigne des heurts constants entre les religieuses et la direction à propos de la formation en particulier, qui aboutissent à la menace de démission des Filles de la Sagesse. Par exemple, les religieuses considèrent que les membres de la direction ne peuvent avoir le droit de visite aux enfants en dehors des heures prévues. Elles demandent alors l'autorisation de se retirer[33].

Devant le refus de Mgr Bruchési[34], les sœurs acceptent de rester, sans grande conviction. Deux ans plus tard, les problèmes ressurgissent à l'occasion des travaux d'agrandissement de l'hôpital. Les plans ne prévoient pas d'espace suffisant pour loger décemment les sœurs, qui devront partager leurs appartements avec les gardes-malades, alors qu'elles revendiquent un étage complet[35]. Ces frictions conduisent à de nouvelles tentatives de règlement, sans toutefois que le bureau de direction ne veuille abandonner ses prérogatives[36]. Signé entre le comité exécutif de l'hôpital et la supérieure générale des Filles de la Sagesse en 1916, le nouveau contrat précise les devoirs et responsabilités des Filles de la Sagesse. Sur les 22 religieuses, on compte alors la supérieure, 11 religieuses diplômées ou sur le point de l'être, deux sœurs pharmaciennes et deux aux cuisines. La supérieure distribue les tâches, supervise la formation des infirmières et des aides maternelles, et « sera toujours seule intermédiaire entre le comité exécutif, le bureau médical et les sœurs[37] ».

Cette nouvelle entente améliore le statut des sœurs, qui sont désormais plus nombreuses et mieux placées pour négocier des postes de direction, d'autant plus que plusieurs d'entre elles obtiennent des diplômes[38]. Toutefois, le contrôle de l'organisation de l'hôpital reste entre les mains du bureau de direction, tandis que les sœurs ont la

33. *AHSJ*, FDLS (1909-1947); lettre du 6 mai 1911, supérieure générale et supérieure provinciale.
34. *AHSJ*, FDLS (1909-1947).
35. *AHSJ*, FDLS (1909-1947), lettre, 13 mars 1913.
36. *AHSJ*, Rapport annuel, 1914.
37. *AHSJ*, 27, Filles de la Sagesse (1909-1947), Traité entre le comité exécutif de l'hôpital Sainte-Justine et la supérieure générale des Filles de la Sagesse, 2 février 1916.
38. *AFDLS*, Chroniques, 1919, p. 10.

pleine responsabilité des soins infirmiers. Mais là aussi, elles subissent durement la concurrence des infirmières bénévoles.

Le service des infirmières bénévoles, implanté en 1914, fonctionne en fait depuis 1908, avec des stagiaires, ces « jeunes personnes désireuses de posséder quelques connaissances médicales et hygiéniques [...] qui viendraient à certaines heures du jour [...] se mettre en contact avec les petits malades, apprendre à les baigner, à les tenir proprement, à faire quelques petits pansements [...] ; leur titre serait celui de stagiaire[39] ».

Ce modèle de stagiaire se développe rapidement au sein d'un service particulier, et fournit le plus important bassin de main-d'œuvre gratuite de l'hôpital. Alors que les autres hôpitaux font appel aux aides gardes-malades au moment de la grande crise économique, l'HSJ dispose déjà d'un service d'infirmières bénévoles très organisé et dont le but est l'entraide[40].

Bien qu'au départ les infirmières bénévoles ne font que des tâches simples, complémentaires à celles des infirmières, elles se spécialisent graduellement. Ainsi, « les jeunes filles qui voudraient employer utilement et agréablement leurs matinées inoccupées » bénéficient d'un cours en 1914[41]. On les trouve au dispensaire, auprès des malades hospitalisés et au service social. Ce service, qui coordonne à partir de 1917 l'intervention des infirmières au domicile des patients, sera pris en main par Marie Gérin-Lajoie, nièce de Justine Lacoste-Beaubien, et fille de la présidente du même nom de la FNSJB. C'est le début d'une grande carrière pour Marie Gérin-Lajoie dans le service social, et d'ores et déjà, des infirmières bénévoles et des jeunes filles volontaires effectuent la première année 365 visites à domicile[42].

Malgré les tiraillements, l'hôpital fonctionne sur des bases qui sont celles de l'apostolat laïque, du bénévolat et de la coéducation. L'épreuve à surmonter sera celle de sa reconnaissance comme hôpital général, à un moment où ce statut devient indispensable, tant pour recueillir des fonds que pour recruter du personnel compétent. Ce passage occasionne des réajustements majeurs dans la structure de l'hôpital, qui conserve par ailleurs le même discours sur sa mission charitable.

39. *AHSJ*, Minutes du bureau médical, 1908-1928, 19 février 1908
40. *AHSJ*, Infirmières bénévoles (1924-1945), Historique de 1926.
41. *AHSJ*, Rapport annuel 1914.
42. *AFDLS*, Chroniques, Bénévoles 1919, p. 10.

Bénévolat et professionnalisme

De 1922 à 1951, cinq agrandissements successifs sont apportés à l'édifice de la rue Saint-Denis. L'hôpital change beaucoup au cours de ces années : il est en pleine expansion, tant sur le plan de l'aménagement que sur celui du statut. On se souvient du déménagement en 1910, rue de Lorimier, et l'année suivante, rue Saint-Denis près de Bellechasse. Une nouvelle aile est inaugurée en 1918, grâce aux octrois du mari de Justine Lacoste (10 000$)[43], du gouvernement du Québec, de la FNSJB[44] et des Messieurs de Saint-Sulpice (3500$ en 1916 et 10 000$ en 1920).

La directrice mène parallèlement une véritable bataille pour obtenir le statut d'hôpital général, qui lui permettrait de bénéficier de la subvention maximale pour les soins aux enfants. En 1919, la Ville de Montréal obtient du gouvernement du Québec la totalité de la taxe d'amusement, dont elle redistribue une quote-part pour chaque patient soigné dans un hôpital général. Or, l'HSJ, n'ayant pas le statut d'hôpital général, n'est pas admissible à cette subvention, car on prétend qu'il ne fait pas face « aux mêmes niveaux de dépenses qu'un établissement pour adultes[45] ». Pourtant, une étude commandée par Lacoste-Beaubien montre qu'en Ontario il en coûte 2,05$ par jour pour soigner un malade au Toronto General Hospital et 2,35$ par jour pour soigner un malade à l'hôpital des enfants. La preuve faite, il n'est pas sûr qu'elle puisse encore gagner.

La fondation de l'Université de Montréal, en 1920, fait naître le rêve « d'un grand hôpital pour enfants, un centre prestigieux d'enseignement de la pédiatrie, à l'ombre d'une grande université[46] ». Plusieurs terrains sont achetés aux abords du Mont-Royal, tout près du nouvel emplacement de l'Université de Montréal. On estime en 1946, à cinq millions de dollars l'érection d'un nouvel hôpital. La

43. Nicolle FORGET *et al.*, *op. cit.*, p. 112.

44. Son mari et le père de celui-ci donnent un terrain évalué à près de 8000$, situé entre les rues Saint-Dominique et Casgrain. La vente du terrain servira à payer un autre terrain rue Saint-Denis. Le gouvernement provincial donne aussi 5000$ et la FNSJB participe à une quête. (Nicolle FORGET *et al.*, *op. cit.*, p. 107.)

45. *Ibid.*, p. 111.

46. Madeleine DES RIVIÈRES, *Une femme, mille enfants. Justine Lacoste-Beaubien*, Montréal, Bellarmin, 1987, p. 196.

clinique de psychiatrie infantile, établie grâce au don de 46 000$ donnés par la compagnie du mari de Justine Lacoste-Beaubien, décédé en 1939, ouvre ses portes en 1949 sur le site actuel. Le gouvernement de Duplessis accorde un soutien de trois millions et fait adopter une loi en décembre 1951 pour permettre aux municipalités de « non seulement utiliser les fonds généraux, mais aussi à emprunter pour souscrire au Fonds de construction de l'Hôpital Sainte-Justine et ce, sans affecter leurs pouvoirs généraux d'emprunt[47] ». Les coûts globaux s'élèveront finalement à 16 107 947 $. Le déménagement a lieu le 20 octobre 1957, tandis que l'administration était déjà en place au nouvel hôpital de la Côte Sainte-Catherine depuis 1955.

Si le rêve immobilier de Justine Lacoste-Beaubien s'est matérialisé, celui de faire de l'HSJ un hôpital universitaire ne se réalisera pas exactement comme elle l'avait envisagé. En 1946, la direction essuie un refus catégorique de l'Université de Montréal. Les pratiques non professionnelles de l'hôpital justifient-elles ce refus ? Le conseil d'administration ne parvient pas en tout cas à se donner une orientation précise, revendiquant tantôt le statut d'hôpital général, tantôt celui d'hôpital spécialisé, tantôt celui d'un hôpital universitaire.

L'AGMEPQ, de son côté, refuse d'accepter les gardes-malades de Sainte-Justine, alléguant que l'institution n'est pas un hôpital général[48]. Le docteur Benoit, président de l'AGMEPQ, suggère en 1920 de réduire de trois mois le stage de six mois passé à la maternité et d'ajouter un stage équivalent dans un hôpital général de Montréal, à l'Hôtel-Dieu ou à l'hôpital Notre-Dame. Deux ans plus tard, il était revenu à la charge : « Nous espérons que votre institution comprendra toute l'importance de ce diplôme, au point de vue national et catholique, et en fera bénéficier les élèves qui sortiront de votre école de gardes-malades[49]. » Il obtient gain de cause sur seulement un point, celui du diplôme décerné par l'Université de Montréal[50].

47. Nicolle FORGET *et al.*, *op. cit.*, p. 130.
48. *AHSJ*, Minutes du comité exécutif, 1919-1925, 5 juillet 1920.
49. *AHSJ*, École des infirmières, Correspondance générale, 1908-1933, lettre à l'administration de l'hôpital Sainte-Justine du Dr E.-P. Benoit, 26 juillet 1922.
50. *AHSJ*, Université de Montréal, Gardes-Malades, 1922-1960, lettre du conseil d'administration à la Faculté de médecine, 18 octobre 1922.

En mai 1923, le conseil de la Faculté de médecine de l'Université de Montréal reconnaît le cours donné à Sainte-Justine, et l'hôpital accepte « en principe l'offre de l'Université de Montréal d'organiser l'enseignement médical des gardes-malades et de leur délivrer leurs diplômes de gardes-malades[51] ». Les infirmières de Sainte-Justine peuvent recevoir le diplôme universitaire sans examen jusqu'au 1er janvier 1925 : « il suffit [...] de donner son nom, la date de son diplôme [...] le tout revêtu de la signature de la directrice de l'École des Gardes-Malades[52] ».

La stratégie du conseil d'administration sur la question du diplôme est le fruit de nombreux compromis pour établir le statut de l'hôpital et satisfaire aux exigences de l'AGMEPQ comme à celles des médecins de l'Université de Montréal. Si la direction se laisse convaincre de la nécessité d'un diplôme universitaire (ce qui constitue une entorse au principe charitable), elle rechigne à accepter la tutelle de l'AGMEPQ. En dissociant le diplôme (octroyé par l'université) de l'enregistrement (reconnu par l'AGMEPQ), elle renforce le pouvoir de la faculté de médecine au détriment de celui de l'AGMEPQ sur les infirmières. L'alliance avec les médecins de l'Université de Montréal se manifeste aussi par la position adoptée par Sainte-Justine contre l'amendement déposé en 1927 par le Collège des médecins et des chirurgiens de la province de Québec[53]. Ce faisant, la direction de Sainte-Justine reconnaît aux infirmières un statut de professionnelles, posant du coup le problème de l'avenir du bénévolat.

La poursuite du bénévolat

En 1929, le besoin de main-d'œuvre ressurgit, remettant à l'ordre du jour « la question des aides maternelles[54] ». Après la pénurie d'infirmières due à la Seconde Guerre mondiale[55], l'idée d'avoir recours à des aides gardes-malades fait son chemin. La direction de l'HSJ décide, en 1944, de prendre en charge leur formation par l'intermé-

51. *AHSJ*, Minutes du comité exécutif, 1919-1925, 30 janvier 1922.
52. *AHSJ*, Infirmières de l'extérieur, Correspondance générale, lettre du Conseil d'administration à deux gardes-malades, 25 septembre 1924.
53. *AHSJ*, Minutes du comité exécutif, 1925-1931, 31 janvier 1927.
54. *AHSJ*, Minutes du Comité exécutif 1919-1925, 22 décembre 1929.
55. Au cours de la Seconde Guerre mondiale, il y a pénurie d'infirmières et de médecins partout en Occident.

diaire de l'école des gardes-malades[56]. L'hôpital veut faire appel à des jeunes filles qui, n'ayant pas le niveau de scolarité voulu, ne peuvent être admises au cours de formation des gardes-malades. Les recrues travaillent à un salaire moindre, mais bénéficieront des cours donnés par la directrice des infirmières ou par une de ses assistantes et un professeur de l'extérieur. Elles pourront participer aux examens du bureau central des Écoles catholiques, obtenir le diplôme de 11e année d'études primaires et suivre ensuite le cours de garde-malade[57].

Quant aux infirmières bénévoles, elles continuent de constituer un groupe non négligeable. En 1926, 12 ans après sa fondation, l'association compte 53 infirmières bénévoles. Trois ans plus tard, en 1929, elles sont 73, comparativement aux 40 Filles de la Sagesse et aux 103 élèves infirmières[58]. Le service est tellement populaire qu'il y a une liste d'attente. En 1956, le service des infirmières bénévoles compte 85 membres dont huit de la Ligue féminine catholique et certaines de l'Association des ambulancières Saint-Jean[59]. Leurs fonctions consistent principalement à recevoir les patients, à prendre leur température et à les peser. On ajoute progressivement les fonctions d'aide aux opérations et à la petite chirurgie[60].

Pour officialiser en quelque sorte leur pratique, la direction remet, à partir de 1925, des certificats à celles qui ont réussi un examen devant le bureau médical. Par la suite, à la demande des infirmières bénévoles qui entrevoient la possibilité d'obtenir éventuellement un emploi rémunéré, le conseil d'administration décide, en 1927, d'organiser un cours de formation pour ce groupe de soignantes[61]. Ce cours, qui s'échelonne sur trois ans, comprend des stages de formation dans tous les domaines[62].

56. *AHSJ*, Infirmières. Avis Divers (1933-1957), 28 juillet 1944.
57. *AHSJ*, Cours pré-scolaire (1945-1958), lettre de sœur Valérie de la Sagesse à la présidente du conseil d'administration, 2 octobre 1945.
58. *AHSJ*, Écoles ménagères provinciales, 1915-1929, exposé sur l'hôpital Sainte-Justine fait par la secrétaire du conseil d'administration, 5 mai 1929.
59. *AFDLS*, Rapport sur l'état du personnel, l'état financier et disciplinaire à l'hôpital Sainte-Justine, 1956.
60. Madeleine Des Rivières, *op. cit.*, p. 170.
61. *AHSJ*, Infirmières bénévoles (1924-1945), Règlement des infirmières bénévoles juin 1927.
62. *AHSJ*, Infirmières bénévoles (1924-1945), Programme pour le service du dispensaire et conférences des infirmières bénévoles, 1931-1932.

C'est une religieuse qui prend la direction des infirmières bénévoles en 1942. À peu de choses près, leur pratique est analogue à celle des infirmières. On les autorise même à donner les premiers soins dans les accidents. L'AGMEPQ ne tardera pas à s'en plaindre. Le rapport de la visiteuse des écoles de 1931 est éloquent à cet égard :

> Les membres du Comité déplorent le fait que le prestige et l'importance de votre école, la formation de vos élèves soient amoindris en permettant à un second groupe de jeunes filles appelées « Bénévoles » de recevoir, dans un des départements les plus importants de votre splendide hôpital, un enseignement et une expérience qui devraient être exclusifs aux étudiants en médecine et aux gardes-malades. Nulle part au Canada, il n'est toléré dans les hôpitaux comprenant des écoles de gardes-malades, d'auxiliaires qui pourraient y acquérir une expérience ou un enseignement en « nursing », ceci étant considéré être au détriment des gardes-malades élèves et n'être d'aucune valeur pour les patients. Le comité a aussi appris avec regret que ces « bénévoles » ont une cérémonie de graduation spéciale, portent une insigne et font de la pratique en dehors de votre hôpital[63].

Ces pressions n'empêcheront pas l'HSJ de maintenir ce service qui acquiert une certaine renommée.

Les Filles de la Sagesse aussi sont critiquées. En 1922, le conseil d'administration informe la supérieure provinciale de ses inquiétudes devant le « petit nombre de religieuses capables de remplacer efficacement les infirmières que nous avons formées[64] ». La pénurie en France et au Canada de sœurs hospitalières[65] contraint la direction à faire appel à la supérieure provinciale à Ottawa pour remédier à cette situation :

> C'est non seulement une question d'affaires, une question de charité, mais une affaire de conscience pour nous de laisser un département quel qu'il soit, et surtout celui de la radiologie, sans qu'une religieuse parfaitement qualifiée en soit chargée. Cette qualification ne peut certainement

63. *AHSJ*, AGMEPQ (1920-1957), Rapport de la visiteuse officielle des écoles de l'AGMEPQ soumis à sœur Valérie de la Sagesse, 10 juin 1931.
64. *AHSJ*, Filles de la Sagesse, 1909-1947, lettre du conseil d'administration à la mère supérieure provinciale, 7 novembre 1922.
65. *AHSJ*, Filles de la Sagesse, 1909-1947, réponse de la mère supérieure à la lettre du conseil d'administration du 7 novembre 1922, 9 novembre 1922.

pas s'obtenir dans le cas qui nous intéresse actuellement sans une pratique d'au moins six mois[66].

Une entrevue avec sœur Cécile Beaudoin révèle que sur les 30 sœurs de l'HSJ en 1925, une dizaine sont des infirmières diplômées, qui occupent la direction des différents services[67]. Ce sont elles qui, en 1926, lorsque le conseil d'administration fonde une école pour enfants malades, dispenseront l'enseignement[68]. Elles ont l'entier appui de la direction, qui en fait ses alliées. Sœur Noémie de Montfort, qui a étudié l'administration hospitalière à l'American College of Hospital Administrators de Chicago, deviendra l'adjointe de la directrice. Elle assiste aux assemblées du conseil d'administration dès 1937, alors que les médecins en sont exclus.

De leur côté, les religieuses s'activent à parfaire leur formation. En 1928, deux d'entre elles réussissent les examens écrits et oraux de gynécologie et d'obstétrique de l'Université de Montréal. C'est la première fois qu'elles subissent des examens sur cette matière[69]. Elles suivent également des cours d'hygiène et contribuent à donner une bonne renommée à l'école de l'HSJ auprès des communautés: « Plusieurs religieuses de différents ordres viennent faire leur stage d'infirmière parmi nos élèves gardes-malades. Nous en avons des Sœurs Grises, des Sœurs de Sainte-Croix, des Sœurs de l'Immaculée-Conception, des Sœurs de l'Espérance, des Filles de Jésus, de Sœurs de Saint-Joseph de l'Hôtel-Dieu[70]. »

En 1941, sur les 66 religieuses qui travaillent à l'hôpital, 31 sont des infirmières diplômées; les autres sont pharmacienne (1), diététiste (1), techiniciennes en radiologie (2), en laboratoire (1), en électro-encéphalographie (1), archiviste diplômée (1), ou affectées à

66. Lettre de Justine Lacoste-Beaubien à mère Florent-Marie, supérieure provinciale à Ottawa, 30 décembre 1930.
67. Arrivée à Sainte-Justine en 1925 alors qu'elle a 18 ans, elle quitte 21 ans plus tard, en 1946, après voir été notamment chef du laboratoire à partir de 1938. Elle quitte en 1946 pour New York où elle devient technicienne au laboratoire d'une clinique pour enfants infirmes, puis revient par la suite au Québec, à Mont-Joli et à Val d'Or en 1956 pour enfin travailler comme préposée aux malades dans un centre pour personnes âgées jusqu'en 1972.
68. *AFDLS*, École des enfants, 1926.
69. *AFDLS*, École, Examen, 1928.
70. *AFDLS*, 1941, p. 88.

d'autres tâches[71]. Mais le bénévolat et le missionnariat ont leurs limites, rapidement atteintes, compte tenu de l'évolution de la profession dans les autres hôpitaux.

Une association d'infirmières diplômées

Consciente de la nécessité de se doter d'un corps d'infirmières professionnelles, la direction prend elle-même l'initiative de les regrouper au sein d'une Association des infirmières de l'hôpital Sainte-Justine, qui voit le jour en 1925 ; Suzette Panet-Raymond en sera présidente jusqu'en 1929. Incorporée le 3 avril 1935, à la demande de Justine Lacoste-Beaubien, l'association a pour objectifs de rassembler les diplômées pour l'étude, la sociabilité et l'assistance mutuelle[72]. Tout en comportant la vision corporatiste de la direction, l'association répond aux nouveaux critères de l'AGMEPQ et confère des avantages à ses membres, comme la retraite annuelle et l'assistance. Les membres s'engagent à se rendre au domicile d'une collègue malade, sur demande de la directrice, et de dispenser les soins nécessaires[73]. En plus des dames du conseil d'administration, un médecin de l'Université de Montréal, le président du bureau médical et l'aumônier siègent comme membres honoraires et sœur Valérie de la Sagesse comme présidente honoraire de l'association.

En fait, le ralliement tardif et restreint de la direction de Sainte-Justine aux règles de l'AGMEPQ contribue à accroître son pouvoir sur les infirmières. Les décisions qui les concernent sont prises par la direction, même celles qui ont trait à leur vie professionnelle, comme la participation à des congrès. C'est le conseil d'administration qui informe la présidente de l'Association des gardes-malades, Danielle Benoît, du fait que ce soit Juliette Trudel qui participera au Congrès international des infirmières en Angleterre en 1937[74] : « Nous espé-

71. *AFDLS*, Rapport sur l'état du personnel, l'état financier et disciplinaire à l'Hôpital Ste-Justine, 1956, p. 9.
72. *AHSJ*, Association des infirmières de l'hôpital Sainte-Justine.
73. *AHSJ*, Association des infirmières de l'hôpital Sainte-Justine, Statuts et règlements de l'Association, 1925.
74. *AHSJ*, Garde Juliette Trudel (1930-1964), lettre du conseil d'administration à la présidente de l'Association des gardes-malades de l'hôpital Sainte-Justine, 7 mai 1937.

Sœur Valérie de la Sagesse

Sœur Valérie de la Sagesse est au service de l'hôpital Sainte-Justine à compter de 1916 et devient directrice de l'École de 1924 à 1959. Première religieuse à être présidente de l'Association des infirmières de la province de Québec (1947-1949), elle contribue, à faire reconnaître l'acte d'incorporation de l'Association des Infirmières de la Province de Québec. Elle agit à titre de déléguée des infirmières canadiennes à plusieurs congrès internationaux. On parle d'elle et de « sa franche collaboration à rapprocher les deux groupes ethniques et à créer entre les infirmières des deux langues, des liens qui ont largement contribué à l'essor de l'Association[75] ». En 1956, lui rendant hommage, Justine Lacoste-Beaubien dira : « Elle fit un énorme et fructueux travail pour l'obtention du statut professionnel des Infirmières[76]. »

rons que nos gardes-malades verront dans ce geste de notre part, notre grand désir de les aider à se tenir au courant de toutes les questions qui intéressent leur profession[77]. » Cette préoccupation pour leur formation sert également les objectifs d'excellence poursuivis par l'hôpital, qui insiste pour participer aux travaux du Congrès de l'Association canadienne des infirmières qui se tient à Montréal du 19 au 27 juin 1942[78].

Cette prise en charge de l'association par la direction rend difficile l'appréciation du rôle et de l'action de ses 400 membres[79]. Et même si quelques années plus tard, leur nombre diminue[80], l'association

75. *Blanc et Rose*, vol. 8, nº 2.
76. *Blanc et Rose*, vol. 10, nº 2, septembre 1956.
77. *AHSJ*, Garde Juliette Trudel (1930-1964).
78. *AHSJ*, AGMEPQ (1920-1957), lettre du conseil d'administration concernant le Congrès de l'Association canadienne des infirmières, 12 février 1942.
79. En 1938, l'association compte 390 membres dont 90 mariées et 35 infirmières diplômées travaillant de matière permanente à l'hôpital ; *AHSJ*, Infirmières : allocations diverses. Historique de l'Association des gardes-malades de l'hôpital Sainte-Justine par Danielle Benoît, présidente, 26 mai 1938, conventum.
80. En 1948-1949, elles sont 297 membres dont 39 religieuses ; *AHSJ*, Association des infirmières de l'hôpital Sainte-Justine, 1925-1952.

continue ses activités en publiant plus ou moins régulièrement à partir de 1941 une petite revue mensuelle, *Blanc et Rose*, et à offrir un fonds de pension (en octobre 1946, à un moment où l'hôpital Sainte-Justine et le Royal Victoria sont les seuls hôpitaux à le faire), financé à parité[81].

C'est au nom de la défense des intérêts des gardes-malades canadiennes-françaises que Justine Lacoste-Beaubien justifie ses interventions. Ainsi, s'adressant au recteur de l'Université de Montréal, elle sait trouver les mots qui mobilisent :

> Jusqu'ici l'Association des gardes-malades enregistrées de la Province de Québec, représentée surtout chez nous par des gardes-malades de l'élément anglais et protestant, avait trouvé si peu d'activités du côté français qu'elle ne s'était pas beaucoup inquiétée de ce que pouvaient être la mentalité et les ambitions des gardes-malades canadiennes-françaises. Mais aujourd'hui qu'un réveil se produit parmi nos compatriotes gardes-malades, l'élément anglais sent le besoin de faire le plus grand effort pour garder son contrôle sur elles. Or, il arrive que ce contrôle et cette influence découlent le plus souvent d'une mentalité différente de la nôtre. Il est incontestable que les gardes-malades canadiennes-françaises sont de plus en plus nombreuses et il devient important de donner à ce groupement, et aux autres corps professionnels, l'avantage de bénéficier de l'influence de notre université française et catholique[82].

En août 1940, le conseil d'administration se félicite de la nomination d'une des leurs à la vice-présidence de la toute nouvelle section française de l'Association canadienne des infirmières[83]. Et la directrice se porte directement à la défense des intérêts des infirmières canadiennes-françaises, qui sont les seules à payer à la fois pour l'examen universitaire et pour leur enregistrement à l'AGMEPQ[84].

81. En 1947, 32 membres du personnel salarié sur 92, dont 9 infirmières, participent à ce fonds ; en 1948-1949, 287 membres dont 39 religieuses y participent. *AHSJ*, 20-23, Cercle d'étude « Les Glâneuses », janvier 1948.
82. *AHSJ*, 15-10, Université de Montréal, Gardes-Malades, 1922-1960, lettre de madame Beaubien au recteur de l'Université de Montréal, 20 avril 1940.
83. *AHSJ*, Canadian Nurses Association, 1924-1970.
84. Elle est en charge du cours d'infirmières de 1916 à 1919 pour devenir directrice de l'École des gardes-malades de l'hôpital Sainte-Justine en 1924 ;

Toutes ces interventions, même celles auprès de l'archevêque de Montréal, Mgr Charbonneau, pour réduire la quote-part des infirmières à l'AGMEPQ, n'aboutissent pas[85]. Nombreuses seront celles qui devront abandonner les examens universitaires au profit de l'enregistrement seulement. La stratégie de la direction de l'HSJ n'aura fait que retarder l'adoption d'un processus d'enregistrement unique à toutes les infirmières. Plus tard, en 1946, Justine Lacoste-Beaubien finira par s'y rallier ; elle ira même plaider auprès de la législature provinciale en faveur du projet de loi pour l'incorporation de l'AGMEPQ.

Les revendications syndicales des infirmières

La présence d'une communauté religieuse, qui tient à exercer les tâches de direction, pour reléguer toutes les autres tâches aux laïques, qu'elles soient infirmières ou bénévoles crée une situation particulière dont on finit par prendre conscience : « J'ai déjà constaté, écrit la supérieure, que les Nurses qui font leur stage dans des hôpitaux similaires prennent ailleurs une part beaucoup plus active au travail de la maison, et que la tâche des sœurs tient beaucoup plus de la surveillance et de la direction. Pourquoi ne pourrions-nous pas nous organiser ainsi à Ste-Justine[86] ? »

Et il n'est pas étonnant que ce soit sur la question de la rémunération et du statut professionnel que les revendications des infirmières apparaissent. Ces revendications entrent en totale contradiction avec la vision des dirigeantes, qui continuent de croire que l'hôpital rend un service aux femmes qui y accèdent comme soignantes. La directrice réitère cette conception des soins à la collation des diplômes : « Comme il vous serait facile, à vous [...] de donner une couple d'heures, deux fois la semaine, pour visiter les petits malades chez eux, ou selon vos dispositions, pour aider au travail considérable des écritures du Service Social de l'hôpital Ste-Justine[87]. »

vice-présidente de la section française de la CNA en 1940, elle sera aussi présidente de l'Alliance des infirmières de la Province de Québec de 1946 à 1949. *AHSJ*, Biographie, sœur Valérie de la Sagesse.

85. *AHSJ*, AGMEPQ, 20 novembre 1940.
86. *AHSJ*, Filles de la Sagesse (1909-1947), lettre, 17 juin 1920.
87. *AHSJ*, École des infirmières, Divers (1920-1957), communication de la présidente du conseil d'administration aux finissantes élèves gardes-malades, 10 juin 1925.

Même l'installation de nouvelles spécialités, qui requièrent un investissement de l'hôpital, se fait dans un esprit de bénévolat et de mission. C'est ce que découvre Marie Hepworth.

Marie Hepworth

L'infirmière Marie Hepworth est la fondatrice du service de physiothérapie, qu'elle dirige de 1924 à 1961. Inauguré en novembre 1924, avec l'accord du docteur Masson, le service requiert son travail bénévole. Après deux ans sans local et subissant la réticence des médecins, elle menace de démissionner. Contre toute attente, on lui offre un petit local, qu'elle peut occuper trois matinées par semaine, et un salaire de 60$ par mois. Le service ne cesse de croître par la suite. Même cette infirmière très qualifiée, formée au Boston City Hospital Training School for Nurses, doit gagner ses galons en faisant preuve de son esprit de dévouement pour la cause des enfants malades. Elle sera nommée directrice du service de physiothérapie de l'hôpital.

Déficitaire, l'hôpital doit compter sur le personnel stagiaire, les élèves et les bénévoles pour fonctionner. Ainsi, en 1931, les soins hospitaliers sont assurés par 104 élèves infirmières, 55 auxiliaires (infirmières bénévoles), 44 religieuses et 8 infirmières diplômées laïques[88]. À la différence des hôpitaux anglophones qui évoquent les problèmes budgétaires pour limiter la masse salariale, la direction de l'HSJ fait appel à la charité des gardes-malades. On engage des infirmières supplémentaires d'une manière ponctuelle[89]. À plusieurs occasions, on s'indigne du fait que les étudiantes ne font que douze heures de service par jour; ce qui, rappelle la présidente du conseil d'administration, inclut une heure et demie pour les repas, une heure de repos, une heure d'étude et une heure de cours, et ramène leur service à sept heures et demie.

88. *AHSJ*, AGMEPQ, 1920-1957, Rapport de la visiteuse des écoles de l'AGMEPQ sur l'hôpital Sainte-Justine, 26 mai 1931.
89. Par exemple, en mai 1932, le conseil d'administration annonce son désir de « faire l'engagement, pour le temps des vacances, de 10 gardes-malades supplémentaires, à partir du 15 juin, et de deux autres durant les retraites de religieuses soit à partir du 12 juillet » ; *AHSJ*, Filles de la Sagesse, Régie interne, 1923-1965, résolution du conseil d'administration.

Quant au salaire du personnel des soins infirmiers, il est variable. Ainsi, en 1939, le traitement des élèves infirmières se compare à celui qu'elles reçoivent à l'hôpital Saint-Luc : il est de 5$ mensuellement en plus du blanchissage complet. À Sainte-Jeanne-d'Arc et à l'Hôtel-Dieu, elles reçoivent le même montant et une partie du blanchissage. À Notre-Dame, c'est 7,50$ sans blanchissage. Au Royal Victoria, au General Hospital et au St. Mary's, les élèves n'ont aucune rémunération[90].

Les infirmières se plaignent d'être sous-payées. Une infirmière employée au département des rayons ultra-violets en 1938 gagne 45$ par mois alors qu'elle paie 28$ de pension mensuelle et doit en outre assumer les frais de transport pour se rendre à l'hôpital. L'hôpital refusera de lui accorder l'augmentation de salaire qu'elle demande et lui offre, à la place, les repas gratuitement[91].

L'hôpital doit tout de même procéder à des ajustements au milieu des années 1930. L'échelle des salaires varie selon qu'une garde-malade possède une formation spécialisée, et se compare aux autres hôpitaux francophones de Montréal. D'un minimum de 45$ par mois pour une garde-malade en service général, le salaire varie entre 75$ pour une garde-malade spécialisée en radiologie, 85$ en obstétrique et 120$ en massothérapie, la pension et le blanchissage étant dans ce cas compris.

La présence plus importante et plus diversifiée des infirmières s'accompagne également d'un changement au niveau des relations de travail. L'essor du syndicalisme aboutit à une formalisation des conditions de travail et transforme radicalement le fonctionnement de l'hôpital.

Le cas des infirmiers est à ce sujet intéressant. La spécialisation de l'institution comme hôpital pédiatrique et le caractère féminin de l'hôpital justifient Justine Lacoste-Beaubien dans son rejet de toute mixité. Si elle parvient à s'opposer à l'embauche d'un infirmier, recommandé par l'aumônier de l'Hôtel-Dieu[92], étant donné qu'on ne

90. *AHSJ*, École des infirmières, Divers (1920-1957), lettre du Conseil d'administration à madame Pierre-F. Casgrain 21 mars 1939.

91. *AHSJ*, Infirmières en service, Correspondance personnelle, 1908-1961, lettre au conseil d'administration, 12 août 1938.

92. Il adresse ce « jeune homme étudiant en médecine [qui] songe [...] faute de ressources [...] à prendre l'office d'infirmier régulier » ; *AHSJ*, Infirmiers

soigne que des enfants, elle devra s'assurer du service permanent des infirmiers à la salle d'opération et dans les salles privées, quelques années plus tard[93].

Le grand déménagement de 1957 dans les locaux actuels favorise l'essor des revendications des infirmières, qui demandent un encadrement professionnel[94]. Le litige concernant leur rémunération s'intensifie. Malgré un décret qui fixe à 66$ par semaine le salaire d'une infirmière, Sainte-Justine en versait cinq de moins. Un réajustement de salaire est également prévu rétroactivement au 30 décembre 1962. Une prime est aussi accordée aux infirmières en service régulier qui reçoivent un dollar par jour complet de travail pour avoir remplacé une sœur hospitalière pendant deux jours consécutifs.

Mais le conflit est plus profond. Les infirmières diplômées refusent cette entente et remettent en cause le travail des infirmières bénévoles, qui usurpent leur titre sans avoir leur compétence ; sans compter qu'elles effectuent bénévolement une tâche qui, selon elles, devrait être dûment rémunérée. Elles déposent une requête en reconnaissance syndicale auprès de la Commission de relations ouvrières de la Province de Québec au mois de mars 1963. L'accréditation est validée le 12 juin. Des négociations s'amorcent avec l'Alliance des infirmières de Montréal en juillet. Elle veut la rétroactivité des salaires au 1er février 1963, la classification des tâches et le maintien des avantages supérieurs à ceux accordés par la convention collective. Les négociations échouent et les infirmières de l'HSJ déclenchent la première grande grève des infirmières du Québec le 16 octobre.

Elles obtiennent la reconnaissance de leur statut, qui se traduit par la disparition du service d'infirmières bénévoles et par le réajustement de leurs salaires. Si elles gagnent du terrain, les grands gagnants de la grève sont les médecins. Le bureau médical fait ainsi son entrée au conseil d'administration, et le directeur général est désormais nommé. On y reviendra.

(1933-1958), lettre à l'hôpital Sainte-Justine d'un prêtre de l'Hôtel-Dieu, 6 juillet 1933.

93. On compte sept infirmiers le jour et trois la nuit à raison d'un travail permanent de neuf heures par jour et de 54 heures par semaine ; *AHSJ*, Gouvernement provincial. Commission provinciale d'enquête sur les hôpitaux de Montréal, 1941 à 1944, Questionnaire rempli par l'hôpital Sainte-Justine, avril 1942.

94. Nicolle Forget *et al.*, *op. cit.*, p. 155.

Ainsi, à la veille de la grève des infirmières, la direction de l'HSJ a perdu pied: l'ensemble de ses prérogatives a été progressivement miné par les changements successifs dans le système de santé. L'instauration du régime d'assurance-hospitalisation en 1962 annonce les problèmes de 1963. Paradoxalement, les plaidoyers de Justine Lacoste-Beaubien en faveur de l'hôpital privé contredisent ses demandes de soutien financier au gouvernement[95]. Le public ne voit plus la nécessité de souscrire puisque le gouvernement paie. Les notions de charité et d'assistance publique sont devenues des notions désuètes. Même les religieuses perçoivent un salaire en fonction de leur compétence au lieu de leur traditionnelle rémunération de 65$ par mois. Justine Lacoste-Beaubien quitte son poste en 1966, non sans avoir préparé l'élection de sa remplaçante, Marcelle Hémond-Lacoste, mais l'hôpital Sainte-Justine ne sera plus le même.

95. *Ibid.*, p. 152. On dégage des surplus budgétaires de 25 000$ par an jusqu'en 1925. Par la suite, les déficits s'accumulent pour atteindre 11 millions de dollars en 1960. Aline CHARLES, *op. cit.*, p. 44.

8 La contre-offensive des associations confessionnelles

Si les forces qui conduisent à la modernisation des soins infirmiers sont actives dans la communauté franco-catholique, les forces conservatrices se font également entendre à plusieurs reprises pour s'opposer aux législations envisagées par le milieu de la santé et le gouvernement du Québec. Les lois d'enregistrement (1920) et d'incorporation (1946) sont combattues au moment de leur adoption par certains membres du clergé et par des associations catholiques d'infirmières. Cette résistance à la réforme des soins infirmiers se fait sentir essentiellement dans les débats qui ont lieu au sein des associations d'infirmières ; si cette opposition ne semble pas très efficace, c'est qu'à Montréal la plupart des infirmières employées par les hôpitaux catholiques ont dû tenir un certain nombre de débats pour savoir quelle position adopter. Cette difficulté est particulièrement perceptible à l'HSJ, par exemple, où des forces contraires finissent par engendrer une situation hybride, qui devient vite explosive. Pour comprendre la transformation de ces associations d'infirmières locales en de puissantes organisations syndicales, capables de déclencher une grève nationale, il faut étudier en profondeur leur histoire respective, car ce sont elles qui désormais cherchent à établir les rapports de force en leur faveur.

Il s'agit donc dans ce chapitre d'élucider la nature des forces en présence, par l'analyse des associations qui sont censées représenter les infirmières. Une véritable bataille a lieu où s'opposent, au nom de la modernisation des soins, des tendances antagonistes. L'étude de l'Association Jeanne-Mance (association des infirmières diplômées de l'Hôtel-Dieu de Montréal — AJM) fournit le cas type d'une association maison, réfractaire à l'organisation plus large des infirmières, et à leur regroupement dans une corporation dirigée par des laïques. La mise sur pied de l'Association catholique des infirmières canadiennes (ACIC), qui jouera un rôle décisif comme lieu de regroupement des infirmières franco-catholiques à Montréal entraîne la création d'autres associations catholiques concurrentes à Québec.

Leur étude détaillée permet de mieux comprendre les enjeux auxquels les infirmières franco-catholiques doivent faire face et les stratégies utilisées par l'Église pour maintenir un certain pouvoir sur la profession et repousser d'autant l'entrée en vigueur de la loi de 1946.

Plusieurs questions se posent alors aux infirmières. Sur quelle base doivent-elles se regrouper ? Par hôpital, par confession, par affinité professionnelle ? À quels objectifs particuliers leur association doit-elle répondre ? Confessionnels, corporatifs, amicaux, syndicaux ? Ces questions seront abordées de façon différente par chacune des associations d'infirmières, nombreuses à vouloir représenter toutes les infirmières et confrontées à la présence massive de l'AGMEPQ. L'histoire mouvementée de ces associations témoigne des difficultés rencontrées par la promotion de l'idéal confessionnel et en même temps par le désir d'un modèle identitaire.

L'Association Jeanne-Mance de l'Hôtel-Dieu de Montréal

L'Association des gardes-malades diplômées de l'Hôtel-Dieu de Montréal est fondée en 1917 et placée sous le patronage de Jeanne Mance, fondatrice de l'hôpital. L'initiative en revint à sœur Beaupré, directrice de l'école des gardes-malades, ainsi qu'à A. Déland et à Gabrielle Brossard. Dès 1917, cette association demandait aux autorisés :

> [...] de vouloir bien afficher leurs noms sur un tableau au parloir de l'hôpital afin qu'au besoin, elles puissent être appelées pour le besoin de l'Hôtel-Dieu et aussi à la demande des médecins qui requéraient leurs services[1].

1. *ASHSJHDM*, Correspondance, lettre de Gabrielle Brossard, présidente de l'Association Jeanne-Mance à mère Lacas, supérieure, le 17 décembre 1932.

La réponse de mère Lacas, en 1933, confirme les préjudices subis par celles qui ne sont pas des « gardes spéciales ». Car selon elle, il faut laisser au médecin et au patient le loisir d'exprimer leurs préférences quant au choix des gardes. « Le temps ne semble pas opportun de faire aucun changement dans l'hôpital en ce qui concerne les employés[2]. » Le choix d'un nom pour l'association suscite à nouveau un débat :

> le mot infirmière est plus précis que celui de garde-malade puisque par infirmière on entend une personne possédant un diplôme tandis que garde-malade veut dire personne auprès d'un malade[3].

L'attachement au rôle traditionnel basé sur l'identité féminine et la mission apostolique est clairement identifié au nom de « garde-malade », tandis que le nom d'« infirmière » signifie l'acquisition d'un statut professionnel basé sur des exigences académiques, à l'instar du nursing. Malgré les hésitations des membres du conseil exécutif, le nom plus moderne d'« infirmière » est retenu par l'« Association catholique des infirmières canadiennes » (la portée canadienne recueillant un accord unanime). Le projet vise à rassembler les catholiques entre elles ; toutefois les filiales anglophones catholiques sont invitées à s'y joindre, même si aucune anglo-catholique ne se trouve parmi les membres de l'ACIC tout au long de la période étudiée. Enfin, la recherche de prérogatives professionnelles se manifeste par le soutien officiel de l'ACIC à l'AGMEPQ. La fondation de l'ACIC à Montréal répond à « ce que l'on pourrait appeler la section canadienne-française des gardes-malades enregistrées[4] ». Le lien qu'elle entretien avec l'AGMEPQ ne manquera pas cependant de poser des problèmes.

2. *ASHSJHDM*, Correspondance, lettre de mère Lacas à Gabrielle Brossard, 9 janvier 1933. La réaction de l'AJM ne se fait pas attendre. Le 13 septembre 1933, Gabrielle Brossard annonce officiellement l'ouverture d'un registre d'appel de « service privé » pour les gardes-malades, qu'elle tiendra chez elle. Ce projet fait l'unanimité des membres du conseil.
3. *ASHSJHDM*, Livre des minutes de l'Association Jeanne-Mance, 1921-1938 ; assemblée mensuelle du 10 avril 1935.
4. Mais les hésitations sont grandes et les avis partagés. Le projet d'unir les gardes-malades catholiques dans un but confessionnel et professionnel répond à la volonté d'avoir une force franco-catholique séparée de l'AGMEPQ, qui regroupe les services offerts à cette population. Finalement, l'intégration à l'AGMEPQ ne sera pas retenue.

Peu avant la fondation de l'Association canadienne des infirmières catholiques (ACIC)[5], le 10 avril 1935, on souligne encore le fait que le projet d'association catholique « ne fut jamais abandonné, car il se révèle aujourd'hui plus fort que jamais. Certes, l'Association catholique « est, bien entendu, absolument indépendante de celle déjà existante, c'est-à-dire l'Association des gardes-malades enregistrées de la Province de Québec et que de l'avis général, nous devons faire partie de cette dernière[6] ».

Constituée en syndicat professionnel le 22 février 1936, l'ACIC doit indiquer la citoyenneté des membres (tous les membres doivent être « sujets britanniques »), leur âge (doivent être « âgés de 16 ans et plus ») et leur statut civil (les membres doivent être libres, c'est-à-dire non mariés)[7]. Le fonctionnement interne de l'ACIC comprend trois niveaux de décision et fait une large place aux membres du clergé[8]. Le conseil exécutif, composé de huit membres, est élu par le grand conseil et se réunit une fois par mois. Cette instance supérieure possède le pouvoir d'émettre des règlements de régie interne pour assurer la bonne administration de l'organisation, d'admettre, de refuser ou d'exclure des membres et de former des sous-comités. Le conseil exécutif doit exécuter les décisions de l'assemblée générale ou du grand conseil auxquels il rend compte de son administration. L'assemblée générale annuelle, convoquée par la présidente du comité exécutif, a un pouvoir décisionnel. En outre, quatre sous-comités ont pour tâche de réaliser les buts de l'Association qui sont de « faire de l'action catholique, promouvoir et sauvegarder les intérêts professionnels, sociaux, moraux et économiques des infirmières ». Le

5. Ni association professionnelle, ni corporation confessionnelle, l'ACIC sera un syndicat.
6. *ASHSJHDM*, Livre des minutes de l'Association Jeanne-Mance, 1921-1938, Assemblée mensuelle du 10 avril 1935.
7. *ASHSJHDM*, Historique du registre Ville-Marie.
8. Le grand conseil est composé de l'aumônier-directeur et de l'assistant aumônier-directeur nommés par l'Archevêque de Montréal, d'une représentante de chaque amicale du diocèse, d'une représentante des différentes communautés religieuses hospitalières, de deux représentantes des infirmières qui ne font pas partie d'une amicale, des présidentes des sous-comités permanents et des directrices des œuvres permanentes de l'ACIC. L'aumônier-directeur et son assistant sont membres ex-officio de toutes les instances et des comités qui sont formés.

comité d'action catholique organise des cercles d'études catholiques dans les milieux où l'on trouve des infirmières. Le comité d'étude des besoins de l'infirmière étudie les conditions d'exercice de la profession autant au niveau du service privé, du service institutionnel, qu'au niveau de l'hygiène publique. Ce comité vise également à assurer un appui et un soutien aux infirmières en organisant des cours ou des conférences afin d'aider les membres dans leurs milieux respectifs d'intervention. Enfin, le quatrième comité de renseignements du bureau de régie civile permet aux membres d'être en règle.

Si l'ACIC visent à combler des lacunes, elles visent en réalité à rétablir le contrôle défaillant des religieuses sur les infirmières. Les religieuses ne sont déjà plus présentes au sein du conseil exécutif, puisque selon sœur Allard, « c'est une Association plutôt de gardes-malades laïques[9] ». Propriétaires de la plupart des hôpitaux, celles-ci sont insensibles aux questions salariales, et ne peuvent pas vraiment représenter adéquatement celles qui revendiquent « bien timidement d'abord », auprès des administrations hospitalières et du gouvernement, des augmentations salariales. La question de la représentation de l'AGMEPQ est celle qui pose problème.

À Montréal, il se crée très vite une sorte de division des tâches entre l'ACIC et l'AGMEPQ. L'ACIC n'est pas, malgré ses prétentions, une association à caractère professionnel. Elle est avant tout une organisation confessionnelle d'infirmières francophones, qui renvoie à l'AGMEPQ tout problème professionnel ou toute question nécessitant une intervention en vue d'augmenter le prestige des soins infirmiers, et d'améliorer les salaires et la formation. Même les questions salariales, qui sont du ressort d'un syndicat, ne semblent pas pouvoir être réglées par l'ACIC. Ainsi, en entretenant des liens

9. L'ACIC est composée des représentantes de six communautés religieuses (les sœurs de la Charité de Montréal, les hospitalières de Saint-Joseph, les sœurs de la Providence, les Filles de la Sagesse, les sœurs de la Miséricorde, les sœurs de Saint-François d'Assise) et des déléguées provenant des amicales de gardes-malades diplômées de divers hôpitaux de Montréal et des environs (Hôtel-Dieu de Montréal, hôpital Sainte-Justine, hôpital Notre-Dame, hôpital Sainte-Jeanne d'Arc, hôpital Saint-Joseph Lachine, hôpital de la Miséricorde, hôpital du Sacré-Cœur, hôpital Providence Montréal-Est, hôpital Saint-Jean-de-Dieu, sanatorium Prévost et des hôpitaux extérieurs : Sherbrooke et Trois-Rivières. (*ASHSJHDM*, Livre des minutes de l'ACIC, 1935-1941 ; première assemblée du grand conseil, 29 octobre 1935.)

étroits avec l'association provinciale, l'ACIC affirme sa spécificité, par l'autonomie de son organisation, de sa langue et de sa religion. Encore en 1945, la présidente de l'association catholique confirme l'étroite collaboration que doivent développer entre elles les infirmières de « ces deux groupes ethniques, régis par les mêmes lois provinciales ». Toutefois, ajoute-t-elle, « le groupe catholique [...] doit toujours s'affirmer comme tel, soit qu'il accepte une recommandation, soit qu'il ait à la modifier, soit qu'il ait à l'énoncer lui-même. Voilà [...] en quelques mots notre raison d'exister comme groupe distinct[10]. »

L'ACIC ne réussira pas toutefois à avoir un impact sur l'organisation des soins infirmiers, à Montréal. En fait, le modèle professionnel anglo-protestant est déjà largement accepté par les infirmières montréalaises de toutes origines, même si les différences ethno-linguistiques restent présentes. Ce qui n'est pas le cas à Québec, où la bataille va se déplacer, créant ainsi un autre front de division, entre les infirmières canadiennes-françaises de Montréal et de Québec, et entre les anglophones de Montréal et les francophones de Québec.

Il est clair qu'une première phase marquée par l'assimilation de l'Association aux visées des sœurs hospitalières, succède une seconde pendant laquelle les infirmières diplômées cherchent à reprendre l'initiative. Cette période est celle d'une plus grande visibilité des infirmières sur le plan des revendications des conditions de travail, contrôle du registre, affectation des montants de cotisation à leurs besoins et tentative de regroupement national. À ce titre, la répartition des tâches entre l'AGMEPQ et les autres associations et amicales est entrevue comme salutaire et comme bénéfique aux intérêts des infirmières.

Tout en respectant leur autonomie respective, les conseils exécutifs de l'AJM et de l'ACIC ont suivi de très près les activités de l'AGMEPQ et encouragent leurs membres à participer aux élections annuelles. Le conseil exécutif de l'AJM supprime même certaines assemblées mensuelles pour permettre à ses membres d'aller voter à l'AGMEPQ, leur suggérant, en certaines occasions, un choix de vote. Ajoutons ici que selon les règlements de l'AJM de 1934, l'inscription au registre requiert d'être membre de l'AJM, d'être diplômée de

10. *ASHSJHDM*, Livre des minutes de l'ACIC, 1935-1941, 9e assemblée annuelle, 5 avril 1945, allocution de aadame la présidente.

l'Hôtel-Dieu et de faire partie de l'AGMEPQ. L'Association en sort renforcée, même si les affiliations nombreuses posent certains problèmes, comme celui des cotisations (une somme de 25¢ par membre sera prélevée sur la cotisation annuelle de l'Association versée à l'ACIC). Ouverte au projet d'enregistrement fédéral, ou d'une maison de gardes-malades, l'Association veut être sur tous les fronts. Gabrielle Brossard conservera son poste de présidente « pour le bon intérêt de l'Association, car la prudence doit être observée à propos d'un tel changement[11] ».

Cette volonté d'association à établir des ponts avec les autres regroupements, quels qu'ils soient, sera bien vite contrariée par les ambitions hégémoniques des autres association d'infirmières catholiques, surtout de Québec. La volonté de remplacer l'AGMEPQ par une autre organisation, dont la direction sera catholique, est à la source du conflit.

Les associations catholiques d'infirmières de Québec

Afin de comprendre les tentatives d'alliance entre les associations catholiques de Québec et de Montréal, il faut d'abord situer les associations catholiques de Québec, l'Association des gardes-malades licenciées (AGMCL) et l'Association des infirmières catholiques du Canada (AICC). Furieuses de voir leurs prérogatives leur échapper, les sœurs de la Charité de Québec réagissent à la création de l'AGMEPQ, association libre et non confessionnelle de Montréal, en fondant l'AGMCL, en 1928.

Le processus de fondation est sinueux. S'appuyant sur les directives pontificales et épiscopales de *L'Action Catholique*, l'abbé Chapleau, aumônier-fondateur de l'AGMCL, décide avec certaines communautés religieuses de fonder un regroupement d'infirmières. Ces dernières obtiennent le vote du Bill 25 qui modifie la Charte des sœurs de la Charité de Québec et les dote du pouvoir de délivrer une licence aux infirmières. Si, dans le cadre de cette loi, les autres congrégations religieuses, dont les écoles de gardes-malades affiliées à l'Université Laval, échappent à la nécessité de l'enregistrement, elles se mettent également en marge du mouvement national, en formant

11. *ASHSJHDM*, Livre des minutes de l'Association Jeanne-Mance, 1921-1938 ; réunion du conseil exécutif, 11 mars et 15 septembre 1936.

des infirmières licenciées qui ne pourront exercer qu'à Québec. Ce choix ne s'attire pas l'approbation des infirmières, même à Québec[12], car il institue deux catégories de soignantes.

L'épiscopat riposte alors en prouvant, enquête à l'appui, que même avec un tel enregistrement, les infirmières ne sont pas automatiquement embauchées. Selon cette enquête, commandée à l'abbé Alfred Chamberland par l'Archevêque de Québec au début des années 1930, les directions hospitalières de Toronto, St. John, Hartford et Colombus exigent que les infirmières soient « enregistrées » et fassent des stages de trois mois à un an, avec obligation de passer des examens. Enfin, l'étude des avocats Baillargeon et J.-Alfred Prévost, ainsi que celle de Baillargeon, Belleau et Fortier commandée par la Conférence de Québec de l'Association des hôpitaux catholiques, montrent qu'« au point de vue légal [...] les titres que confèrent la licence et l'enregistrement ont absolument la même valeur[13] ». En fait, ces arguments ne suffisent pas à rallier les infirmières au sein de l'AGMCL. Les autorités ecclésiastiques sous-estiment leur résistance. Le principal instigateur de ce projet, l'abbé Chapleau, avouera lui-même son impuissance, reprochant aux infirmières leur division. L'AGMCL est néanmoins incorporée selon la Loi des syndicats professionnels passée en 1924, tout comme le sera l'ACIC en 1936, mais chacune connaîtra dans son domaine, une évolution et des orientations différentes.

L'AGMCL se dote de nobles objectifs : l'étude, la protection et le développement des intérêts professionnels, économiques, sociaux et moraux de ses membres, ainsi que la formation d'un corps de gardes-malades parfaitement préparées au soin des malades, à la diffusion des préceptes de l'hygiène et de la salubrité publique.

Au conseil exécutif siègent des laïques élues par des assemblées générales, tandis que l'administration revient à des religieuses salariées et déléguées par les sœurs de la Charité. La mainmise des sœurs

12. Les écoles suivantes sont affiliées à l'AGMCL : hôpital Saint-François d'Assise, hôpital l'Enfant-Jésus, hôpital Saint-Sacrement, hôpital Saint-Michel-Archange, hôpital Saint-Luc (hôpital privé), hôpital Sainte-Marie (hôpital privé). Cependant, deux hôpitaux avaient déjà opté pour l'affiliation à l'AGMEPQ (hôpital Saint-Joseph de Rivière-du-Loup et hôpital Saint-Joseph de Trois-Rivières).

13. *Bulletin des gardes-malades catholiques*, vol. 1, n° 2, février-mars 1934, p. 34-37, cité par Germain, *op. cit.*, p. 98.

de la Charité sur les destinées de l'Association entraîne des réactions de méfiance de la part des infirmières, qui ont peur d'être « dominées » et « assujetties[14] ». Certaines infirmières laïques, et même des religieuses de Québec, sympathiques à l'AGMEPQ, élisent à la tête de l'Association une des leurs, Maria Beaumier. Celle-ci ne sera pas réélue pour un second mandat, d'autres infirmières voulant à tout prix supplanter l'AGMEPQ. L'histoire de l'AGMCL sera teintée de cette ambivalence.

Créée pour faire échec à l'AGMEPQ, l'association de Québec veut aussi couvrir les préoccupations professionnelles des infirmières catholiques de la province. Cette ambition de défendre les seuls intérêts des infirmières canadiennes-françaises signifiait sa marginalisation régionale, étant donné la concentration des infirmières anglophones à Montréal. Bientôt consciente de ses limites et des nouveaux problèmes qu'elle suscite, l'AGMCL dut apporter en 1934 des amendements à ses statuts. D'abord, elle devra désormais accepter toute diplômée d'une université catholique de la province, et non plus seulement celles venant d'une école affiliée à l'Université Laval. Ensuite, plusieurs diocèses pourront créer des sections locales de l'AGMCL. Enfin, cette association pourra former une union provinciale avec d'autres associations similaires, ouvrant ainsi la porte aux infirmières enregistrées qui en avaient été exclues en 1929 (sous prétexte de la concurrence avec les « licenciées[15] »). Malgré ces aménagements, les religieuses doivent encore faire face aux accusations de monopole qu'elles continuent d'exercer sur la profession. Les communautés religieuses qui dirigent les écoles d'infirmières fournissent aux élèves une formation de trois ans et délivrent des diplômes, mais « emploient un nombre infime de gardes-malades diplômées[16] ». Ont-elles peur de la concurrence que leur feraient les infirmières diplômées pour les postes de direction qu'elles occupaient dans les hôpitaux ? Les innombrables difficultés auxquelles fait face l'AGMCL, par son régionalisme, ses prétentions à faire concurrence à l'enregistrement par l'octroi de licences, son orientation professionnelle en même temps que syndicale la conduisent à réviser sa position initiale

14. Germain, *op. cit.*, p. 54.
15. *ASCQ*, Procès-verbaux de l'AGMCL, assemblée des conseillères de l'AGMCL, 16 mai 1929.
16. Germain, *op. cit.*, p. 84.

et à chercher des alliances. Avec ses 153 membres en 1936, elle opte pour le ralliement à son organisation concurrente, l'Association des infirmières catholiques du Canada.

L'Association des infirmières catholiques du Canada

En 1936, la question des organisations d'infirmières est portée devant les plus hautes autorités de l'Église. Devant la confusion qui régnait vis-à-vis des deux associations de gardes-malades de la province, et surtout devant la préférence accordée à l'enregistrement par une majorité de religieuses et de laïques, le cardinal Villeneuve, du diocèse de Québec, nomme une commission d'enquête et réitère ses directives :

1. L'Association des gardes-malades catholiques licenciées répondant pleinement dans sa constitution aux vœux de l'Église devra pouvoir continuer de poursuivre sa double fin, professionnelle et morale ;
2. En principe, c'est elle qu'il y a lieu de recommander à toutes les infirmières catholiques. Les religieuses qui dirigent des hôpitaux devraient se faire un devoir de la recommander sincèrement et avec persévérance, quoique prudemment, pour soutenir l'action de l'Église ;
3. Il semblerait juste que les religieuses à la tête des hôpitaux emploient de préférence, comme gardes-malades diplômées, des licenciées (enregistrées ou non) ;
4. On s'abstiendra cependant, à moins de mandat de l'ordinaire, de condamner comme de louer formellement l'Association des gardes-malades enregistrées ;
5. Enfin, on laissera aux infirmières la faculté de s'enregistrer et, à cette fin, les hôpitaux adopteront la pratique de s'enregistrer eux-mêmes, sans incliner pourtant les gardes à l'enregistrement ;
6. Il est désirable néanmoins que les infirmières catholiques enregistrées fassent partie d'une association catholique professionnelle, qui protégera leur foi et leur permettra de recevoir les directives catholiques concernant leur profession ;
7. L'Association des gardes-malades catholiques licenciées devra faire son entrée dans les écoles de gardes-malades ;
8. Toute discussion envenimée devra cesser, et conformément aux exigences de la doctrine religieuse, toutes les gardes-malades catholi-

ques s'appliqueront à progresser dans l'esprit chrétien autant que dans la compétence professionnelle, et qu'elles se rendront ainsi aptes à devenir non seulement d'habiles infirmières, mais de véritables apôtres auprès des malades et dans leurs milieux respectifs[17].

Bien que le cardinal veuille valoriser l'AGMCL, il doit reconnaître la place qu'occupe l'AGMEPQ dans l'espace socioprofessionnel des infirmières. Ce recul ne se fait pas sans mal, compte tenu du climat tendu dans lequel toutes ces questions sont débattues, et des efforts déployés par les dirigeants de l'AGMCL pour assurer leur existence, comme en témoigne ce rapport :

Si l'une de vous se présentait au Jeffrey Hale pour y donner ses ordres, même au nom d'une association, on ne tarderait pas à lui montrer la porte en disant : « Comment, une catholique oser venir nous conduire ? allons donc ! » Pourquoi nos hôpitaux catholiques tolèreraient-ils de recevoir des ordres des gardes-malades protestantes ? On donne pour excuse que les communautés de Montréal ont toutes accepté le joug. Mais il n'y avait pas d'autre association alors ; elles en souffrent maintenant, mais les médecins sont presque tous pour l'enregistrement. Cependant, Mgr Gauthier a dit à Mgr Villeneuve : « Marchez, nous suivrons[18]. »

En 1940, devant l'évidence de l'échec de l'AGMCL, l'abbé Noël Dion, aumônier de l'hôpital Saint-François d'Assise, rejette à son tour la faute sur les infirmières. Il déclare au congrès biennal de l'Association catholique des hôpitaux : « [...] si la formation morale et sociale des religieuses hospitalières était ce qu'elle doit être, on ne verrait pas préférer une association neutre [...] et tenir en suspicion une association catholique répondant pleinement aux directives pontificales[19]. »

Malgré tout, les pressions restent très fortes et les dirigeantes de l'AGMCL ne s'avouent pas vaincues. Inspirées des directives pontificales et épiscopales et appuyées par le Comité international des associations catholiques d'infirmières, elles créent, en 1936, l'Association

17. *BGMC*, vol. 2, n° 4, juillet-août 1935, p. 76, cité par GERMAIN, *op. cit.*, p. 114.
18. *ASCQ*, Procès-verbaux de l'AGMCL, 8e assemblée générale, 22 novembre 1932, p. 76.
19. GERMAIN, *op. cit.*, p. 132.

des infirmières catholiques du Canada (AICC), dans l'espoir encore de remplacer l'AGMEPQ. Les dirigeantes de l'AGMCL poursuivront les activités de cette association, pour ne pas perdre leur incorporation, selon la Loi des syndicats professionnels, et assumeront en tant que dirigeantes de l'AICC la tâche de faire l'unité des groupements d'infirmières catholiques du Québec et du Canada. Les activités des deux associations sont intimement imbriquées jusqu'en 1955 environ ; on retrouve, par exemple, les mêmes militantes au conseil exécutif de l'AGMCL et à celui de l'AICC. Toutefois, sous l'emprise de l'AICC, l'AGMCL s'inscrira désormais, selon la volonté des autorités religieuses, comme « agente d'affaire », ce qui donnera lieu, en 1957, à la création de la Fédération des AGMCL et, depuis les années 1960, à l'existence de la Fédération des syndicats professionnels des infirmières et infirmiers du Québec (SPIIQ), véritables syndicats d'action catholique des infirmières et infirmiers du Québec. Quant à l'AICC, organisation incorporée en vertu des dispositions de la seconde partie de la loi fédérale des compagnies de 1934, elle s'orientera plutôt vers une action de reconnaissance des droits catholiques de ses membres, ce qui contribuera à augmenter « leur esprit professionnel, social et religieux », et abandonnera tout espoir de concurrencer l'AGMEPQ puisque, avec la création de l'AICC, « la licence devient caduque ». Désormais, la direction de l'Association « canadienne », en accord avec les autorités épiscopales, invitera les infirmières de Québec à recourir à l'enregistrement. « On aura recours à l'enregistrement pour les avantages matériels de la profession. Même là, un groupement plus important de catholiques serait profitable[20]. » Sans jamais vouloir avouer son impuissance, l'AICC a perdu ses membres, puisque les quatre cinquièmes des infirmières enregistrées à l'AGMEPQ sont canadiennes-françaises. Il faut voir dans ce débat l'échec d'une stratégie identitaire qui ne prend en compte l'aspect professionnel qu'après celui de la langue ou de la religion.

À aucun moment cette stratégie ne trouve des appuis substantiels auprès des infirmières ; les effectifs de l'AGMCL et de l'AICC, en comparaison avec ceux de l'ACIC et de l'AGMEPQ, en témoignent. Le membership de l'AICC est de beaucoup inférieur à celui de

20. *AICC*, Procès-verbaux, 1943-1946, p. 2-3, cité par Germain, *op. cit.*, p. 168.

Tableau 8.1 Effectifs comparés des associations d'infirmières au Québec 1936-1945

ANNÉES	AGMCL	AICC	ACIC	AGMEPQ
1936	153	4	–	3 531
1937	129	14	–	3 700
1938	231	33	1 112	3 870
1939	224	96	1 430	4 064
1940	221	112	1 622	4 167
1941	202	93	822	4 232
1942	166	102	954	4 370
1943	–	215	–	4 950
1944	–	301	1 193	4 660
1945	–	545	1 251	5 258

Sources : ASCQ, Annales... I et II, passim, cité par GERMAIN, *op. cit.*, p. 156, 241. ASHHDM, Livre des minutes de l'ACIC, 1935-1941, p. 85, 112, 129 ; 1941-1949, p. 20, 27, 123, 143. AGMEPQ, Rapport annuel de la secrétaire-registraire, 1936-1946.

l'AGMCL, qui est lui-même bien en deçà des effectifs potentiels d'infirmières à Québec (en 1941, on dénombre 251 infirmières graduées dans la ville de Québec).

Une alliance impossible

Si la question de l'enregistrement semble être réglée, qu'adviendra-t-il des associations confessionnelles qui existent désormais à Montréal et à Québec et dont les objectifs de regroupement des infirmières catholiques à travers le Canada sont tellement semblables qu'on arrive mal à les distinguer ? Bien que l'ACIC ait été formée quelques mois avant l'AICC, cette dernière développera rapidement une attitude hégémonique à l'égard des infirmières catholiques du Québec et du Canada. Dès 1937, l'AICC tente de rallier les associations d'infirmières catholiques des diocèses de Trois-Rivières et de Montréal, tandis que l'expansion en direction d'autres provinces du Canada, notamment au Nouveau-Brunswick et dans l'Ouest canadien, ne se réalisera qu'à partir de 1958 avec des sections en Saskatchewan, en Ontario et dans les Maritimes. Les rapports entre l'AICC et l'ACIC, marqués par la concurrence entre Montréal et Québec, reflètent également des objectifs divergents. À Québec, la solidarité professionnelle semble s'exprimer par l'affiliation à l'AGMEPQ et la dimension « religieuse » de la vocation ; à Montréal, les catholiques, liées aux anglophones protestantes, mettent plutôt l'accent sur la formation comme modalité d'avancement professionnel.

Mais la situation n'était guère idéale, et en 1939, l'AICC invite officiellement l'ACIC à joindre ses rangs. Les réticences, dues à la question du contrôle d'une nouvelle association, ne sont levées que tardivement, sous la pression intense de l'épiscopat, inquiet devant la baisse constante des effectifs de l'ACIC. Finalement, le 26 septembre 1943, à la première assemblée conjointe des comités exécutifs de l'ACIC, on décide que le but est de « travailler d'une manière catholique en union avec toutes les associations d'infirmières catholiques du Canada fédérées sur une base diocésaine[21] ». À cette assemblée, deux grandes décisions sont prises. Un comité central composé de deux représentantes par diocèse dans le Canada, dirigera l'association dont le siège social sera à Québec. Une revue des infirmières de Québec qui aurait pour nom *Le Bulletin des gardes-malades catholiques* (BICC) deviendrait l'organe officiel de l'Association. On entérine aussi la résolution conférant à l'AGMEPQ la représentation professionnelle de toutes les infirmières : « Sur la demande de son Éminence le Cardinal Villeneuve, toutes les infirmières devraient s'enregistrer dans leur association professionnelle qui s'occupe du point de vue technique[22]. » Si les désirs du président d'assemblée de cette rencontre conjointe, l'abbé Louis-Émile Hudon — troisième aumônier de l'AGMCL et de l'AICC — était de voir fonctionner la nouvelle association dès septembre 1944, les réticences et les reculs de l'ACIC ne permettront pas la réalisation de ce vœu avant 1953. En fait, ces résolutions cachent mal l'intensité des déchirements subis au cours de ces années. Ils ressurgissent à propos du *Bulletin* ; l'ACIC fait encore des suggestions à ce sujet en décembre 1943 pour que trois pages de la revue soient réservées à des articles venant de Montréal, qu'un comité de censure soit formé dans chaque diocèse pour les sujets à teneur professionnelle et que l'ACIC collabore

21. *ASHSJHDM*, Assemblée conjointe des comités exécutifs de l'ACIC et de l'AICC, 26 septembre 1943.
22. *Ibid.*

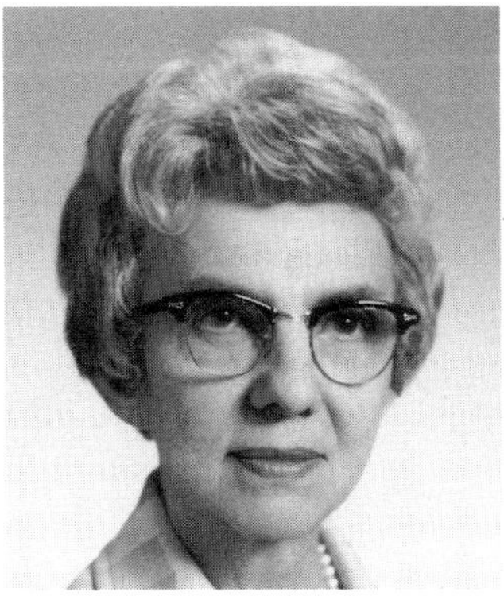

Helena F. Reimer, secrétaire registraire de l'AIPQ, puis AIIPQ, de 1959 à 1980, AOIIQ.

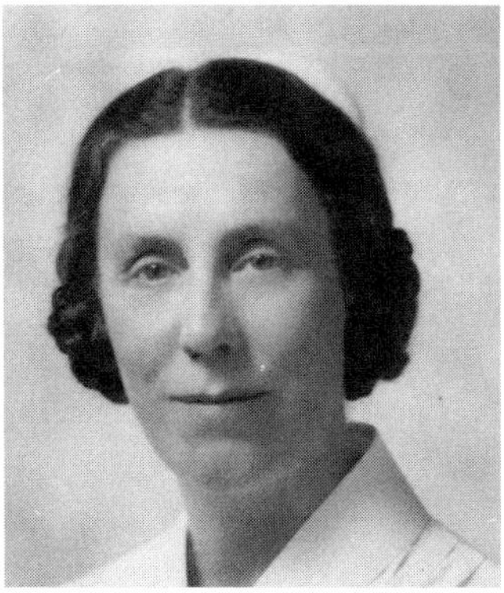

Miss Ellen C. Flanagan, présidente de l'AIPQ de 1940 à 1947, AOIIQ.

pendant un an au *Bulletin* « par des articles solides et censurés en tâchant de garder nos idées ». Après un an, la situation devra être réévaluée.

L'ACIC n'est pas convaincue des aspects positifs d'une telle alliance avec les licenciées de Québec. À la demande du Grand Conseil de l'ACIC, mère Allard, de l'Hôtel-Dieu de Montréal, émet l'opinion que l'ACIC ne doit pas être « englobée par une association fédérée; au contraire, elle doit garder ses idées. Dans une telle association, ajoute-t-elle, il faudra surveiller la rédaction des clauses et les changements de la charte[23]. »

De 1943 à 1946, les relations de l'ACIC et de l'AICC seront empreintes de méfiance. Les principaux éléments du litige concernent la présence des religieuses au conseil central de l'AICC, la teneur des articles parus dans le *BICC*, l'administration du secrétariat général de l'AICC, la question d'une association catholique professionnelle, de projet de loi des infirmières visant à constituer une profession autonome, la défense des intérêts économiques des infirmières, etc. Pris un à un, ces points révèlent des oppositions de fond, dont l'enregistrement reste la pierre d'achoppement. Toutes les questions mineures deviennent objet de litige.

23. *ASHSJHDM*, ACIC, 17e assemblée du grand conseil, décembre 1943.

Alors qu'à Québec les religieuses dirigeaient l'association, à Montréal, elles avaient décidé de laisser la place aux laïques au conseil exécutif de l'ACIC[24].

Il en va de même pour les articles concernant l'enregistrement dans le *Bulletin*. En décembre 1944, soit dix mois après la première publication conjointe du *BICC*, les différences d'orientation entre les deux groupes d'infirmières catholiques (Montréal-Québec) refont surface pendant la période 1928-1943. Identifiée à l'AGMEPQ et aux intérêts professionnels des infirmières, l'ACIC communique une proposition de son conseil exécutif à insérer dans le *Bulletin*, pour que « l'AGMEPQ devienne le seul agent autorisé à traiter toutes les questions se rapportant aux intérêts professionnels de toutes les infirmières faisant partie de cette association[25] ». Pour celles qui nourrissent toujours l'espoir de déloger l'AGMEPQ, et qui sont à la direction du journal, les « licenciées » de Québec, l'article est une hérésie. Soumis aux autorités de l'Église pour approbation, il est publié intégralement, avec une mise au point de la rédaction signalant que l'AGMCL est incorporée selon la Loi des syndicats professionnels et est « reconnue par les autorités religieuses et gouvernementales » pour défendre les intérêts économiques des infirmières[26].

Même l'administration du secrétariat général, dont le siège social est à Québec, a été contestée par l'ACIC. L'affrontement s'est produit à la suite de l'annulation par Québec de l'Assemblée Générale de l'AICC qui devait avoir lieu à Québec en septembre 1945[27]. Les

24. *ASHSJHDM*, ACIC, 19e assemblée du grand conseil, février 1945.
25. *ASHSJHDM*, ACIC, 88e conseil exécutif, décembre 1944.
26. *Bulletin des infirmières catholiques du Canada*, mai-juin 1945, p. 100, cité par Germain, *op. cit.*, p. 181.
27. On peut se demander pourquoi l'assemblée générale a été annulée et par qui. Comment cette décision d'annuler une assemblée générale a-t-elle pu venir de Québec, alors que le conseil central est composé de trois membres dont deux, la présidente et la vice-présidente, sont de l'extérieur de la ville ? Le conseil central de l'AICC est composé de la présidente, Germaine Latour, de la vice-présidente, Alice Benoît, présidente de l'Association du diocèse de Trois-Rivières et de la secrétaire, Rose Rouleau Renaud, secrétaire de l'AICC du diocèse de Québec. Le secrétariat général étant situé à Québec et sous la responsabilité d'une infirmière « licenciée » de l'AICC-Québec, il y a tout lieu de croire que cette personne a pu subir de fortes pressions de son milieu.

hostilités sont ouvertes, et la présidente de l'ACIC suggère au conseil exécutif de se séparer[28].

Le débat refait surface à propos du projet de loi des infirmières. Lors d'une rencontre des évêques à Saint-Hyacinthe, réunissant les aumôniers des associations catholiques d'infirmières du Québec, le père Blondeau, aumônier de l'ACIC, révèle que les membres de l'épiscopat veulent former un comité pour « étudier la question d'une association catholique professionnelle ». Il précise que « Québec désire former une association professionnelle autonome au même titre que notre association neutre ». Et il ajoute : « Monsieur l'abbé Hudon [aumônier de l'AGMCL et de l'AICC] même s'il propose la formation d'une association catholique professionnelle n'obligerait pas les infirmières à en faire partie[29] ». Ces propos soulèvent de nombreuses protestations des membres de l'ACIC. À une autre réunion du conseil exécutif, un membre ira même jusqu'à demander « quel avantage apporte à l'affiliation des infirmières catholiques de Montréal, l'AICC ». Le père Blondeau lui répond « que c'est la demande pressante de l'Épiscopat d'unir les catholiques en groupe. L'union du grand nombre répondrait parfaitement aux directives de l'Église », ajoute-t-il[30]. Rappelant les résolutions des Congrès internationaux des infirmières catholiques tenus à Rome en 1934 et à Londres en 1937, l'ACIC convie ses membres à suivre les désirs du Saint Père : « La participation des infirmières catholiques aux associations "neutres" est tolérée pour des raisons suffisantes, mais à condition que leur foi n'en subisse pas de dommage et qu'elles fassent partie, autant que possible, d'organisations catholiques[31]. »

La présidente de l'ACIC « affirme qu'il faut informer les évêques des problèmes professionnels des infirmières connexes à leur travail technique[32] ». Un comité formé de la direction de l'ACIC soumettra alors un mémoire aux évêques, en janvier 1946, en réaffirmant les avantages aux points de vue « scientifique et culturel » et le prestige dans le domaine « professionnel » que procure, l'appartenance à l'AGMEPQ.

28. *ASHSJHDM*, ACIC, 95ᵉ assemblée du conseil exécutif, octobre 1945.
29. *ASHSJHDM*, ACIC, 97ᵉ assemblée du conseil exécutif, décembre 1945.
30. *ASHSJHDM*, ACIC, 102ᵉ assemblée du conseil exécutif, juin 1946.
31. Rapports des Congrès internationaux des infirmières catholiques, Rome, 1934 et Londres, 1937.
32. *ASHSJHDM*, ACIC, 97ᵉ assemblée du conseil exécutif, décembre 1945.

Associée à la stratégie professionnelle de l'AGMEPQ, l'AICC tente par tous les moyens de ne pas se couper de l'identité catholique qui est la sienne. C'est le sens de son combat au sein de ces organisations et face à l'épiscopat. À un moment où les pourparlers en faveur d'une corporation fermée sont en cours pour soutenir le projet de loi des infirmières, les positions qu'elle défend sont déterminantes. Dans son mémoire aux autorités de l'Église, elle exprime ses positions en faveur de l'AGMEPQ et d'une « profession fermée[33] ». Pour sa part, l'AGMCL désire « fermer la profession », mais sans l'AGMEPQ. L'épiscopat adresse ainsi deux reproches majeurs à l'AGMEPQ concernant le projet de loi qu'elle veut faire adopter : celui de ne pas avoir consulté toutes les associations catholiques d'infirmières canadiennes-françaises et le fait de s'approprier le pouvoir de réglementer les exigences académiques et les droits d'exercice de la profession. Il considère le texte du projet de loi comme révélateur des intentions hégémoniques de l'AGMEPQ et s'y oppose fortement. Les amendements proposés par l'AGMCL et l'AICC visent ainsi à saboter le projet de loi des infirmières et l'Association de la province de Québec qui le soutient.

Les pressions de l'épiscopat

Les divisions au sein des associations d'infirmières franco-catholiques francophones ont conduit à l'affaiblissement considérable des positions défendues par l'Église dans ce secteur.

Si l'ACIC reconnaît officiellement à l'AGMEPQ le pouvoir de régler les problèmes reliés aux intérêts professionnels des infirmières, elle s'intéresse particulièrement la question de leurs salaires. Un sous-comité d'étude de l'ACIC, considérant la diminution des revenus et l'abondance de main-d'œuvre, tente de proposer une solution. Critiquant l'écart de salaire entre les graduées, employées dans les hôpitaux, qui reçoivent en moyenne 20$ à 30$ par mois, et les chefs de service et les gardes-malades occupant des positions de responsabilités (entre 65$ à 85$ par mois), le comité recommande qu'on soumettre les hôpitaux à la Loi du salaire minimum et qu'on étende la pension de vieillesse aux infirmières. Une circulaire demande que « les salaires des infirmières faisant du service institutionnel soient

33. *ASHSJHDM*, ACIC, 20e assemblée du grand conseil, mars 1946.

plus élevés[34] » tout en appliquant qu'il est « antiprofessionnel de fonder des syndicats[35] ». Par ailleurs, l'ACIC signale son ouverture aux tentatives de rapprochement effectuées par le Syndicat des Employés d'hôpitaux en 1937 et par l'AGMCL quelques années plus tard. Cette position est reprise le 4 décembre 1937 par l'Association des employés d'hôpitaux affiliée à la CTCC qui convoque, directement par lettres et par les journaux, les gardes-malades employées dans les hôpitaux, à une assemblée qui permettra aux gardes-malades de « se choisir une déléguée capable de défendre les intérêts au comité de Conciliation de l'Office du salaire raisonnable ».

Si l'ACIC n'envoie pas de déléguées à l'assemblée en question « parce que cette association [le Syndicat des employés d'hôpitaux] n'est pas très bien vue des religieuses directrices des hôpitaux et de messieurs les médecins[36] », le conseil exécutif se laissera convaincre par le père d'Orsonnens « de déléguer elles-mêmes une représentante pour régler ces questions[37] ».

L'ACIC ne veut pas déplaire aux autorités hospitalières et médicales et ne veut surtout pas donner l'image que les infirmières sont des « employées salariées » obligées de revendiquer l'amélioration de leur situation sur cette base. Les infirmières catholiques canadiennes-françaises membres de l'ACIC choisissent la voie professionnelle pour améliorer leur statut. Il ne peut être question de former ou de s'associer à un syndicat. Le statut professionnel leur procurera une place sociale, économique et culturelle supérieure sans qu'il leur soit nécessaire d'avoir recours au syndicalisme. Mais l'ambiguïté de leur position demeure : la reconnaissance professionnelle, basée sur le modèle médical, contribue à transformer la pratique autonome des infirmières des années 1920 (service privé) en une pratique étroitement dépendante de la science médicale et du système dans lequel elle s'exerce (service institutionnel). Le salariat devient avec la dépression économique une alternative pour beaucoup d'infirmières, qui acceptent des conditions de travail moindres pour servir la population. De son côté, l'AGMEPQ, préoccupée essentiellement par l'aspect professionnel de

34. *ASHSJHDM*, ACIC, 14e assemblée du conseil exécutif, 13 janvier 1937.
35. *AICC*, 1943-1946, p. 74-75, cité par GERMAIN, *op. cit.*, p. 181.
36. *ASHSJHDM*, ACIC, article publié dans tous les journaux français, le lundi 6 décembre 1937.
37. *ASHSJHDM*, ACIC, assemblée générale spéciale, 4 décembre 1937.

la fonction, a laissé se développer une autre catégorie de soignantes dans les hôpitaux, souvent moins formées et plus intéressées à un statut d'employée, ce qui ne fut pas le cas à Québec.

Contrairement à leurs collègues de Montréal, les infirmières de Québec devant se retrancher sur leur position syndicale pour défendre leur regroupement. L'AGMCL signe, au milieu des années 1940, une convention collective avec les hôpitaux de l'Est de la province (de Trois-Rivières à Gaspé)[38]. L'attitude des infirmières de Québec face au syndicalisme s'est-elle développée par défaut de ne pas avoir pu créer un véritable mouvement catholique professionnel ? Peut-on dire que l'AGMEPQ à déjà vraiment répondu aux attentes de l'ACIC à titre d'agente négociatrice pour défendre leurs intérêts économiques ? Quoiqu'il en soit, l'adoption de la loi 125, octroie à l'AGMEPQ, devenue l'Association des infirmières de la Province de Québec (AIPQ) (corporation professionnelle fermée), le pouvoir exclusif de représentation des infirmières.

Mais lorsque la Corporation demande en 1947 la fonction d'agent négociateur à la Commission des relations ouvrières pour représenter les infirmières d'une dizaine d'institutions (Sainte-Jeanne d'Arc, Notre-Dame, l'Hôpital général de Verdun, l'Institut du radium, l'Hôtel-Dieu, La Miséricorde, Saint-Jean-de-Dieu, Sacré-Cœur de Cartierville, etc), l'AIPQ est déboutée. Les articles ayant trait à la syndicalisation ne sont passés dans la loi sans attirer l'attention du procureur de l'AGMEPQ[39]. La Corporation professionnelle des infirmières du Québec est en fait limitée aux activités strictement « professionnelles », laissant désormais la place à d'autre groupes, comme l'AGMCL, la possibilité de représenter les infirmières pour les activités strictement syndicales. Notons déjà combien la tentation est forte pour des associations confessionnelles qui ont échoué leur entrée dans la représentation professionnelle des infirmières d'occuper ce créneau.

Dans ce contexte, la formation de l'Alliance des infirmières de Montréal (AIM) la même année que l'AIPQ n'est pas fortuite. En obtenant la représentation exclusive des infirmières, l'AIPQ devient une corporation qui ne peut plus assumer juridiquement de rôle syndical. Toutefois, selon la loi de 1946, les infirmières peuvent

38. « Notes de la rédaction », *BICC*, mai-juin 1945, p. 96, cité par Germain, *op. cit.*, p. 181.

39. Germain, *op. cit.*, p. 199.

demander l'intervention de l'AIPQ pour négocier les termes de l'emploi, ce dont se prévalent les anglo-protestantes de Montréal. C'est donc dans une situation de très grande division ethno-linguistique qu'intervient la fondation de l'Alliance des infirmières de Montréal affiliée à la Confédération des travailleurs catholiques du Canada (AIM-CTCC).

Créée à Montréal en 1946 par des infirmières franco-catholiques dans plusieurs hôpitaux de la ville, l'AIM traduit une volonté de combat nouvelle au Canada. Encouragées par la vague de syndicalisation qui touche les employés d'hôpitaux, les infirmières qui s'engagent dans ce processus visent d'abord à améliorer leurs conditions de travail, sans nécessairement faire un choix entre la condition de travailleuse et celle de professionnelle. Une foule de raisons plus ou moins objectives les conduisent à prendre cette initiative. Sensibles à l'effort de guerre et à la détérioration des conditions du travail infirmier qui s'en est suivie, hostiles pour certaines à la présence des religieuses dans l'AIPQ et perplexes devant la concurrence des infirmières auxiliaires, les infirmières des hôpitaux de Verdun et Pasteur obtiennent l'accréditation syndicale dans les deux hôpitaux en 1946. Mais des nombreux problèmes qui s'ensuivent, surtout à Verdun, et à l'hôpital Sacré-Cœur de Cartierville, géré par les sœurs de la Charité de la Providence, il est possible de voir une continuité certaine entre les volontés épiscopales et ce mouvement de syndicalisation des seules infirmières francophones de la Ville.

La corporation nouvellement formée, qui trouve difficile d'avoir à partager ses prérogatives avec un syndicat, lui intente un procès, de concert avec les autorités de l'hôpital. De son côté, le syndicat a l'appui du père d'Orsonnens, qui a déjà été impliqué dans la contestation de la Loi des infirmières. L'action de cet aumônier de l'Association des gardes-malades de l'hôpital du Sacré-Cœur de Cartierville, et de la section montréalaise de l'Association des hôpitaux catholiques, très actif dans l'Alliance, illustre à quel point sont imbriqués les différents intérêts. La bataille s'annonce rude à Montréal, mais c'est à Québec que le mouvement en faveur du syndicalisme infirmier est le plus ouvertement lié aux tentatives antérieures de l'épiscopat de rassembler les forces catholiques dans ce secteur. Il en résultera un autre type de syndicalisme, plus corporatif.

L'AGMCL, fondée à Québec en 1928, deviendra le Syndicat professionnel des infirmières du Québec (SPIQ) en 1961. Plus conservatrice, « l'AGMCL, dépouillée de ses ambitions corporatives, se mue en un ensemble d'unités syndicales enclines à la négociation et au compromis[40] » et forte de ses 300 membres en 1950, connaît un véritable essor à partir des années 1960. Filiale catholique de la corporation professionnelle ou fer de lance de la résistance catholique face à la corporation, la question reste ouverte. Se pose aussi le problème de la coexistence de deux syndicats à Montréal et à Québec. C'est dans le feu de l'action revendicatrice que se préciseront les orientations des uns et des autres. Retenons seulement les filiations importantes qui existent entre les différentes associations catholiques et les organisations syndicales qui émergent à la fin des années 1940.

40. Petitat, *op. cit*, p. 80-81.

9 L'infirmière comme femme professionnelle

Les infirmières voient leurs objectifs professionnels se réaliser au moment même où les soins infirmiers passent sous la tutelle des administrations des hôpitaux et où la prolifération des nouvelles professions de la santé contribue à banaliser le statut qui vient de leur être accordé. Impliquées dans les transformations majeures que connaissent les systèmes de santé, les infirmières participent pleinement à la mise en place des rouages des États-providence dans le monde occidental. La conjoncture de l'après-guerre explique en partie ces changements, dus la plupart du temps à la demande accrue de soins et au désir de protection sociale.

Au Canada, depuis les années 1940, les gouvernements fédéral et provincial visent ainsi à établir un système public de sécurité sociale et de santé[1]. Au Québec, le retour au pouvoir de l'Union nationale et

1. Ces politiques font suite aux nombreuses enquêtes qui recommandent l'intervention de l'État dans le domaine social et de la santé : Commission Rowell-Sirois en 1940, Commission Lessard en 1943, au niveau provincial ; Rapport Beveridge sur la reconstruction en 1942, Rapport Marsh sur la sécurité sociale en 1943, Rapport Curtis sur le logement en 1943, Rapport Heagerthy sur la santé en 1943, au niveau fédéral. Elles aboutissent à

le poids plus fort des classes moyennes contribuent à l'émergence d'un système étatique de santé[2]. Sous la pression des groupes d'usagers, et à la faveur de la prospérité économique, les particuliers souhaitent des soins médicaux de meilleure qualité ; ils commencent à s'offrir de tels soins grâce à la gamme étendue des programmes d'assurances des grandes compagnies. Les gouvernements sont rapidement contraints de définir les paramètres de plans universels de soins et de se doter de mécanismes d'intervention directe[3].

Tous ces changements accroissent la demande d'infirmières dans les hôpitaux (4000 infirmières canadiennes ont servi pendant la guerre 1939-1945) et contribuent à transformer les conditions de travail et d'exercice des soins. Les infirmières diplômées voient leur contingent doubler en dix ans, mais sont encore en nombre insuffisant pour faire face aux besoins. Diverses solutions sont envisagées pour accroître leur nombre : l'élargissement des critères de sélection, l'ouverture aux hommes et aux immigrantes, etc. Toutes ces solutions font apparaître avec plus de relief combien le modèle dominant de l'infirmière reste celui des pionnières : des femmes célibataires et missionnaires, issues des élites franco- et anglo-canadiennes.

Comment les pionnières réagiront-elles à cette ouverture forcée de la profession ? Que deviennent les communautés religieuses et la formation qu'elles dispensent ? Pourquoi réserver la profession aux femmes ?

Les infirmières de la troisième génération, issues en majorité du monde rural, ont été formées par des communautés religieuses qui occupent les postes de gestion des hôpitaux et de direction des soins infirmiers. Elles sont souvent des femmes laïques, qui ne sont plus nécessairement célibataires et qui veulent exercer cette profession

l'adoption de certaines lois comme celles de l'assurance-chômage en 1940, de la fréquentation scolaire en 1943, des allocations familiale en 1945.

2. Selon Dominique Marchall, qui a étudié les comportements sociaux et politiques face à la loi provinciale sur la fréquentation scolaire en 1943, sous Godbout, et à la Loi fédérale sur les allocations familiales de 1945, sous Mackenzie King, un rapprochement s'est créé entre les bénéficiaires des programmes.

3. Il s'agit par exemple de la subvention en santé nationale (construction d'hôpitaux) en 1948, de l'assurance-hospitalisation en 1957, de la Commission royale d'enquête sur les services de santé en 1961, des Lois sur les soins médicaux en 1966, etc.

pour des raisons économiques aussi bien que par vocation. Alors que disparaissent les prérogatives confessionnelles de la profession, il est intéressant de constater que le recours à l'identité féminine sert à réserver ce segment du marché du travail aux femmes. C'est ce qui explique l'ambivalence des associations d'infirmières sur cette question, comme on l'a vu dans le chapitre précédent.

Reste la question de la définition des tâches des infirmières. Tiraillées entre le pouvoir de gérer, de former et de dispenser des soins, et la dépendance dans laquelle elles se trouvent face au corps médical et aux administrations hospitalières, les infirmières doivent s'ajuster à un nouvel environnement de travail. Il s'agit alors de revendiquer de nouveaux champs de compétence (à la faveur de l'apparition des nouvelles techniques : transfusions, injections...), de revendiquer de meilleurs salaires (en tant que travailleuses syndiquées), et de mieux se définir par rapport aux nouvelles spécialités et aux nouveaux savoirs. Enfin, les infirmières doivent réajuster leur formation pour pouvoir entrer dans le giron des disciplines scientifiques et médicales.

Délaissant les soins domestiques pour se concentrer sur les soins au patient (*care*), les infirmières voient alors se développer un corps d'auxiliaires qu'elles tenteront de contrôler. Il devient encore plus urgent, dans un contexte où les hôpitaux sont enclins à engager ces dernières, de mieux définir les paramètres de la profession infirmière (formation, salaire, origine ethnique, etc.).

Le travail accompli au chevet du patient, l'organisation et la gestion des soins, ainsi que la formation, fondent désormais l'identité professionnelle des infirmières. Si le travail d'équipe auprès du patient est déjà envisagé, il apparaît comme une perspective lointaine dans des hôpitaux où la hiérarchie professionnelle détermine l'ensemble des tâches et des postes à occuper. À cette détermination, il faut ajouter celle du genre qui fonde les rapports d'autorité. Le paternalisme en est le modèle dominant, définissant les relations femme-infirmière/homme-médecin, administrateurs/infirmières. Au sein du groupe des infirmières, il faut aussi distinguer les niveaux de formation pour comprendre les rapports entre les infirmières-gestionnaires et les infirmières-cliniciennes. Enfin, les luttes pour améliorer leurs conditions de travail par d'autres moyens de revendications, comme les pétitions, les grèves et le militantisme politique contribuent à donner une image éclatée de ce groupe. Ces conflits se doublent, au Québec, d'une irrésolution profonde concernant le statut des infirmières. On verra dans ce chapitre que les pesanteurs idéologiques et institutionnelles contribuent à aggraver les tensions, ce dont témoigne éloquemment le débat autour de l'adoption de la Loi des infirmières[4].

La Loi des infirmières de 1947

La Loi d'enregistrement des infirmières de 1920 n'a jamais réussi à faire l'unanimité, ainsi qu'on l'a vu dans les chapitres précédents. Des amendements nombreux en ont altéré le sens et la portée. En 1943, les critères d'admission, la durée de la formation et le nombre de lits inspirent encore les amendements présentés à la législature.

Les amendements de 1943

On exige désormais un cours de quatre ans de *high school* ou la onzième année du cours primaire, trois ans dans une école de formation agréée par l'AGMEPQ et rattachée à un hôpital pouvant contenir au moins 100 lits[5]. Les petits hôpitaux continuent de refuser d'appliquer ces critères et veulent restreindre ces dispositions aux nouvelles écoles d'infirmières. Maria Beaumier, directrice de l'hôpital Saint-Luc à Québec, et Charlotte Tassé participent à la résistance des petites institutions contre les grandes et se font les porte-parole des Canadiens français : « des gardes-malades, de langue française, et non des moindres, ont franchi le seuil du Parlement [...] pour défendre cette cause[6] ».

Depuis le début, la question du nombre de lits et de l'accréditation des hôpitaux par l'Association pose le problème des petits hôpitaux et des régions qui desservent surtout une population rurale francophone, hôpitaux dans lesquels de nombreuses infirmières doivent pouvoir continuer à recevoir une formation sans être pénalisées. Ce raisonnement, justifié par la différence de situation des francophones,

4. Les archives de l'OIIQ (AOIIQ), et les principales revues professionnelles d'infirmières et de médecins, à savoir *La Garde-Malade Canadienne-Française*, le *Bulletin des infirmières catholiques du Canada*, *L'Union médicale du Canada* et le *Canadian Medical Association Journal* ont toutes été dépouillées.
5. *Statuts du Québec*, 7 Geo VI, 1943, ch. 69, art. 6.
6. *Le Devoir*, 18 juin 1943.

va à l'encontre de la volonté des dirigeantes de l'Association d'unifier la formation, et tente de lui opposer le fait ethnique français.

Ainsi, la question de la représentation adéquate des francophones dans l'Association sera à nouveau soulevée et résolue. Un comité de régie, composé de 14 membres et représentant les 12 nouveaux districts de la Province de Québec, assure une ou deux déléguées pour 100 membres par région. L'article 12 vise à inscrire dans la loi la diversité de la représentation dans l'AGMEPQ. En effet, de longues négociations ont abouti à l'adhésion, en 1942, de l'Association des gardes-malades catholiques licenciées de Québec à l'AGMEPQ, en échange de l'octroi du poste de visiteuse officielle des écoles de gardes-malades canadiennes-françaises à une de ses membres, et de celui d'aumônier du siège de l'AGMEPQ comme conseiller des infirmières. Ainsi réduite, la dissidence des infirmières catholiques de Québec renforce l'AGMEPQ en tant qu'organisation représentant la presque totalité des infirmières de la province. À cet effort d'inclusion, il faut ajouter la volonté d'ouvrir également la profession aux hommes, et celle de contrôler la formation des auxiliaires. Ces deux clauses seront finalement rejetées, et l'article 1 de la loi de 1943 stipulera que Dans la présente loi, le mot garde-malade ne signifie que garde-malade de sexe féminin[7].

S'il semble encore prématuré d'ouvrir la profession aux hommes, ce qui aux yeux du gouvernement reste « immoral » en 1943, par contre il est devenu indispensable de concéder à l'AGMEPQ, et à elle seule, le monopole de la représentation des infirmières et celui du contrôle de l'exercice des soins infirmiers. L'adoption de cette loi, en pleine guerre, témoigne de la reconnaissance formelle de l'Association et de son pouvoir dans le domaine des soins. À qui le gouvernement fait-il une concession en reprenant à son compte la définition identitaire de la profession d'infirmière ? À l'Église et à ses organisations ? Ou s'appuie-t-il sur la tradition qui a longtemps réservé cette pratique au monde féminin ? Pour l'AGMEPQ, qui veut certes se démarquer des autres associations de femmes, en particulier des communautés religieuses, préconiser une laïcité de bon ton et n'envisager que le caractère professionnel des soins infirmiers est le signe indéniable d'une volonté de changement. Mais on ne raie pas facilement du discours plus de 30 ans de rhétorique féminisante et aposto-

7. *Statuts du Québec,* G.O., 16 janvier 1943.

lique. L'AGMEPQ tente d'ajuster son discours professionnel à tous ces particularismes, sans réaliser qu'elle provoquera des mécontentements encore plus grands, qui contribueront à l'essor d'un syndicalisme militant.

La syndicalisation des infirmières de Montréal

Il est difficile d'attribuer à la seule transformation des conditions de travail le développement des syndicats d'infirmières. Certes, la nouvelle réalité des infirmières dans les années 1940, c'est d'abord leur entrée massive dans le salariat (près de 70% d'entre elles sont salariées) et majoritairement dans les institutions hospitalières (40%, tandis que 18% sont en hygiène publique). Si ces chiffres ne sont pas propres au Québec — on observe le même phénomène d'institutionnalisation dans les autres provinces canadiennes —, c'est pourtant là que se développe de façon rapide et efficace un syndicalisme de combat qui viendra compliquer l'identification professionnelle.

En restreignant le mandat de l'Association au moment où elle revendique le statut de corporation professionnelle (qui lui aurait octroyé une représentation exclusive et universelle des infirmières), la syndicalisation des infirmières de Montréal, première du genre au Canada, introduit la distinction entre travail et profession, créant ainsi un conflit de légitimité entre ses représentants.

Ce processus est facilité par les lois qui régissent les relations de travail des employés d'hôpitaux. Un droit d'association dans les syndicats professionnels (loi de 1924) ainsi que l'extension des conventions collectives à tous les employés d'un même secteur (loi Arcand de 1934) avaient déjà permis aux infirmières de négocier leurs conditions de travail de façon groupée. Deux nouvelles lois vont être adoptées en 1944 : la Loi des relations ouvrières, qui oblige l'employeur à négocier de bonne foi avec un syndicat accrédité par la Commission des relations ouvrières, et la Loi des différends dans les services publics, qui interdit le droit de grève et fixe les cadres de négociations, définissant les relations de travail de façon plus contraignante dans les institutions hospitalières. Plusieurs groupes d'infirmières, dès octobre 1944, se prévalent de ces prérogatives, en particulier l'AGMCLPQ, qui signe une convention collective incluant tous les employeurs et employés d'hôpitaux, d'hospices et d'orphelinats de l'est de la province.

C'est à l'occasion de la grève des infirmières de la ville de Montréal que l'AGMEPQ, en condamnant la grève, se retrouve dans une situation contraire à l'éthique professionnelle et à celle d'un service public. Devant cette situation, l'Association tente de mettre sur pied un comité des relations de travail qui serait seul habilité à négocier, au nom de toutes les gardes-malades enregistrées, avec la Commission des relations ouvrières (CRO) de la province. L'Association comprend aussi l'urgence qu'il y a de modifier la loi existante et de se doter d'une loi qui lui garantirait le contrôle exclusif de la profession. Parallèlement, elle soumet près de 40 demandes de reconnaissance syndicale à la CRO, qui lui accorde par exemple un certificat pour représenter les infirmières diplômées du service de la ville de Montréal, le 31 mai 1945. Mais l'AGMEPQ sera prise de court par la création, au mois de mai 1946, du premier syndicat d'infirmières de la région de Montréal, l'Alliance des infirmières de Montréal (AIM), et par la reconnaissance en septembre de la même année, d'autres agents de négociation comme le syndicat des employés des hôpitaux Pasteur et Verdun. L'AGMEPQ réagit en cherchant d'autres alliances comme celle qu'elle réalise avec le Conseil des hôpitaux de Montréal, et celle des infirmières diplômées qui signent des requêtes pour que seule l'Association soit reconnue comme agent de négociation. La bataille est rude entre l'Association, qui veut représenter toutes les infirmières, et les syndicalistes franco-catholiques, désireuses de se soustraire à ce qu'elles considèrent comme des intérêts anglo-protestants. Comme souvent dans ce genre de conflit, le compromis trouvé en mars 1947, ne profite à personne. L'AGMEPQ, qui obtient de la législature sa reconnaissance comme corporation professionnelle et devient l'Association des infirmières de la Province de Québec (AIPQ), ne peut plus être un agent de négociation collective, selon l'article premier de son règlement. L'AIPQ ne pourra pas non plus, selon ce même règlement, empêcher ses membres de se syndiquer, à la différence des autres corporations professionnelles, qui cumulent l'ensemble de ces mandats. Cette restriction des pouvoirs de l'AIPQ pèsera durablement sur les capacités de défense des infirmières, désormais professionnelles et travailleuses.

La définition des soins infirmiers

Fruit des divisions qui ont miné l'histoire de la profession, la loi qui sanctionne l'accès définitif des infirmières à l'univers professionnel témoigne des processus douloureux qu'elle a connus. La simple chronologie des événements et les termes de la loi en font le constat. C'est en décembre 1944 qu'est votée la résolution du comité de régie de l'AGMEPQ en vue de rédiger un projet de loi pour obtenir la licence. Durant près d'un an, le projet traîne, faute d'une majorité parlementaire potentiellement favorable ; finalement, il est présenté sur recommandation du gouvernement Duplessis et paraît dans la *Gazette officielle* le 19 janvier 1946. Le débat lancé suscite l'opposition attendue des membres du clergé, et ce, malgré le ralliement public de l'Association canadienne des infirmières catholiques (ACIC) et celui de sa présidente Alice Girard[8]. Le premier ministre reçoit dès février nombre de pétitions s'opposant au projet. *L'Action Catholique* donne le ton :

> Un Bill qui ne doit pas naître. Il faudra le tuer sans pitié [...] Les pouvoirs que demandent les nurses en faisant reconnaître leur corporation sont excessifs, voire plus étendus que ceux du Collège des médecins. Ainsi, ces infirmières voudraient pénétrer dans le domaine de l'éducation, de la sociologie, de l'hospitalisation, de l'université et que sais-je encore[9] ?

L'ambition démesurée de ces nurses, dirigées par une élite anglo-protestante insensible aux domaines de juridiction de chacun, a tout pour déplaire au journal catholique. Mais tous ne sont pas aussi farouchement opposés à ce qu'ils considèrent comme une démarche légitime.

L'évêque de Saint-Hyacinthe, Mgr Douville, demande une représentation proportionnelle des catholiques et des protestants au sein de la nouvelle corporation des infirmières[10], tandis que le comité des aumôniers de Québec soumet un mémoire sur les associations d'infirmières à la législature le 21 mars 1946. De leur côté, 401 religieu-

8. *AOIIQ*, Correspondance, lettre datée du 22 janvier 1946 qu'Alice Girard adresse à Mgr Charbonneau.
9. *L'Action Catholique*, 22 février 1946.
10. *AAM*, Correspondance, lettre de Mgr Douville à Mgr Charbonneau du 13 février 1946.

ses gardes-malades enregistrées de Montréal demandent la formation d'une section catholique au sein de la corporation des infirmières le 7 avril. En fait, si la bataille se fait au nom des intérêts des francophones, elle revêt aussi l'aspect d'un débat entre groupes d'intérêts sectoriels opposés à la professionnalisation et ceux plus généraux des infirmières dont l'Association se dit la représentante.

L'AGMEPQ mobilise également ses troupes en faisant signer des pétitions[11], tient des réunions d'information sous la présidence de sœur Valérie de la Sagesse (fortement réprimandée par l'Archevêque de Québec pour la caution qu'elle apporte à une cause qu'il récuse[12]), et se livre à un lobbying intense auprès des membres de la législature[13]. Elle obtient un appui de taille en la personne de Mgr Joseph Charbonneau de Montréal, qui accompagnera les pétitionnaires à Québec, et de celui de plusieurs personnalités de Montréal : Mme Justine Lacoste-Beaubien, Roger Ouimet (plus tard juge), le juge Thomas Tremblay, l'Honorable J. A. Mathewson, W. C. Scott, le Dr Lorne Gilday, J. A. Roy, président du Conseil des hôpitaux de Montréal, l'Honorable G. E. Marler, le Dr F. A. Gatien (de l'hôpital de Maisonneuve), le Dr Desrochers, président du Collège des médecins et chirurgiens, Mme Thérèse Forget-Casgrain et Mrs. Cecil McDougall.

Cette bataille, qui va coûter près de 20 000$ à l'Association se solde par une victoire. La Loi des infirmières est adoptée le 17 avril 1947 et entre en vigueur le 31 décembre de la même année. Elle fixe désormais le compromis auquel tous les intervenants sont parvenus :

> Le mot infirmière (nurse en anglais) signifie toute personne de sexe féminin possédant les qualités requises par la présente loi et qui est autorisée à rendre moyennant rémunération des services touchant le

11. Une première pétition en faveur de la loi 125 et signée par 1287 gardes-malades enregistrées est envoyée par l'AGMEPQ le 28 février ; elle est suivie d'une seconde signée par 2604 gardes-malades enregistrées, le 1er avril 1946.
12. *AAM*, lettre du 6 mars 1946 du secrétaire de l'Archevêque de Québec à la supérieure de l'hôpital Sainte-Justine demandant qu'elle cesse ses visites à Québec.
13. *AOIIQ*, envoi de lettres le 14 mars 1946 aux députés et ministres par l'AGMEPQ sollicitant leur appui à la loi.

soin des malades et à donner des soins destinés à prévenir les maladies, et tout membre de l'Association des infirmières de la province de Québec[14].

Cette définition minimale du champ d'application des soins annule tous les débats en cours, laissant à l'AIPQ la responsabilité de trancher sur le fond, de la même façon qu'elle a l'exclusivité du titre: « Les titres d'infirmière, d'infirmière enregistrée, de nurse ou de registered nurse [...] leurs initiales et autres appartiennent aux seuls membres de l'association[15]. »

D'autres articles encadrent l'exercice de la profession en édictant une liste des « actes dérogatoires à l'étiquette et à l'honneur professionnel », parmi lesquels le dévoilement du secret professionnel et le fait de donner des consultations médicales, de prescrire des médicaments ou d'exercer la médecine sont les plus répréhensibles. Pour le reste, les conditions d'admission à la formation ou à la profession demeurent pratiquement inchangées par rapport à l'amendement de 1943. La composition du comité de régie est élargie à 24 membres, et un comité de discipline est constitué pour faire observer les règlements de l'association et les règles d'éthique.

Mais on ne peut comprendre cette loi sans avoir en mémoire les pressions effectuées par l'Église pour contrer l'orientation professionnelle au profit d'une vision corporatiste, dont un des effets « pervers » fut la syndicalisation des infirmières de Montréal et du Québec la même année, et l'intervention plus massive de l'État comme garant du statut professionnel. L'Église se trouve dans une impasse en encourageant, d'une part, les infirmières à résister à la professionnalisation (ouvrant ainsi la perspective d'une défense syndicale de leurs conditions de vie) et, d'autre part, en incitant les communautés religieuses propriétaires des hôpitaux à se soustraire aux lois du travail. Cette idéologie corporatiste, efficace durant la première moitié du siècle, se heurte désormais à toutes sortes de résistances.

Ainsi, les nouvelles conditions de travail conduisent les infirmières à vouloir défendre leurs intérêts comme travailleuses. La disparité de leurs salaires est criante à la fin de la Seconde Guerre: lorsqu'elles sont à l'emploi du gouvernement, elles touchent trois fois le montant

14. *Statuts du Québec,* section I, article 7 de la loi.
15. *Statuts du Québec,* section V, article 41.

offert par les hôpitaux, soit un ratio de 45$/150$[16]. En outre, du fait de la particularité des hôpitaux au Québec, et de leur mission charitable, les conditions de travail négociées ailleurs ne s'appliquent pas. Les lois concernant la durée du travail, l'âge minimum requis, les congés payés et fériés, l'assurance-chômage et les accidents de travail ne sont pas du tout appliquées. Accablées de dettes, et ayant déjà de la difficulté à joindre les deux bouts, les administrations hospitalières réussissent à convaincre les gouvernants de la précarité de leur statut et de la nécessité de se maintenir en dehors des contraintes économiques habituelles. C'est ainsi qu'elles continuent de justifier l'emploi massif des élèves infirmières comme main-d'œuvre principale et gratuite, en invoquant la formation qui leur est octroyée.

Une première entorse à cette pratique avait été l'introduction des auxiliaires au début des années 1930, et plus massivement encore dans les années 1940. Les auxiliaires font leur entrée dans les hôpitaux pour remplir le vide laissé par les infirmières dans le domaine des soins personnels. Toutefois, l'AGMEPQ est bien consciente de la nécessité de contrôler un domaine proche du sien, ce qu'elle se décidera à faire en assumant la formation des auxiliaires.

On le voit, les divisions qui marquent la pratique des soins infirmiers engendrent un fonctionnement où les pôles confessionnels, ethno-linguistiques et sexués sont devenus des objets de litige professionnel et syndical. C'est avec cette nouvelle réalité que les infirmières et leurs associations devront composer au moment des réformes de la santé. Disposant désormais d'une reconnaissance légale et du contrôle de la formation de leur propre corps et de celui des auxiliaires, vont-elles réussir à surmonter leurs divisions pour promouvoir une conception unique d'exercice de la profession ? C'est ce que l'on va voir par la suite.

Les infirmières et les auxiliaires

La Loi de l'assurance-hospitalisation de 1961 consacre la prise de contrôle du système de santé par l'État. Les besoins sans cesse croissants du système hospitalier à cette époque conduisent à une transformation majeure des modes de recrutement du personnel et des rôles des professionnels en son sein. Le système hospitalier public est devenu le premier pourvoyeur de soins aux malades.

16. Daigle, *L'émergence et l'évolution de l'AIM*, *op. cit.*, p. 67.

Tableau 9.1 La main-d'œuvre hospitalière durant les années 1960*

	1960	1963	1965	1967
Personnel admin.	467	753	1 132	1 510
Pers. médic.	2 535	2 738	3 190	n.d.
Pers. inf.	25 328	37 545	46 877	56 696
Autre pers. et tech.	3 663	2 882	4 383	6 626
Autres	19 834	26 859	32 711	37 777
Total	51 730	70 777	88 293	102 091

* À l'exception des hôpitaux psychiatriques

Source : Thomas J. Boudreau, *Rapport du comité d'étude de la main-d'œuvre hospitalière. La main-d'œuvre hospitalière*, Québec, Éditeur officiel, 1973, p. 28 et tableau *Personnel infirmier dans tous les hôpitaux du Québec, 1960-69, ibid.*, p. 211.

Un système public de santé

Trois facteurs traduisent ce phénomène. Le nombre d'hôpitaux augmente de façon caractérisée entre 1940 et 1960 : on passe de 125 hôpitaux en 1941 (hôpitaux fédéraux, sanatoriums et hôpitaux psychiatriques) à 275 en 1961. En 20 ans, leur capacité d'accueil a doublé[17]. Les professions de la santé, dont le nombre croît en même temps que les spécialités, contribuent à la réorganisation du système hospitalier, au nom d'une médecine globale et de l'intégration des services sociaux et sanitaires[18]. De 1960 à 1967, le personnel médical et technique (en dehors des médecins et des infirmières) double : il passe de 3663 à 6626.

De nouvelles professions font leur apparition, secondant ou remplaçant dans certains cas les services de soins déjà offerts. Ainsi, par exemple, le nombre d'ergothérapeutes et de physiothérapeutes triple durant la période 1961-1971. Le contingent de psychologues double également (voir tableau 9.2).

17. François Guérard, *Histoire de la santé au Québec*, Montréal, Boréal, 1996, p. 68.
18. *Ibid*, p. 90.

Tableau 9.2 La main-d'œuvre infirmière en milieu hospitalier durant les années 1960

	1960	1963	1965	1969
Inf. diplômées	8155	11 202	14577	19499
Inf. élèves	5912	7207	7354	4155
Inf. aux. dipl.	3337	4134	5069	9720
Inf. aux. élèves	1064	1707	2715	2725
Autre pers. inf.	6820	13295	17162	20951
Total	25328	37545	46877	57050

Sources : «La statistique des hôpitaux», *Bureau fédéral de la statistique*, catalogue n° 83-212; «La statistique de l'hygiène mentale», *Bureau fédéral de la statistique*, catalogue n° 83-204.

Tiré du tableau : *La main-d'œuvre hospitalière selon certaines grandes catégories dans l'ensemble des hôpitaux du Québec, 1960-67, in* DAIGLE, *L'émergence et l'évolution de l'AIM, op. cit.*, p. 210.

La multiplication des professions de santé nécessite une définition précise des rôles et des mandats de chaque groupe professionnel, ce que l'adoption du Code des professions en 1973 tentera de réglementer dans l'intérêt du public. Toutefois, si l'Office des professions a pour objectif de coordonner les rapports entre les groupes professionnels, on comprend vite que les situations conflictuelles sont légion, en raison des rapports complexes que ces groupes entretiennent entre eux. La demande publique de soins continue de croître, justifiant la réglementation étatique du secteur de la santé, et engendrant des conditions d'exercice professionnel où la compétition, les conflits et la volonté de prise de contrôle l'emportent sur l'harmonisation, la coordination et le travail d'équipe. Les infirmières n'échapperont pas à cette tendance.

La diplômation des infirmières laïques francophones devient plus importante, ce qui a pour résultat une transformation des données ethno-linguistiques : «Majoritaires jusqu'en 1939, les anglophones ne représentent plus qu'un tiers des membres en 1955 et environ un cinquième en 1975[19].» Cette relative cohésion au sein de la profes-

19. André PETITAT, *Les infirmières. De la vocation à la profession*, Montréal, Boréal, 1987, p. 69.

sion confère à l'AIPQ plus de poids pour affronter les nouveaux problèmes.

C'est à l'occasion des tentatives de règlement des relations entre infirmières et infirmières auxiliaires que le débat législatif sur la représentation professionnelle est rouvert. Obligés de faire face à une situation où le nombre des cotisants augmente substantiellement, les différents intervenants vont s'efforcer de trouver des solutions qui leur conviennent. L'augmentation du nombre d'infirmières (7000 nouveaux membres de l'AIPQ au cours de la décennie 1950-1960) se traduit également par la croissance du nombre d'aides ou d'auxiliaires infirmières. La demande de soins est telle que, malgré l'augmentation du nombre de diplômées, on fait appel, de façon inégale selon les régions, aux auxiliaires[20]. Cette situation, qui prend de l'ampleur vers 1951, engendre une réaction semblable au Canada et au Québec. Les associations d'infirmières réagissent par une volonté de mise en tutelle.

La nouvelle Loi des infirmières de 1969

Dès la fin des années 1940, l'AIPQ, suivant les recommandations de son équivalent canadien, cherche à contrôler la formation des auxiliaires. Elle coopère avec plusieurs hôpitaux anglophones pour mettre sur pied la *Montreal School for Nursing Aides* (1948) qui succède à l'école de Miss Parker. Trois ans plus tard, elle ouvre la première école francophone d'auxiliaires en Nursing à l'hôpital Saint-Joseph-des-Convalescents[21]. L'AIPQ craint la concurrence et la pénurie dans les régions, et veut donc limiter les auxiliaires à une formation courte. Mais, sous la pression des hôpitaux, et de Charlotte Tassé, qui fonde son école en 1950 au sanatorium Prévost, le mouvement s'accélère : à la fin des années 1960, on compte au Québec 18 écoles d'auxiliaires en nursing (9 à 12 mois de formation) et 44 écoles de garde-malades auxiliaires (18 mois de formation). C'est l'État qui imposera une seule catégorie professionnelle d'infirmière auxiliaire et une seule formation lors de la création des cégeps[22].

20. Voir *ibid.*, pour un exposé plus en profondeur sur le sujet.
21. *Ibid*, p. 85.
22. *Ibid.*, p. 86.

Parallèlement, la perception qu'ont les infirmières des auxiliaires se transforme durant cette décennie ; les discours font état du passage d'une relation de dépendance et de soumission à celle de collaboration : « Les actes des uns sont l'irremplaçable complément des actes des autres[23]. » En fait, ce discours s'ajuste aux efforts de réorganisation du travail infirmier dans les hôpitaux, et à la vogue du *team nursing*. Ce qui n'empêchera pas les conflits entre les deux groupes au début des années 1960. Comme les infirmières dans les années 1920 et 1930, les gardes-malades auxiliaires revendiquent une reconnaissance professionnelle et veulent élargir leur champ de compétence. Leur première revendication est celle d'une distinction à faire entre leur travail proprement dit et les soins domestiques. Les aides en nursing, contrôlées par l'AIPQ, « ne sont jamais parvenues à développer une autonomie menaçante[24] ». Cette division permettra à l'AIPQ de mettre au point une stratégie pour le contrôle des auxiliaires.

L'Association des infirmières du Québec propose dans la décennie 1960-1970 des amendements à la loi de 1946. En 1960, deux lois régissent l'exercice infirmier. Une pour les infirmières et une pour les auxiliaires. Selon l'AIPQ, les soignantes n'ont pas besoin de deux lois pour régir une profession ; l'Association s'engage ainsi dans une réforme qui déclenche un engrenage bien prévisible, compte tenu des hostilités qui existent entre les unes et les autres. Une correspondance en date du 25 juin 1964 entre M. Reimer et Jacques Gélinas, ministre de la Santé, montre l'intention de l'AIPQ de contrôler les auxiliaires par la proposition d'un amendement à la Loi des infirmières auxiliaires. Cet amendement comprend deux clauses, l'une facultative autorisant l'Association à donner une licence aux auxiliaires qui voudraient être reconnues, et l'autre obligatoire, qui stipule que toute personne désirant être reconnue comme auxiliaire doit répondre aux normes établies par les clauses et règlements se trouvant dans la Loi des infirmières. Dans cette lettre, M. Reimer affirme que le Collège des médecins et chirurgiens appuie la proposition, et qu'un comité conjoint de deux associations d'hôpitaux s'y oppose. Une loi spéciale comme celle du Manitoba pourrait facilement régler ce litige[25].

23. *Ibid.*, p. 88.
24. *Ibid.*, p. 89.
25. *AOIIQ*, Correspondance, lettre datée du 25 juin 1964 de M. Reimer à Jacques Gélinas (ministre de la Santé).

En 1963, un « draft bill[26] » mentionne les changements proposés : l'acceptation des hommes dans la profession, l'admission des auxiliaires au sein de l'Association, la réduction de l'âge permettant la pratique à 20 ans. Ce projet de loi, qui n'est pas retenu, servira de base par la suite à un autre projet de loi qui sera proposé en 1966.

La loi 92, présentée en première lecture en 1966, avait pour objet d'octroyer à l'AIPQ la gestion de toutes les professions infirmières (infirmiers, infirmières, garde-bébé, auxiliaires en soins infirmiers, gardes-malades, gardes-malades auxiliaires, infirmiers auxiliaires et infirmières auxiliaires). Une série de propositions connexes y fut ajoutée : elles visaient à changer le nom de l'Association pour le Collège des infirmières, à lui donner le pouvoir d'octroyer des licences aux auxiliaires, à contrôler les cours d'auxiliaires et d'infirmières, à inclure des hommes chez les infirmières et les auxiliaires, à assouplir les règlements concernant les pré-requis éducatifs, et enfin à augmenter les biens immobiliers et mobiliers de l'Association[27].

Reliquat d'une hostilité non résolue, l'opposition de Rachel Bureau à la loi est présentée au nom des infirmières de la région de Québec et elle suggère le renvoi de la discussion de cette loi à l'année suivante. Cette demande comporte aussi une modification des structures de l'AIPQ, pour rendre le comité exécutif plus représentatif des districts locaux[28].

D'autres intervenants manifestent également leur opposition. La Fédération des écoles de puériculture et de soins aux enfants malades trouve que :

> [...] la structure du projet actuel de la loi du nursing ne donne pas une autonomie suffisante à chaque discipline qui devrait posséder son propre organisme au sein du collège qui serait régi par un comité supérieur formé de représentants en nombre égal à chacune des trois disciplines intéressées — infirmières, gardes-malades et puéricultrices — ainsi que des représentants des autorités médicales et administratives[29].

26. AOIIQ, *Draft bill,* 1962-1963 (15 janvier 1963).
27. AOIIQ, *Notes explicatives contenues dans la 1ère lecture du Bill 92 en 1966*, et Édouard Desjardins, *op. cit.*, p. 98.
28. AOIIQ, Correspondance, lettre datée du 21 mai 1965 de Rachel Bureau à Jean Lesage.
29. AOIIQ, Correspondance, télégramme daté du 17 février 1966 de la Fédération des écoles de puériculture et de soins aux enfants malades à l'AIPQ.

Les représentants des infirmiers non diplômés, l'Association des infirmières catholiques, l'École des infirmières pratiques[30], l'Association des hôpitaux et la CSN sont également opposés au projet de loi. La CSN doute du caractère démocratique de l'AIPQ et s'interroge sur la nécessité de regrouper en corporation fermée des personnes rémunérées à même les fonds publics. L'Association des hôpitaux, quant à elle, s'oppose aussi au regroupement des professions infirmières, car elle craint la disparition des paliers de services intermédiaires (infirmières auxiliaires et aides-infirmières) que l'établissement de normes par le Collège pourrait provoquer[31].

Malgré ces oppositions, les appuis à la loi 92 semblent nombreux. Plusieurs correspondances durant l'année 1966 en font foi. Parmi les appuis, il faut noter ceux du Queen Elizabeth Hospital of Montreal, de l'hôpital Sacré-Cœur, des *nursing assistants* du Sherbrooke Hospital, de la Ville de Saint-Laurent et des diplômés de l'École des infirmiers. De plus, le District 6 manifeste fortement son appui au projet de loi et organise une contestation vive de la décision du District de Québec[32]. Conscient de la nécessité d'agir dans le domaine des professions infirmières et tenant compte du manque d'unanimité face à la loi 92, le premier ministre Jean Lesage suggère le 10 mars 1966 la création d'un Conseil supérieur des professions paramédicales.

Ce Conseil aura des comités pour chaque profession, et gardera une large autonomie. Le droit de regard de l'État restera entier en ce qui concerne les écoles et les diplômes délivrés par chacune d'entre elles ainsi que pour les règlements régissant leur fonctionnement[33]. L'AIPQ s'opposera vivement à cette solution qui enfreignait son autonomie : « [...] le truchement de comités et de commissions au sein d'un organisme, ne se concilierait guère avec l'autonomie actuelle de l'AIPQ. Elle devrait désormais se contenter de recommander ou suggérer des normes au Conseil Supérieur [...][34]. »

30. « Suggestion de Lesage : Conseil des professions paramédicales », *La Presse*, 11 mars 1966.
31. *Le Soleil*, 10 mars 1966.
32. *AOIIQ*, Correspondance, lettre datée du 17 février 1966 du District 6 à M. Reimer (l'AIPQ).
33. *La Presse*, 11 mars 1966.
34. *AOIIQ*, AIPQ, « Observations de l'AIPQ sur le projet de créer un Conseil supérieur des professions paramédicales ».

L'AIPQ demande donc de conserver son statut et de demeurer à l'écart des professions paramédicales. Le projet de Conseil ayant échoué, les négociations reprennent, aboutissant à une nouvelle loi, la loi 89, qui sera sanctionnée en 1969. L'Association devient l'Association des infirmières et infirmiers de la Province de Québec : elle inclut enfin les infirmiers ; d'autre part, l'âge requis pour la pratique est abaissé à 18 ans[35]. Le Code des professions adopté en 1973 donnera à cette association le monopole de l'exercice infirmier. Cette victoire des infirmières, qui contrôlent désormais leur pratique, se traduit par l'acceptation de déléguer certains actes aux infirmières auxiliaires.

Quant à la formation, qui est la pierre angulaire de tout cet édifice, son transfert dans les cégeps ne résout pas le problème des rapports avec les infirmières auxiliaires. Les débats et les conflits qui persistent encore aujourd'hui témoignent de ce malaise. La question du rôle des auxiliaires reste entière. Malgré ses 18 500 infirmières auxiliaires, la profession peut-elle être tout simplement supprimée, comme le voudraient certains ? Les autorités gouvernementales pensent abolir la profession au profit des infirmières diplômées « qui peuvent faire plus d'actes médicaux ». Les infirmières de la Fédération des infirmières et infirmiers du Québec proposent elles aussi le recyclage des auxiliaires. Selon leur présidente, les hôpitaux n'ont plus besoin des infirmières auxiliaires, sauf en médecine générale et dans les centres de longue durée. Elle suggère donc de mettre un terme à leur formation, de les utiliser là où c'est possible et de « leur permettre d'étudier ou de se recycler en leur garantissant un salaire[36] ». Il serait tentant de voir dans cet épisode la fin annoncée d'un groupe qui n'a pas su négocier une autonomie professionnelle dans le système de santé. Mais force est de constater que les oppositions vives que les auxiliaires ont rencontrées dans leur démarche et l'antagonisme virulent manifesté par les infirmières ont peut-être été aussi déterminants que la question des besoins du système de santé.

Les recours législatifs témoignent ainsi du malaise que ressentent encore les infirmières lorsqu'il s'agit de définir leur identité professionnelle. Ces conflits se greffent sur ceux qui ont divisé les infirmières professionnelles et celles qui se voulaient missionnaires et se

35. *AOIIQ*, *Bill 89* sanctionné en 1969.
36. *La Presse*, 18 septembre 1997.

prolongent dans la volonté de renouveler sans cesse les bases de l'identité professionnelle des infirmières québécoises.

Une nouvelle identité professionnelle ?

Contrairement aux textes législatifs, l'idéologie véhiculée par les revues professionnelles des infirmières (*GMCF* et *BICC*) et des médecins (*UMC* et *CMAJ*) durant la période 1940-1950 renvoie les infirmières à un modèle qui semble totalement dépassé. Le modèle de l'infirmière diffusé dans ces pages reste encore celui des premières années. Même s'ils perçoivent certains changements, les médecins continuent de voir dans les infirmières des aides ou des médiatrices proches du malade et de sa famille, au moment même où la loi sanctionne l'autonomie professionnelle de ces dernières.

Dans les quelques articles que les médecins consacrent au sujet, l'infirmière apparaît comme une éducatrice qui enseigne les notions d'hygiène aux mères de familles ou comme une aide dans le dépistage et le traitement de la maladie[37]. L'infirmière hygiéniste « aide le médecin à rajuster les conditions sociales[38] ». « Ces visites [...] permettent à l'infirmière [...], de seconder et même renforcer auprès d'elles [les mères] l'action du médecin de famille[...][39]. » Le rôle d'aide attribué à l'infirmière lui permet de servir d'agent de liaison entre le système de santé et la famille.

Pour exceller dans ses tâches d'enseignement, l'infirmière doit posséder une formation reconnue, mais elle doit aussi utiliser « ses qualités féminines et personnelles », en plus de «la compétence, la loyauté, le désir intense de rendre service, de la personnalité et de l'éducation[40] ». Tact, patience, bon jugement, bonne santé, compréhension des problèmes de la vie, savoir-vivre et esprit d'observation continuent de caractériser l'exercice des soins infirmiers.

37. A. Groulx, « Inspection des établissements de produits alimentaires », *UMC*, octobre 1948 et « L'infirmière au service de santé. L'infirmière hygiéniste à domicile. Les spécialistes du nursing au service de santé », *UMC*, décembre 1948.
38. *Ibid.*, (octobre 1948), p. 1245.
39. *Ibid.*, (décembre 1948), p. 1458.
40. *Ibid.*, (octobre 1948), p. 1246.

Dans *La Garde-Malade Canadienne-Française* et *Le Bulletin des infirmières catholique du Canada*, quelques articles signés par des médecins confirment cette perception. Une femme-médecin définit l'infirmière comme étant « le prolongement du cerveau et de la main du médecin[41] ». Elle doit manifester des vertus d'obéissance, de loyauté et de discrétion[42]. L'affectivité propre aux femmes est toujours un pré-requis : « l'infirmière est femme[43] » et sa sensibilité est une arme essentielle pour l'accomplissement des tâches auxquelles Dieu l'a destinée. Le Dr C. A Gauthier abonde dans le même sens et ajoute que la charité, l'altruisme, la bonté et le contrôle de soi sont des traits de caractère de l'infirmière modèle[44]. De plus, il encourage le développement scientifique et l'implication des infirmières dans leurs associations professionnelles[45]. Il reste que les vertus associées à la femme et les qualités de bonté, d'altruisme, etc., sont des éléments indispensables à la profession d'infirmière.

Une vocation féminine

Dans l'ensemble, le discours formulé par les infirmières reste dominé par la notion de vocation, laquelle renvoie une fois encore aux capacités émotionnelles des femmes. Les infirmières (religieuses et laïques) définissent cependant de façon plus large les pré-requis à une bonne pratique des soins infirmiers. Aux qualités morales reconnues par les médecins, les infirmières ajoutent les qualités intellectuelles, physiques et sociales. Une connaissance approfondie des notions techniques et scientifiques revêt également une grande importance dans le discours des infirmières laïques. On insiste aussi sur la nécessité, pour l'infirmière, de se cultiver et d'être à l'écoute des progrès scientifiques.

Dans cette ère de spécialisation, l'infirmière doit s'adapter au progrès et allier à son esprit d'apostolat des qualités physiques, intellec-

41. Conférence donnée devant un auditoire d'infirmières. « Infirmières et médecins », *La Garde-Malade Canadienne-Française,* octobre 1945, p. 439.
42. *Ibid.*, p. 439-440.
43. *Ibid.*, p. 440.
44. Dr C. A. Gauthier, « Considérations sur la profession infirmière », *Bulletin des Infirmières catholiques du Canada,* septembre-octobre 1941, p. 165.
45. *Ibid.*, mars-avril 1945, p. 6.

tuelles, morales et sociales, en développant ses connaissances théoriques et pratiques. C'est tout cela qui constitue la compétence de l'infirmière et qui fait d'elle une amie du progrès scientifique. L'infirmière doit concilier des qualités physiques et des qualités morales: condition physique solide, système nerveux bien équilibré et, aussi, sens de la vérité, loyauté, discrétion, bonté, sympathie, patience, courage, force de caractère, sang-froid, silence, esprit de réflexion, gaieté, cordialité, tolérance, pondération, obéissance, enthousiasme, initiative, observation, responsabilité, bon usage du temps, méthode, respect de la propreté et économie. Toutes ces qualités feront, bien sûr, de l'infirmière une femme accomplie[46].

Pour bien exercer sa profession et accomplir ses tâches techniques, l'infirmière devra enfin avoir de la résistance, une vue impeccable, une bonne ouïe, une voix calme, des paroles sobres et de la dextérité manuelle. Elle devra aussi avoir un esprit de propreté, une tenue soignée et être en mesure d'agir comme une psychologue. Des notions de technique et de science viennent s'ajouter au discours qui prescrit la conduite de l'infirmière idéale[47]. Ainsi, l'infirmière est une femme qui joue un rôle parallèle à celui de médecin, les soins infirmiers étant une « œuvre de paix qui permet d'unir au génie de l'homme le baume d'une tendresse fraternelle[48] ». Cette culture du soin s'appuie sur le service personnel[49] que doit rendre l'infirmière[50]. L'infirmière doit chercher à se cultiver pour avoir une personnalité à la hauteur du prestige de son titre. Des qualités de conscience et de cœur sont exigées de la part de l'infirmière, mais, selon Germaine Bernier, les qualités d'esprit et de culture doivent l'être aussi. La culture permettra à l'infirmière de sortir de la médiocrité en accomplissant de grandes tâches, car, selon Bernier, elle « enlève les œillères que la spécialisation aurait pu imposer à l'esprit[51] ». Pour le bon soin des esprits, il faut un véritable sens psychologique[52].

46. Louisa Lagüe, « La morale professionnelle de l'infirmière », *GMCF*, février et mars 1947.
47. Rita Laurin, « L'idéal de l'infirmière », *GMCF*, juillet 1944.
48. Rita Morin, « L'infirmière au lit du malade », *GMCF*, juillet 1946, p. 308.
49. Pauline Crevier, « La formation professionnelle de l'infirmière», *GMCF*, août 1949.
50. Germaine Bernier, « Personnalité et culture de l'infirmière», *GMCF*, juin 1946.
51. *Ibid.*, p. 253.
52. *Ibid.*, p. 251.

À la lecture de ces textes, tout imprégnés d'esprit traditionnel, on discerne l'immense décalage qui semble exister entre les différents courants qui composent le corps des infirmières. Enfin, aucun débat ne transparaît sur la proposition de l'AGMEPQ concernant l'intégration des hommes dans la profession. On se contente de reproduire une lettre envoyée à l'avocat Roland Ouimet par Frances Upton, alors secrétaire-registraire de l'AGMEPQ, lui demandant conseil sur la possibilité de supprimer la restriction présente dans la loi concernant les hommes[53].

Mais point de discussion ou de débat sur des questions qui concernent l'avenir professionnel. Il n'y a pas lieu de s'étonner dès lors que le vent de transformation qui balaie l'ensemble du Québec durant la Révolution tranquille ne soit pas plus perceptible dans les revues d'infirmières. Il faudra attendre les années 1960-1970 pour que le modèle identitaire canadien-français et apostolique, propre aux soins infirmiers québécois, soit abandonné au profit d'un modèle professionnel. La profession adopte définitivement le rôle organisationnel de la santé préconisé par les Anglo-canadiennes tout en acceptant de se fondre dans les spécialités médicales. Les revues professionnelles de médecins et d'infirmières proposent alors de faire de l'infirmière un membre de l'équipe médicale, et même son organisatrice. Le rôle de collaboratrice et d'organisatrice représente sans contredit le modèle de l'infirmière pour le médecin. Les notions de dévouement et d'amour identifiés au modèle apostolique sont toujours présentes dans le discours des médecins, mais deviennent secondaires.

Par ailleurs, un certain nombre d'infirmières résistent aux changements apportés par le développement de la science dans le monde hospitalier, malgré le renforcement de leur statut professionnel. Et il arrive que leur résistance fasse l'objet de blâme, mais c'est peut-être le développement des spécialisations et l'arrivée massive des infirmières auxiliaires qui sont à blâmer[54]. On encourage les infirmières à opter pour des spécialisations cliniques[55]. Mais faut-il le faire aux dépens de la relation directe avec le patient ? Cette question est

53. *AOIIQ*, Correspondance, lettre datée du 23 mars 1943 de Frances Uption (AGMEPQ) à M. Ouimet (avocat).

54. « Nursing in Evolution », *CMAJ*, vol. 90, février 1964, p. 378-379.

55. « Canadian Association of Neurological and Neurosurgical Nurses », *CMAJ*, vol. 101, septembre 1969, p. 300.

clairement posée dans un éditorial[56]. Ces craintes et ces difficultés, bien réelles, ne sont pas toujours partagées par les infirmières. Il faut ajouter que celles-ci, depuis 1966, ne possèdent plus de revues qui leur soient propres. Les *Cahiers du Nursing* ont été acquis en 1966 par l'Association des gardes-malades auxiliaires et offrent une place restreinte aux textes pour les infirmières. Les textes sur l'idéal infirmier s'adressent désormais aux gardes-malades auxiliaires et insistent, comme le faisaient les premiers textes des revues d'infirmières, sur la nécessité du dévouement, du soin tant du corps que de l'esprit, de la compréhension des besoins des malades[57].

Les sujets qui captent l'intérêt des infirmières dans les revues professionnelles, et qui prennent la place des textes autrefois reliés à l'identité professionnelle, traitent de l'organisation du travail infirmier, des relations avec les directions d'hôpitaux, des spécialisations, et des besoins de modifier la formation. On note aussi dans les articles le besoin, à partir des années 1950, d'axer la formation sur la culture générale. Devant ce constat, on peut conclure qu'à cette étape de son histoire, l'élite infirmière a opté pour une fonction organisationnelle des services de santé. On remarque que l'idéal infirmier «traditionnel» du contact personnel et intime avec le malade est passé des infirmières aux gardes-malades auxiliaires.

Le tournant pris par la profession infirmière dans les années 1960 semble lui avoir été favorable. Profitant de l'expansion du système de santé et de la collaboration des médecins, les infirmières se sont accordées un rôle et un savoir organisationnel qui leur confère un champ de compétence assez large. En contrôlant le développement des infirmières auxiliaires, elles ont acquis un pouvoir supplémentaire dans le système de santé. Ce sera plutôt leur capacité à développer un champ de savoir propre qui déterminera si elles pourront acquérir un statut professionnel à part entière.

56. « *The patient suffers directly and immediately from this diversion of valuable nursing skills because as potential clinical nurses are translated into ward managers the supply of the expert bedside nursing and the indefinable benefits inseparable from it diminish.* » « Flight from bedside » (editorials and annotations), *CMAJ*, vol. 94, janvier 1966, p. 145.
57. Rachel Martin (École des gardes-malades auxiliaires, hôpital Saint-Joseph, Rimouski), « Soin du malade : une science et un art », *CNC*, décembre 1968, p. 371.

10 Les nouvelles normes de soins

Les questions de la formation et du salaire des infirmières ont été l'enjeu de nombreux débats tout au long du XXe siècle, comme on l'a vu dans cet ouvrage. Initialement traitées comme des composantes secondaires de la définition de la profession, elles sont apparues au fil des ans comme ses éléments déterminants. Si, avant la Seconde Guerre mondiale, la formation est considérée comme le moyen d'acquérir un statut professionnel, ce n'est pas le cas des salaires, longtemps considérés comme un appoint à un service d'ordre charitable ou apostolique. Aujourd'hui, ces deux éléments sont devenus essentiels à la définition de la profession d'infirmière et déterminants dans l'évaluation qu'on en fait.

On cherchera à comprendre également dans ce chapitre comment les infirmières sont devenues des pièces centrales du dispositif de santé, et à partir de quel moment des distinctions de statut et de salaire, entre les infirmières bachelières et cégépiennes par exemple, ont été introduites.

Soulevées par les pionnières, ces questions ont suscité des réponses différentes selon les époques. Le salaire versé aux étudiantes en nursing à la fin du siècle dernier en Ontario, par exemple, fut un des premiers pas vers la salarisation d'un métier encore considéré comme un apostolat dans de nombreuses autres régions du Canada.

Comment ces deux paramètres sont-ils devenus essentiels à la légitimation des soins infirmiers durant la seconde moitié du siècle ? Quels ont été les pratiques et savoirs dispensés au cours de la formation des infirmières ? Comment a-t-on justifié les revendications d'augmentation des salaires ? Les réponses données à ces questions nous permettront d'entrevoir comment se sont actualisées les conceptions de la profession au cours du XXe siècle.

Des savoir-faire féminins aux savoirs infirmiers

Si toutes les femmes sont des infirmières potentielles, comme l'affirme Florence Nightingale, elles doivent, pour le devenir, acquérir une formation spécifique. Il s'agira alors de transformer des savoir-faire féminins en savoirs. Pour les pionnières, le processus qui consiste à concevoir et à mettre sur pied une formation des infirmières est long et difficile. Il leur a fallu affronter les résistances de tous les milieux. Certaines congrégations religieuses ne pouvaient, concevoir une telle formation, car à leurs yeux, les soins infirmiers relevaient de l'apostolat et de la foi ; les médecins ne s'y résignèrent que lorsqu'ils furent eux-mêmes convaincus de la nécessité de fonder les soins sur la science ; les administrations hospitalières n'y voyaient un intérêt que dans la mesure où elles pouvaient justifier de meilleurs soins aux patients, et surtout où elles pouvaient utiliser les élèves infirmières comme une main-d'œuvre bon marché pour effectuer toutes les tâches hospitalières. Cette conjonction d'intérêts a donc conduit à un compromis qui visait à maintenir le plus longtemps possible les écoles de formation au sein des hôpitaux. Les deuxième et troisième générations d'infirmières engageront une autre bataille, un demi-siècle plus tard, pour les en sortir et confier la formation au service public d'éducation. Ce changement se traduit par une refonte des programmes, des objectifs et donc du statut de la profession : il aura des répercussions majeures sur la place des soins infirmiers dans l'ensemble du système de santé. Étant donné que la formation remplace progressivement les qualités naturelles des femmes à prodiguer des soins, elle devient le critère principal de définition de la profession. C'est pourquoi la dualité de la formation introduite par la double filière collégiale et universitaire pose tellement de problèmes.

Ainsi, on tâchera d'aborder dans cette partie les deux grands moments qui ont marqué cette histoire. D'abord, il s'agit d'élucider la transformation des savoir-faire féminins qui s'est produite au tournant du siècle. Une fois obtenu le consensus sur la formation, on a promulgué des lois qui ont modifié les critères relatifs aux écoles d'infirmières; le curriculum s'est adapté au fil des transformations dans le champ de la pratique médicale et infirmière et un cours supérieur pour les infirmières a été institué. Mais ces changements ne se sont pas toujours réalisés au rythme souhaité par tout le monde, ni sans conflits au sein et en dehors du corps infirmier. Comment dès lors expliquer la rupture finale entre les écoles et les hôpitaux, dont témoigne la création d'écoles d'infirmières dans le réseau public d'éducation ? La réponse mérite d'être nuancée.

Un système d'apprentissage établi sur le *care*

Le concept moderne du *care* vise à sortir les soins de la sphère du charitable et du domestique et à instituer un champ de compétences académiques reconnu. Il requiert non seulement des compétences spécifiques aux femmes, mais en plus, il exige une formation. L'accompagnement de la personne souffrante, sur le plan physique, émotionnel et spirituel (les soins personnels) est à la base du concept de *caring* jusqu'en 1970[1]. L'acquisition des connaissances au sein d'un système de formation et la pratique des techniques autour desquelles sont ordonnées les tâches de l'infirmière apparaîssent rapidement dans des manuels ou articles qui lui sont destinés.

Publiés d'abord dans le monde anglo-protestant par les pionnières des soins infirmiers, les manuels vont être dans le monde franco-catholique le fait des médecins (ceux-ci occupant la place laissée libre par les religieuses, jusqu'aux années 1930). Avec la création d'une revue professionnelle par l'AGMEPQ dans les années 1920[2], et avec la fondation de l'institut Marguerite-d'Youville en 1934 par les Sœurs Grises, qui dispense une formation supérieure pour les infirmières franco-catholiques au Québec, les religieuses publient à leur tour des textes et des ouvrages sur les soins infirmiers. Elles contri-

1. Esther Lamontagne, «Histoire sociale des savoirs-faire infirmiers au Québec de 1880 à 1970», mémoire de maîtrise (histoire), Université du Québec à Montréal, 1998.
2. *La Veilleuse* est créée en 1924, suivie de *La Garde-Malade Canadienne Française* en 1928.

buent à la constitution des savoirs enseignés jusqu'à la fin des années 1960, laissant ensuite plus de place aux infirmières laïques, qui occupent désormais plusieurs postes de direction et d'enseignement dans le réseau hospitalier du Québec. L'analyse de ces manuels permet un constat: les tâches d'infirmière englobent les soins d'assistance médicale et chirurgicale, les soins personnels et les prescriptions issues du mouvement hygiéniste[3]. C'est leur insertion dans un corpus de savoirs intégrés, répondant au processus d'institutionnalisation de la médecine et à l'avancée professionnelle des médecins et des chirurgiens qui sera déterminant dans leur reconnaissance[4].

Ce mouvement de réforme des soins commence en 1859 avec la publication du célèbre livre de Florence Nightingale, *Notes on Nursing. What It Is And What It Is Not*[5]. Elle y définit précisément les tâches de l'infirmière moderne, dans lesquelles la discipline, l'ordre et l'assistance au malade occupent une place essentielle. Cette conception sera largement reprise et transformée par les pionnières américaines et canadiennes, qui publieront à leur tour des manuels à partir des années 1870. Les infirmières doivent accomplir des tâches reliées à l'entretien de l'environnement général du malade (suivant les règles établies par le mouvement hygiéniste naissant), des tâches d'assistance au médecin et au chirurgien lors du suivi thérapeutique ou des interventions chirurgicales; elles doivent enfin prodiguer des attentions personnelles pour le confort du malade, reliées aux quali-

3. Voir pour l'Europe, Anne-Marie Prévost (« La mise à distance du corps », dans E. Diébolt et M-F. Collières, dir., *Pour une histoire des soins et des professions soignantes*, Lyon, AMIEC, 1988, p. 61-83) présente les résultats d'une partie de sa thèse, « Réflexions sur l'enseignement infirmier », présentée en 1982 à la Faculté de médecine de l'Université d'Aix-Marseille II. René Magnon couvre une période antérieure dans « Entre le sabre, le goupillon et la Faculté », dans E. Diébolt et M-F. Collières, *op. cit.*; pour les États-Unis, Doris T. Lippman, *The Evolution of the Nursing Textbooks in the United States from 1873 to 1953: A Preliminary Survey*, Columbia University Teachers' College, 1980; pour le Canada anglophone, Kathryn McPherson, *Bedside Matters: The Transformation of Canadian Nursing, 1900-1970*, Oxford University Press, 1996.
4. Voir François Guérard, *Histoire de la santé au Québec*, Montréal, Boréal, 1996.
5. Florence Nightingale, *Notes on Nursing: What It Is And What It Is Not*, Londres, Harrison and Sons, 1859.

tés féminines dans la sphère domestique. Toutes les tâches effectuées par l'infirmière favorisent la prompte guérison du malade alité, à l'hôpital ou à la maison.

Les médecins qui rédigent les manuels d'infirmières jusque dans les années 1920 reprennent ces prescriptions. Ils confirment et légitiment le rôle de l'infirmière moderne dans la santé du malade, en milieu privé ou institutionnel. Plus tard, ils tâcheront de formuler des prescriptions qui actualisent les découvertes médicales et évaluent leur implication dans les techniques de soins infirmiers.

De leur côté, des religieuses de différentes communautés prennent l'initiative d'entrer dans ce domaine avec la publication de la revue professionnelle *La Veilleuse* en 1925, et de *La Garde-Malade Canadienne-Française* en 1928. Sœur Allard tentera avec sa chronique « Techniques » de renouveler la conception des soins au Québec. On trouve la description détaillée de ces techniques dans l'ouvrage qui rassemble ses articles sur la question, et qui paraît en 1931 :

> La technique du soin des malades : l'habile maniement du malade avec le moins de malaise possible ; l'habile maniement des objets stérilisés sans danger de les contaminer ; l'exclusion des mouvements inutiles de manière à assurer le maximum de vitesse compatible avec la plus grande habileté.
>
> En exécutant tout travail auprès d'un patient, la garde doit avoir présents à l'esprit les points suivants :
>
> 1. confort du patient ;
> 2. propreté et bonne apparence ;
> 3. économies de temps, d'effort et de matière première ;
> 4. technique et habileté ;
> 5. fidélité aux détails ;
> 6. effets thérapeutiques ;
> 7. simplicité et assurance dans le travail[6].

Un manuel publié par les Sœurs Grises de l'institut Marguerite-d'Youville[7] dans les années 1950 témoigne de la tentative d'intégrer les résultats de la recherche scientifique médicale au curriculum en-

6. Sœur ALLARD, *Principes élémentaires concernant le soin des malades*, Montréal, 1931, p. 9.
7. Institut Marguerite-d'Youville, *Le soin des malades. Principes et techniques*, Montréal, 1955.

seigné dans les écoles supérieures de nursing. L'infirmière y occupe un rôle d'organisation et de supervision déterminant. Elle doit ainsi assumer un rôle de direction auprès des infirmières auxiliaires et auprès des aides, tout en développant son leadership au sein de l'équipe de soins, ou dans une organisation du travail hiérarchisée. Toutes ces prescriptions, inscrites dans la partie théorique de l'enseignement qu'elles reçoivent, occupent toutefois un rôle mineur par rapport au reste de leur apprentissage, qui est beaucoup plus tourné vers la pratique. Le contact direct avec le patient leur fournit en fait le cadre dans lequel elles devront exercer leur capacité au *care*.

L'enseignement des pratiques de soins

L'enseignement pratique dispensé par les écoles d'infirmières dans les hôpitaux est axé sur les règles d'hygiène, sur les pratiques médicale et chirurgicale et sur les savoir-faire infirmiers. L'enseignement théorique, moins important, sera dispensé par les médecins des hôpitaux spécialisés dans les matières enseignées et offrira des notions de base sur la médecine et la chirurgie. Les écoles varient grandement selon les hôpitaux, même si l'approbation de l'AGMEPQ vise à uniformiser l'enseignement qui y est donné. On voit dans le tableau qui suit se dessiner un net mouvement de création des écoles et de leur affiliation.

Les élèves infirmières, dûment sélectionnées, effectuent leur apprentissage dans les salles, en même temps qu'elles y travaillent, fournissant la principale source de main-d'œuvre hospitalière, assurant les soins personnels des patients. Les infirmières diplômées, religieuses et laïques, occupent les postes de direction des salles et des départements qui leur sont confiés. Ce sont elles qui supervisent la formation pratique des élèves, laquelle se fait sur le modèle de l'apprentissage traditionnel, à savoir dans les salles auprès des patients ; elles apprennent ainsi l'entretien, la base des soins et l'application des prescriptions médicales. Cet apprentissage occupe de ce fait la majeure partie de leur temps. Au début du siècle, l'élève infirmière à l'Hôtel-Dieu est assignée à un service particulier dès son arrivée : elle y effectue en même temps son apprentissage et son travail. Elle doit également effectuer un stage en maladies infectieuses à l'hôpital Alexandra[8] ; et dix ans plus tard,

8. André Petitat, *Les infirmières. De la vocation à la profession*, Montréal, Boréal, 1987, p. 199-200.

Tableau 10.1 Liste des principales écoles d'infirmières affiliées à l'AGMEPQ

HÔPITAUX	DATE D'OUVERTURE DE L'ÉCOLE	DATE D'APPROBATION PAR L'AGMEPQ
Hôtel-Dieu de Montréal	R : 1897 – L : 1901	1927
Hôtel-Dieu de Québec	R : 1902 – L : 1950	1929
Hôtel-Dieu de Chicoutimi	R : 1894	1941
Women's Hospital*	1886	1926
Montreal General Hospital	1890	1920
Royal Victoria Hospital	1893	1920
Sherbrooke Hospital	1896	1924
Jeffrey Hale Hospital	1901	1962
Hôpital Notre-Dame	R : 1897 – L : 1899	1927
Hôpital Sainte-Justine	1907	1926
Hôpital Saint-Vincent-de-Paul de Sherbrooke	1913	1925
Hôpital de La Miséricorde	1908	1927
Hôpital Sainte-Jeanne d'Arc	1919	1929
Sanatorium Prévost**	1919	1936
St. Mary's Hospital	1925	1927
Hôpital Saint-Luc	1928	1932

R : admission réservée aux religieuses — L : admission ouverte aux laïques

* fermé en 1954 — ** fermé en 1946

Source : Édouard Desjardins *et al.*, *Histoire de la profession infirmière au Québec*, Montréal, AIPQ, 1970, p. 111-113.

elle assiste aux autopsies, et apprend la diététique[9]. Au MGH en 1900, l'étudiante fait le tour des différents services : 10 mois en chirurgie, trois en médecine, trois en chirurgie de jour, trois en salle d'opération, quatre en gynécologie, deux à la cuisine des diètes et un mois en privé, chez le patient.

La formation théorique est donnée au départ par des médecins sous forme de conférences sur des sujets médicaux, et reprise par les infirmières enseignantes. L'établissement d'un cours supérieur pour

9. Johanne Daigle, « Devenir infirmière : le système d'apprentissage et la formation professionnelle à l'Hôtel-Dieu de Montréal, 1920-1970 », thèse de doctorat, Université du Québec à Montréal, 1990, p. 217-218.

infirmières conduit à l'ajout de nouveaux cours: cours de sciences biomédicales, de spécialités médicales, et de sciences humaines et sociales.

Les programmes de l'Hôtel-Dieu de Montréal et du MGHSN témoignent de cette évolution encouragée par l'association professionnelle. Ainsi, l'augmentation des heures de théorie traduit la volonté d'introduire le développement des champs scientifiques dans la formation des infirmières, sans que les heures de pratique baissent pour autant. Mais là aussi, on note des disparités importantes. L'enseignement théorique à l'Hôtel-Dieu de Montréal passe de 3% en 1912 à 12% en 1945; et en 1920, au MGHSN, on donne 420

Programme d'études préparé par l'AGMEPQ en 1922

TRAVAIL PRATIQUE	COURS THÉORIQUES
Cours préparatoire: 3 mois	Anatomie et physiologie: 40 h
Médecine: de 6 à 8 mois	Bactériologie: 12 h
Chirurgie: de 6 à 8 mois	Médecine préventive: 15 h
Obstétrique: de 2 à 3 mois	Hygiène et drainage: 15 h
Pédiatrie: 2 mois	Diététique: 12 h
Malades privés: de 2 à 3 mois	Matière médicale
Diététique: 2 mois	*pathologie interne*
Salles d'opération: de 2 à 4 mois	*fièvre et tuberculose*: 22 h
Dispensaire: 1 mois	*pathologie externe*
Contagion, service social	*salle d'opération,*
ou un autre service: 2 mois	*orthopédie et gynécologie*: 22 h
Service de nuit: 6 mois	Pédiatrie: 22 h
	Obstétrique: 12 h
	Maladies contagieuses: 9 h
	Histoire et déontologie: 12 h
	Maladiesnerveuses/mentales: 4 h
	Maladies œil/oreille/
	nez/gorge/peau: 5 h
	Principes et méthodes
	du nursing: 100 h
	Entretien: 4 h

Source: Desjardins, *op. cit.*, p. 109.

Programme d'études de l'École d'infirmières de l'Hôtel-Dieu de Montréal, 1943

SCIENCES BIO-MÉDICALES	SPÉCIALITÉS MÉDICALES
Anatomie et physiologie	Pathologie médicale : cœur, poumon, tube digestif
Hygiène	Pathologie chirurgicale
Diététique	Chirurgie d'urgence
Chimie	Anesthésie
Bactériologie	Urologie : anatomie, physiologie, pathologie
Pharmacologie	Gynécologie
Diététique pratique	Pédiatrie
Chimie pratique	Obstétrique
Obstétrique	Dermatologie
	Clinique neurologique
SCIENCES HUMAINES ET SOCIALES	Ophtalmologie
Éthique professionnelle	Oto-rhino-laryngologie
Psychologie et hygiène mentale	Hématologie
Morale médicale	Technique
Religion	Aspects sociaux du nursing
Histoire de la profession	Organisations extrascolaires
Aspects sociaux du nursing	
Organisations extrascolaires	

Source : ARHSJ, Dossier programme d'études, 1911/1960

heures de formation théorique, la formation pratique occupant 95 % du temps de formation[10].

Durant la période d'après-guerre, la structuration du service des soins infirmiers et la hiérarchisation des tâches s'amplifient. En plus des soins de base, les infirmières devront se spécialiser et se familiariser avec des traitements particuliers (héliothérapie, photothermothérapie, actinothérapie, etc.[11]) et s'occuper de l'organisation et de la supervision des soins.

10. Petitat, *op. cit.*, p. 190.
11. IMY, *op. cit.*, p. 778-790.

Programme d'études du cours de base à l'usage des Écoles d'infirmières dirigées par les hôpitaux d'expression française 1954, 1958, 1960 (AIPQ)

PREMIÈRE ANNÉE ET PROBATION

1. Sciences de base

Anatomie et physiologie : 90 h
Physique et chimie : 45 h
Nutrition : 30 h
Microbiologie : 30 h
Hygiène personnelle : 6 h
Sociologie, 1re partie : 10 h
Hygiène mentale : 15 h
Religion : 10 h
Déontologie et orientation professionnelle : 10 h

Clinique

Probation : 4 mois en classe
Médecine, la dextérité au travail : 3 mois
Chirurgie (apprendre à reconnaître les besoins normaux et anormaux des malades) : 3 mois
Service de nuit : 1 mois
Vacances : 1 mois

2. L'art du nursing

Application aux soins des malades des principes puisés dans les matières précédentes : 120 h
Histoire de la profession : 15 h
Secourisme et défense civile : 6 h

3. Initiation à la médecine

Pathologie générale : 15 h
Pharmacologie gén. : 45 h
Chirurgie : 15 h
Diéto-thérapie : 45 h
Morale professionnelle : 10 h
Psychologie : 15 h

Les effectifs des écoles gonflent durant la période 1946-1956, notamment à l'Hôtel-Dieu[12], grâce aux campagnes de recrutement intensives de la direction. Les élèves, en majorité des jeunes d'origine rurale, ou des filles d'ouvriers qualifiés, de commerçants et d'industriels, suivent les cours d'une seule institutrice employée à temps

12. DAIGLE, *op. cit.*, p. 297-341.

DEUXIÈME ANNÉE

4. *Médecine*

Médecine générale : 150 h
Matière médicale : 30 h
Chirurgie générale : 40 h
Diéto-thérapie : régimes spéciaux

Spécialités

Obstétrique et puériculture : 25 h
Gynécologie : 15 h
Pédiatrie : 25 h
Maladies contagieuses : 12 h
Hygiène publique : 20 h
Orthopédie : 5 h
Urologie : 8 h
ORL et ophtalmologie : 25 h
Dermatologie et maladies vénériennes : 8 h
Réhabilitation et gérontologie
Neurologie et neurochirurgie : 18 h
Psychiatrie

Clinique

Sociologie : 15 h
Cuisine des diètes : 1 mois
Religion, morale professionnelle : 15 h
Salle d'opération, pansements, dispensaires : chirurgie d'urgence-accidents : 3 mois
Obstétrique, pouponnière, clinique prénatale : 3 mois dont 1 mois de service de nuit
Pédiatrie, clinique postnatale : 3 mois, dont 1 mois de service de nuit
Vacances : 1 mois

TROISIÈME ANNÉE

Clinique

Déontologie
Orientation professionnelle : 20 h
Psychiatrie : 3 mois
Hygiène publique, dispensaire (clinique de nouveau-nés ou centre anti-cancer) 15 jours
Religion
Culture (facultatif)
Médecine : 4 mois
Chirurgie, gynécologie, orthopédie : 3 mois dont 1 mois de service de nuit
Vacances : 1 mois

Source : DUMAS-GAUTHIER, *op. cit.*

plein[13]; il faut attendre 1956 pour en avoir six. Et même si l'AIPQ préconise d'avoir recours aux infirmières pour enseigner, ce sont encore les médecins qui en règle générale se chargent de cette tâche.

Le nombre total d'heures de cours augmente également: il passe de 851 heures en 1940 à environ 1300 heures en 1969 à l'Hôtel-Dieu de Montréal, à l'hôpital Notre-Dame et au MGHSN[14], heures plus ou moins bien réparties selon les années (à l'HDM, 95% des heures sont données durant les deux premières années, ce que le Dr Weir avait jugé anti-pédagogique lors de son enquête). Les nouvelles matières sont intégrées à cet enseignement pour offrir un meilleur support physique et moral aux malades. À cela, il faut ajouter l'enseignement clinique recommandé par les associations professionnelles et établi en 1948 à l'Hôtel-Dieu de Montréal, qui vise à harmoniser la théorie et la pratique. L'embauche d'« instructrices » cliniques est proposé dans le but de décharger l'hospitalière de l'enseignement pratique[15] et afin de la rendre disponible pour la gestion du service des soins infirmiers et de l'école d'infirmières. Toute cette réorganisation a pour effet de diminuer les heures de travail des élèves: de 1948 à 1957, on évalue cette diminution à 20%. Afin de compenser ce manque de personnel, on va chercher à augmenter le nombre d'étudiantes.

Ainsi, le programme de formation des infirmières s'alourdit, l'enseignement théorique occupant une place de plus en plus grande, au détriment de la pratique. À l'Hôtel-Dieu de Montréal et au Montreal General Hospital School of Nurses, les heures de théorie passent de 480 à 1300 entre 1920 et 1969. Au MGHSN, le temps de pratique passe de 95% à 74% pour la même période[16]. Le principe est que les élèves infirmières, plus spécialisées, pourront davantage s'impliquer dans les soins médico-thérapeutiques: prendre la pression des malades, faire des injections intraveineuses, donner du sérum et faire des prélèvements sanguins sous la supervision des hospitalières[17]. L'objectif est de donner aux infirmières une formation complète.

13. Dans 38 écoles visitées, 42 institutrices à temps complet se partagent la tâche dans la province.
14. Petitat, *op. cit.*, p. 192.
15. *Ibid.*, p. 200.
16. *Ibid.*, p. 190.
17. Daigle, *op. cit.*, p. 237.

L'introduction d'un diplôme d'infirmière hygiéniste au niveau postsecondaire vise également à élever davantage le niveau de la formation. La question est de savoir si cela doit se faire au sein des établissements d'enseignement universitaire et de quelle manière.

La formation universitaire

L'élite des infirmières au Québec, composée de membres des communautés religieuses franco-catholiques et d'anglo-protestantes laïques, aspire à l'établissement d'un enseignement supérieur des soins infirmiers pour former, au départ, des infirmières qualifiées dans le domaine de l'administration, de l'enseignement et de la santé publique.

Les universités anglophones ont été les premières à implanter des écoles supérieures dispensant des cours de trois ans dans l'administration des services de soins infirmiers. De 1920 à 1950, on estime que 1100 diplômes et certificats sont décernés aux infirmières ayant étudié dans des établissements anglophones (350 en santé publique et 750 enseignantes et cadres), et 550 aux infirmières ayant étudié dans les établissements francophones (410 en hygiène et 140 en enseignement et gestion[18]).

Sœur Fafard, alors directrice de l'École d'infirmières de l'hôpital Notre-Dame, et sœur Pépin, dit Duckett, de la communauté des sœurs de la Charité (Sœurs Grises), pensent alors nécessaire de fonder une école supérieure pour infirmières au Québec français[19], à l'instar de celle affiliée à l'Université McGill[20]. Impliquées dans les développements de la formation des infirmières dans les autres régions du Canada et des États-Unis[21], ces deux religieuses mettront

18. PETITAT, *op. cit.*, p. 208.
19. DESJARDINS, *op. cit.*, p. 127.
20. La School of Graduate Nurse of the University of McGill est fondée en 1920. Au début, l'école offre un cours d'un an avec la possibilité d'une option en hygiène et d'une autre en enseignement et en administration d'une école d'infirmière. L'école connaît un développement lent, mais prend son essor après la Seconde Guerre mondiale. On y ajoute alors des cours en obstétrique (1946), en nursing psychiatrique (1945), en pédiatrie (1948) et en hygiène industrielle (1948). En 1954, on y intègre le baccalauréat. (DESJARDINS, *op. cit.*, p. 120.)
21. Sœur Fafard fait des études postsecondaires à l'Université d'Ohio où elle obtient un diplôme en pharmacie. Elle acquiert une grande expérience dans

à profit leurs connaissances dans le réseau d'éducation du Québec. Le projet commence par l'organisation de cours de vacances à l'Université de Montréal durant les étés 1923 et 1924, les infirmières diplômées pouvant par exemple y suivre des cours de diététique. Puis, à la mort de sœur Fafard en 1925, le projet fut pris en charge par les infirmières de la Metropolitain Life Insurance, et par les Sœurs Grises. Bien impliquée dans le réseau de l'élite infirmière anglo-canadienne et américaine comme le sont sœur Fafard et sœur Duckett, leur supérieure, mère Allaire, prend le projet en main et envoie certains de ses brillants sujets poursuivre des études avancées aux États-Unis[22]. Elle désire l'indépendance administrative de l'école, même si cette dernière est rattachée à l'Université de Montréal; ce qui aboutit à la fondation de l'institut Marguerite-d'Youville en 1934[23].

Les premières années de l'institut sont difficiles. Un petit nombre d'élèves y est admis, les exigences académiques étant élevées et les frais de scolarité également. En 1934, 15 élèves sont inscrites au cours menant au baccalauréat, toutes religieuses, dont huit recevront leur diplôme à la première collation des grades en 1938[24]. L'institut donne aussi des cours itinérants dans les hôpitaux de la province, qui conduisent au baccalauréat en sciences infirmières (administration, enseignement). Pour l'option en hygiène publique[25], il faut aller soit

les hôpitaux de Calgary et d'Edmonton de 1916 à 1921. Sœur Duckett, après son cours d'infirmière à l'hôpital Notre-Dame en 1899, est attirée par l'Ouest canadien. Elle y remplit le rôle de directrice d'écoles d'infirmières durant les années 1902 à 1909. Elle est supérieure des sœurs Sainte-Croix de 1916 à 1922. (DESJARDINS, *op. cit.*, p. 124-125 et 131.)

22. DESJARDINS, *op. cit.*, p. 128.

23. 1re directrice : mère Virginie Allaire, de 1934 à 1947.
2e directrice : sœur Denise Lefebvre, de 1947 à 1967.
Premiers professeurs infirmières :
Sœur Marie-Rose Lacroix : 1934-1967 - Culture générale
Sœur Jeanne Saint-Louis : 1936-1952 - Nursing : administration
Sœur Catherine Barry : 1936-1938 - Nursing : éducation
Sœur Denise Lefebvre : 1938-1967 - Nursing : éducation.
(DESJARDINS, *op. cit.*, p. 131.)

24. Les deux premières bachelières laïques furent Juliana Labelle en 1939, infirmière diplômée de Sainte-Justine, et Berthe Fortin en 1940, de l'hôpital de La Miséricorde.

25. DESJARDINS, *op. cit.*, p. 129.

chez les anglophones à la SGN de McGill, soit à l'École d'hygiène sociale appliquée de l'Université de Montréal, qui offre un cours depuis 1926, avant même que l'institut soit créé (nous y reviendrons).

Le curriculum de l'institut Marguerite-d'Youville est semblable à celui de la School of Graduate Nurses. Les spécialisations se greffent sur un large curriculum commun comprenant les sciences naturelles (chimie, physique, biologie ou bactériologie et physiologie) et les sciences humaines (sociologie et sciences sociales, psychologie, hygiène mentale, pédagogie, histoire professionnelle). L'institut Marguerite-d'Youville y ajoute l'anglais, le français, la littérature, la philosophie, la morale médicale et professionnelle et l'apologétique. Pour sa part, la SGN offre la législation, la médecine préventive, le nursing de santé publique, et un cours à option. À la SGN, on s'en tient aux sciences humaines et aux sciences naturelles, tandis que les religieuses élargissent le programme en y ajoutant la culture générale, la philosophie et la morale chrétienne.

La formation en hygiène

L'École d'hygiène publique ouvre ses portes en 1911, avec le cours conduisant au diplôme d'hygiène publique (DHP) destiné aux médecins. Son statut est celui d'une école affiliée la Faculté de médecine de l'Université de Montréal. Son programme d'étude ne change pas au fil des ans, le renouveau venant plutôt de l'Université McGill, qui offre un programme aux infirmières à partir de l'automne 1920 au sein de la School of Graduate Nurses. Malgré la qualité et l'avant-gardisme de son enseignement en Public Health Nursing, cette école aura peu d'impact sur l'ensemble de la Province de Québec, sa clientèle se recrutant presque exclusivement à l'extérieur de celle-ci ou dans le milieu anglophone de Montréal[26].

Amorcée plus tardivement au Québec français, la formation des infirmières en hygiène publique dépend, elle aussi, de la Faculté de médecine de l'Université de Montréal. En 1925, cette dernière crée

26. Benoît GAUMER, Georges DESROSIERS et Othmar KEEL, « Contribution de l'École d'hygiène de l'Université de Montréal à un enseignement francophone de santé publique, 1946-1970 », *Revue d'histoire de l'Amérique française*, vol. 47, nº 3, hiver 1994, p. 327.

l'École d'hygiène sociale appliquée (EHSA), qui restera annexée jusqu'en 1939, et drainera des infirmières de toute la province (sur 177 élèves diplômées de 1925 à 1938, 174 ont acquis leur formation dans des hôpitaux du Québec[27]).

Financée par les pouvoirs publics, par les organisations charitables et par la compagnie d'assurances La Métropolitaine, l'EHSA connaît des difficultés financières qui conduisent à son intégration à la Faculté de médecine en 1940; elle devient alors l'École des infirmières hygiénistes[28]. En 1946, la création de l'École d'hygiène qui formera des médecins hygiénistes et des professionnels de l'hygiène publique aboutit à l'intégration en 1949 de l'École des infirmières hygiénistes.

Les diplômes en hygiène publique décernés aux infirmières sont les plus nombreux: sur 1926 diplômes délivrés entre 1946 et 1970, 559 le sont à des infirmières hygiénistes. Trois blocs de matières constituent entre 1926 et 1964 la formation théorique en hygiène publique destinée aux infirmières: le nursing, l'hygiène spéciale (population cible et problèmes particuliers) et sciences sociales. Après neuf mois de formation théorique et de formation pratique dans les unités sanitaires (hygiène prénatale, nourrissons, hygiène scolaire, hygiène buccale, psychiatrie, bactériologie, diététique, hygiène urbaine, tuberculose et autres maladies contagieuses), les infirmières sont habilitées à effectuer le travail de prévention[29].

Jusqu'en 1964, en particulier de 1949 à 1964, la formation des infirmières hygiénistes se donnera dans un cadre multidisciplinaire. À l'École d'hygiène, les étudiantes côtoient des médecins, des administrateurs, des inspecteurs sanitaires, des éducateurs physiques, etc., même si le programme pour infirmières est doté d'une direction propre; ce programme sera l'embryon du projet de faculté imaginé en 1964 par Gabrielle Charbonneau.

C'est également dans cette période que les programmes de baccalauréat se développent. Le baccalauréat de base est institué en 1957 à McGill et en 1962 à l'institut Marguerite-d'Youville, école de nursing affiliée à l'Université de Montréal. Les pressions des Sœurs

27. Gaumer, Desrosiers et Keel, *op. cit.*, p. 328.
28. Gaucher, *op. cit.*, p. 66.
29. Dominique Gaucher, « La formation des hygiénistes à l'Université de Montréal, 1910-1975: de la santé publique à la médecine préventive », *Recherches sociographiques*, vol. XX, n° 1, janvier-avril 1979, p. 69.

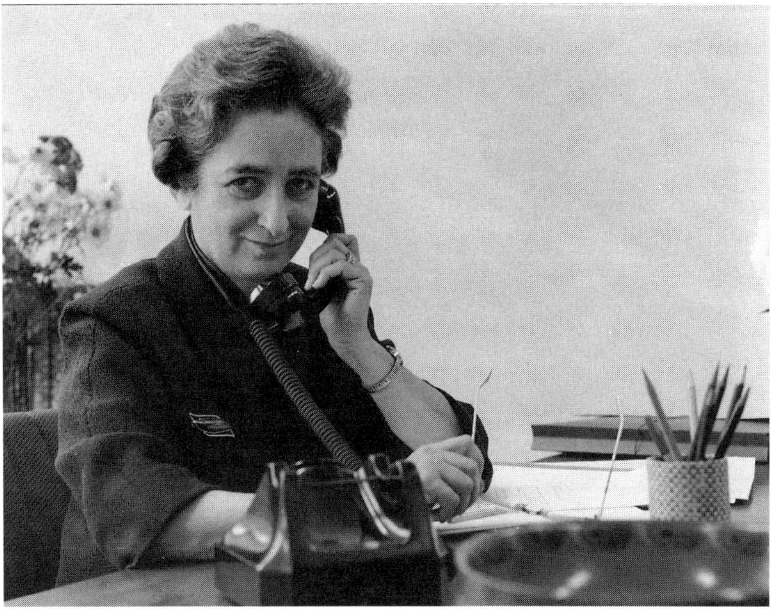

Sœur Denise Lefebvre, directrice de l'institut Marguerite-d'Youville de 1947 à 1967, AOIIQ.

Grises s'intensifient sur la direction de l'Université de Montréal en vue de la création d'un programme de deuxième cycle pour les infirmières. L'Université McGill les devancera en ouvrant son programme de maîtrise en 1961[30]. La Faculté de médecine de l'Université de Montréal semble alors favorable au projet de maîtrise réclamé depuis les années 1940 par les Sœurs Grises, projet qu'elle finit par appuyer, mais en réclamant une direction laïque. On nommera alors, en 1962, Alice Girard doyenne de la nouvelle faculté, avec la tâche de développer un programme de maîtrise.

30. Petitat, *op. cit.*, p. 212-217.

Alice Girard

Dans les annales de la profession d'infirmière au Québec, la carrière d'Alice Girard est exceptionnelle à plusieurs égards. Célibataire, elle consacre sa vie aux études et à sa carrière. Son cheminement professionnel n'est pas laissé au hasard. Des diplômes d'institutions reconnues, attestant une polyvalence incontestable, la maîtrise parfaite des deux langues officielles, une aisance à fréquenter les lieux de pouvoir ainsi qu'un flair pour saisir les occasions propices sont des atouts indispensables à son ascension.

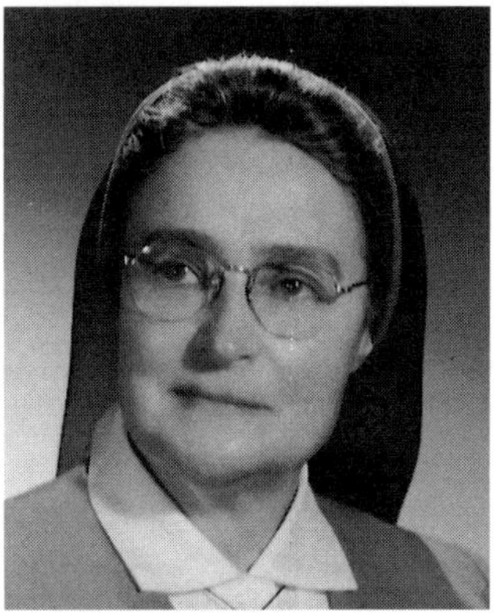

Née en 1907, Alice Girard est la septième et dernière enfant d'une famille canadienne-française installée à Waterbury, au Connecticut. La famille est modeste, son père étant représentant en machines aratoires. En tant que « petite dernière », Alice a une vie quelque peu différente de ses frères et sœurs qui, tous, se marient aux États-Unis. Elle est la seule à suivre ses parents lorsqu'ils reviennent au Québec.

Dès l'âge de 11 ans, Alice prend la ferme résolution de ne jamais se marier. Son choix est clair : le travail de ménagère ne l'intéresse pas ! À 18 ans, elle obtient un diplôme de l'École normale. Elle songe à entrer chez les sœurs cloîtrées, renonce à cette idée et entreprend une carrière d'institutrice. Elle choisit d'abord d'enseigner dans un couvent de dominicaines situé dans l'État du Maine (États-Unis) parce qu'elle désire s'éloigner de la maison familiale.

À la même époque, une de ses bonnes amies entreprend des études d'infirmière. Elle en parle avec Alice et son récit l'impressionne fortement. Les « grands mots », les « connaissances », la liberté associée à ce métier l'intéressent vivement. « Dans mon temps imaginez-vous, une jeune fille avoir soin d'un homme dans un lit ! Ça c'était la grande libération ! Ah, je trouvais ça extraordinaire ! »

La voilà décidée à faire son cours d'infirmière, mais uniquement pour le « savoir » qui y est associé. Elle n'a pas l'intention de pratiquer : « Je voulais faire mon cours d'infirmière pour voir ce qu'il y avait dans tout ça. Tout ce qu'elle [son amie] racontait, ça avait l'air tellement osé… » Fondamentalement, Alice ne souhaite pas véritablement quitter l'enseignement qu'elle aime beaucoup. Un inspecteur scolaire lui dit d'ailleurs de ne jamais quitter l'enseignement, que c'est « son fort ».

À la fin de sa deuxième année de contrat avec les dominicaines, elle commence son cours : « On pouvait être institutrice et être infirmière. Évidemment, infirmière, on vivait comme des religieuses dans le temps, alors nos parents n'avaient pas besoin de s'inquiéter. » Elle suit son cours d'infirmière à Sherbrooke, à l'École d'infirmières de l'hôpital Saint-Vincent-de-Paul pour rassurer ses parents. En raison de l'état de santé fragile de leur fille, les parents d'Alice sont en effet apaisés de la savoir en lieu sûr, dans l'hôpital où pratique leur très bon ami, le Dr Ledoux. Ironie du sort, celui-ci meurt trois mois après l'arrivée d'Alice.

À sa dernière année de formation, et parce qu'elle est une des meilleurs étudiantes, Alice assure l'intérim de la direction de l'École de l'hôpital Saint-Vincent-de-Paul, la directrice étant malade. Ainsi, durant les six derniers mois de sa formation, elle tâche de concilier ses études d'infirmière avec sa grande passion : l'enseignement.

Une fois diplômée en 1931, Alice Girard trouve son premier emploi en service privé, même si elle s'était pourtant juré de ne jamais pratiquer. Elle passe environ six semaines dans une famille de sa connaissance, à Coaticook, jusqu'à ce que la patiente cancéreuse décède. Le médecin de l'endroit, avec qui elle fait connaissance au cours de ces semaines, lui offre du travail. La directrice qu'elle remplace étant de retour, elle doit, à son grand regret, quitter son poste d'enseignante. « Il n'y avait pas de postes pour laïques dans l'enseignement. C'était des religieuses et des médecins qui faisaient l'enseignement. »

Elle accepte l'offre du médecin et sera la seule infirmière d'un cabinet qui comprend un laboratoire et un département de rayons X. Elle y demeurera sept ans.

Elle se rend par la suite à Montréal avec l'intention de voir ce qu'il y a de disponible du côté de l'enseignement. En attendant, elle obtient un stage d'un an auprès du service de santé de la compagnie d'assurances La Métropolitaine. Elle est convaincue qu'une expérience dans ce domaine enrichira grandement son enseignement en le rendant plus complet. De fait, en pleine crise économique, Alice Girard découvre l'hygiène publique en faisant des visites à domicile dans les quartiers pauvres.

Elle décide alors de faire son cours d'hygiéniste à l'Université de Toronto. Elle aurait pu le faire à Montréal, puisque le cours se donnait déjà à McGill, mais Toronto est reconnue comme la meilleure université dans ce domaine. Ses parents assument les frais de scolarité ; elle passe donc un an dans la Ville-Reine et obtient son certificat en Public Health Nursing en 1939. Elle entreprend peu après un baccalauréat en sciences infirmières à la Catholic University of America à Washington, dans le domaine de la « supervision ». Elle y développe une véritable passion pour l'administration et semble très consciente des nombreux avantages qu'elle peut tirer de ses diplômes.

Lorsqu'elle revient à Montréal, le Dr Beaudoin, fondateur et directeur de l'École d'infirmières hygiénistes de l'Université de Montréal lui propose de le remplacer à ce poste.

« J'ai été mise très jeune dans des postes de commande. Je me suis aperçue que j'aimais l'administration, que j'aimais la supervision, et tout ça. Alors là, je m'en foutais d'enseigner ou de ne pas enseigner, j'avais trouvé autre chose qui m'allait beaucoup [...] pour laquelle j'étais aussi douée que pour l'enseignement. »

À son arrivée à l'École d'infirmières hygiénistes, Alice Girard s'emploie à réviser tout le programme scolaire, sur la base de son expérience à Toronto et à Washington. « J'avais vu les grands maîtres en Public Health Nursing. » Pendant ce temps, elle complète une maîtrise à Columbia University (N. Y.). Avant elle, seule sœur Denise Lefebvre y était détentrice d'un tel diplôme. Alice Girard demeure à la tête de l'École pendant cinq ans.

En 1949, la Compagnie d'assurance-vie La Métropolitaine lui offre alors le prestigieux poste de surintendante générale des services infirmiers. Poste stimulant qui lui permet de voyager à travers le Canada. Ses fonctions l'amènent également à se rendre une fois par mois au siège social de la compagnie à New York, où elle goûte davantage au pouvoir. Installée à Ottawa, dans un bureau qui fait face au Parlement, Alice Girard a désormais 15 secrétaires à sa disposition. Elle supervise une flotte de 50 à 60 automobiles, destinée aux territoires éloignés ; elle est également responsable de l'infrastructure immobilière du service de santé. En ce qui concerne le personnel infirmier, elle doit coordonner le travail d'environ 500 à 600 infirmières. Pour la seule province de Québec, cela représente environ 200 infirmières directement sous ses ordres. À Montréal seulement, La Métropolitaine compte six ou sept bureaux destinés au personnel du service de santé. Dans les autres provinces, la compagnie fonctionne par contrats avec des services infirmiers déjà existants, principalement avec le Victorian Order of Nurses. Alice Girard ne regrette plus l'enseignement. Elle a trouvé un poste qui lui convient parfaitement...

Elle demeure en poste jusqu'en 1953, c'est-à-dire jusqu'à la fermeture des services de nursing de la Compagnie d'assurance La Métropolitaine. Considérant que les unités sanitaires au Québec ainsi que les Nursing Health Units dans les autres provinces desservent de manière suffisante la population canadienne, la compagnie décide d'interrompre le service.

Alice Girard revient donc à Montréal, au moment où un projet d'hôpital universitaire — lié à l'Université de Montréal — est en discussion, sous la supervision du Dr Lassalle. Il propose à Alice Girard le poste de directrice du nursing du futur hôpital. Elle participe activement à l'élaboration du projet, travaillant de concert avec les architectes, mais le projet stagne, le gouvernement Duplessis hésitant à investir plus d'argent...

Alice Girard décide alors d'aller suivre un cours en administration hospitalière à l'Université Johns Hopkins pendant un an, avec le soutien d'une bourse de la Kellogg Foundation. À son retour, l'hôpital Saint-Luc lui propose le poste de directrice du nursing, qu'elle occupera, ainsi que celui d'assistante-administrateur de l'hôpital, durant six ans, de 1956 à 1962. Elle surveille de près les étudiantes pour garder intacte la réputation de cette école qui est laïque. On dit d'elle qu'elle est plus sévère que les sœurs !

Après Saint-Luc, Alice Girard devient, en 1962, fondatrice et doyenne de la toute nouvelle Faculté de nursing de l'Université de Montréal. Sitôt arrivée, elle doit veiller à l'intégration de l'institut Marguerite-d'Youville fondé par les Sœurs Grises. Elle quitte son emploi de doyenne de la Faculté de nursing en 1973.

Parallèlement à cette carrière singulière et très active, Alice Girard est aussi très présente dans les activités de l'Association des infirmières de la Province de Québec. À l'exception de ses années de service auprès de La Métropolitaine, alors qu'elle est retenue à Ottawa par une charge de travail très lourde, elle suit généralement de près l'AGMEPQ et participe à ses nombreux comités. Il semble qu'elle ait même refusé plusieurs fois le poste de directrice générale. Elle a été « Sage » ou « conseillère » auprès de l'Ordre, elle a toujours exercé un rôle critique, ce qui n'a pas toujours plu.

Selon son analyse personnelle, les relations entre infirmières canadiennes-françaises et canadiennes-anglaises sont très bonnes à l'Ordre et un véritable esprit de collaboration y règne. « Même avec les religieuses », souligne-t-elle. « Tout le monde mettait la main à la pâte, le principe d'alternance fonctionnait. » Cette situation, toutefois, se détériore dans les années 1970, lorsque le mouvement professionnel se dessine chez certaines infirmières canadiennes-françaises en même temps que ce qu'elle qualifie de « laïcisation poussée ». Ce mouvement conduisit même les membres les plus radicales à refuser d'admettre les religieuses aux postes de direction de l'Association.

Compte tenu de ses positions, son engagement au sein de l'Association nationale semble plus naturelle. Elle est la première présidente canadienne-française de la Canadian Nurses Association, de 1958 à 1960. De 1961 à 1964, elle est également membre de la Commission royale sur les services de santé au Canada (Commission Hall). En 1965, elle devient la première Canadienne à présider l'International Council of Nurses (à Genève). Elle le restera jusqu'en 1969.

En 1968, Alice Girard est décorée de l'Ordre du Canada et reçoit un doctorat *honoris causa* de l'Université de Toronto. En 1975, elle reçoit un autre doctorat *honoris causa* de l'Université de Montréal.

Alice Girard a su se hisser jusqu'au sommet de la hiérarchie de la profession d'infirmière en se dotant d'une formation supérieure dans les trois spécialités offertes alors. En l'absence de modèle francophone et laïque, elle a dû construire son itinéraire professionnel en cumulant les diplômes, conformément à sa devise : « Faire avancer notre profession d'une façon professionnelle ». Elle n'a pas beaucoup de sympathie pour les revendications des infirmières plus jeunes qui bataillent pour de meilleurs salaires et conditions de travail.

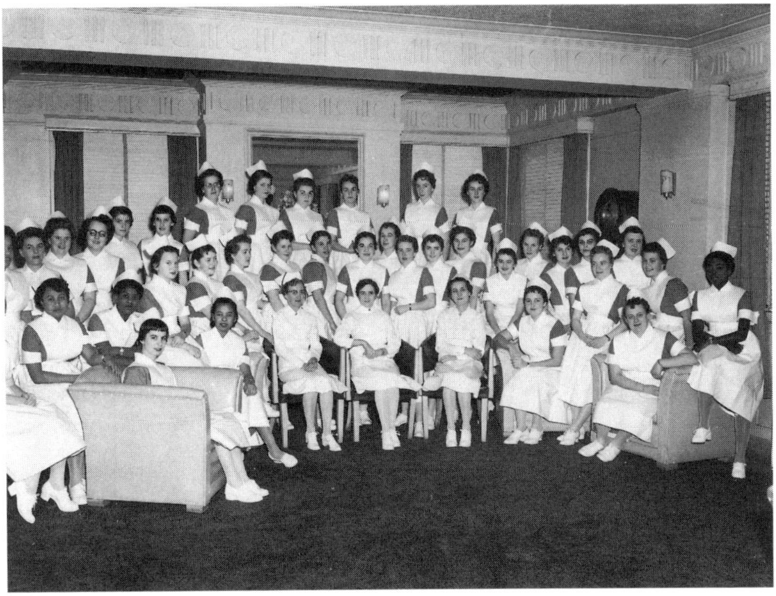

Groupe de diplômées (1942-1943) de l'École d'infirmières hygiénistes au temps de la direction d'Alice Girard.

En 1964, l'École des hygiénistes est intégrée à la jeune Faculté de nursing. Quelques années plus tard, en 1967, l'institut Marguerite-d'Youville y est aussi intégré. La Faculté de nursing de l'Université de Montréal offre donc à cette époque diverses options, anciennes et récentes, d'enseignement supérieur aux infirmières : programmes de deuxième cycle élaborés par des infirmières laïques, programmes de baccalauréat créés par les Sœurs Grises formation hygiéniste relevant à l'origine des médecins. Le nombre d'étudiantes en 1967 s'élève à 584.

Ainsi, on le voit, la première étape de la mise en place d'une éducation supérieure en sciences infirmières se fait grâce aux avancées réalisées par les hygiénistes. Ce n'est que 30 ans plus tard qu'elle sera étendue aux autres spécialités. Les résistances, nombreuses, à la reconnaissance institutionnelle viennent autant des infirmières que de l'Université de Montréal qui tarde à reconnaître ce champ de compétence comme champ de savoir autonome. Quand enfin les infirmières disposent d'une institution, il s'agit ensuite d'en faire reconnaître le diplôme. Mais l'Université n'est pas seule en cause, et de nombreux autres facteurs expliquent les résistances. Car l'autre grand problème, c'est celui de la formation des formateurs.

Le système d'enseignement

La formation des infirmières telle qu'elle fut assurée, au sein des écoles d'hôpitaux, par les religieuses franco-catholiques et par l'élite laïque anglophone n'a pas suscité que des éloges. Des enquêtes commandées par les associations d'infirmières ou par le gouvernement remettent en cause périodiquement l'efficacité et la qualité de l'enseignement offert aux infirmières. Toutefois, tout changement dans l'organisation du système heurte de front les intérêts divergents des administrations hospitalières — souvent entre les mains du clergé catholique — et des associations professionnelles d'infirmières, ainsi que les directions des soins infirmiers, les médecins, les syndicats. Le démantèlement du système existant aura lieu dans les années 1970, marquant la fin du pouvoir de l'Église catholique dans ce secteur au profit des autres intervenants, en particulier de l'État. Ce processus est amorcé chez les infirmières dès les années 1920.

Les premières critiques à l'égard de la formation sont exprimées par la Commission Weir en 1932. Mandatée en 1929 par les associations d'infirmières canadiennes et provinciales pour faire enquête sur la formation des infirmières au Canada, la Commission produira un important rapport de 600 pages. Présidée par Georges Weir, professeur en sciences de l'éducation à l'Université de la Colombie-Britannique, elle fait une série de recommandations plutôt favorables aux associations professionnelles, au détriment des administrations hospitalières. Elle propose en particulier une réduction du pouvoir de ces dernières sur les écoles déjà établies. Les associations d'infirmières s'en feront l'écho, et certaines de ces recommandations seront reprises jusque dans les années 1970.

Ainsi, l'AGMEPQ reconnaît la nécessité d'uniformiser les programmes de formation et l'enseignement infirmier au sein des hôpitaux. Ce qu'elle fait en insérant dans la Loi d'enregistrement de 1920 un programme d'études uniforme, des conditions d'exercice de la profession (présence de services de chirurgie, de médecine, d'obstétrique et de pédiatrie, durée du cours de deux à trois ans), l'encadrement des étudiantes par au moins trois infirmières diplômées, et enfin une scolarisation minimale des candidates à l'école (une 8e année de scolarité ou un an de cours secondaire).

Le contenu des cours fait également l'objet d'une recommandation spéciale : en 1922, l'AGMEPQ forme un comité de huit personnes, dont une de langue française (sœur Fafard) pour élaborer un programme d'études.

Ce programme, appliqué dans les écoles anglophones, ne sera pas traduit en français ni accepté par les écoles francophones, les religieuses continuant de confier aux médecins la formation théorique des infirmières. Les écoles francophones se serviront toutefois de ce programme comme guide jusqu'en 1936, date à laquelle l'Association des infirmières canadiennes publie un programme d'études à l'usage des gardes-malades du Canada[31], lequel ne sera pas non plus uniformément appliqué dans la province. La Loi des infirmières de 1946 accorde à la corporation le pouvoir d'uniformiser l'enseignement et de contrôler les programmes offerts dans les écoles d'hôpitaux.

La sélection des candidates, pas assez rigoureuse selon Weir, doit également être revue : la personnalité des candidates devrait être évaluée lors des entrevues, et l'âge requis pour l'admission, plus élevé. Ce qui n'est pas le cas au Québec, où le système scolaire et les exigences de l'AGMEPQ permettent aux candidates de postuler à 20 ans.

Pour ce qui est de la formation des enseignantes, jugée inadéquate par Weir, par l'AGMEPQ et par les Sœurs Grises de Montréal, la question est partiellement réglée avec l'option prise en faveur de l'enseignement supérieur (création de la School for Graduate Nurses à l'Université McGill en 1920, mise sur pied des cours de perfectionnement à la Faculté de médecine de l'Université de Montréal et création de l'institut Marguerite-d'Youville en 1934). Mais la principale recommandation du Rapport Weir, qui est de procéder à l'étatisation de la formation infirmière, rencontre l'opposition des administrations hospitalières qui en ont le contrôle et des communautés religieuses qui les dirigent. Il faudra attendre la laïcisation de la société québécoise dans les années 1960 pour faire reculer l'Église et procéder à l'étatisation du système de santé et du système d'éducation ; toutefois elle ne se fera pas au profit de la corporation. L'AIPQ ne pourra exercer un plein contrôle sur l'éducation offerte à ses membres. La défense des intérêts professionnels par l'élaboration des programmes de formation devient l'objet de négociations plus serrées.

31. Desjardins, *op. cit.*, p. 107-110.

Quant au contenu du curriculum, il reflète la volonté des associations de séparer les tâches d'entretien ménager de la pratique infirmière. La diminution des heures de théorie dans l'enseignement infirmier proposée par Weir ne figure pas dans les principes de développement professionnel au Québec. En pratique, c'est l'inverse qui se produit. De fait, la théorie, une connaissance étendue des notions scientifiques de médecine, de chirurgie et le développement des concepts scientifiques en nursing sont des critères d'avancement du statut professionnel des infirmières.

Une seconde enquête, commandée par l'AIPQ à la fin des années 1940, repose la question de la formation. À partir d'un échantillon de 24 écoles canadiennes, les enquêteurs concluent à l'inadéquation des écoles québécoises, qui se classent en dessous de la moyenne des autres provinces, en termes de préparation et de formation pédagogique des enseignantes. Le programme d'études, le nombre d'heures de cours et leur place dans le programme reçoivent une appréciation excellente. Quant à l'enseignement (enseignement clinique, matériel et méthode d'enseignement), il se situe en dessous de la moyenne. L'AIPQ forme alors en 1947 un comité des écoles pour tenter de trouver des solutions.

Ce comité réalise l'importance de changer le programme et de l'adapter aux nouveaux besoins. Des stages en psychiatrie et en hygiène publique remplaceront ceux en maladies contagieuses et en tuberculose, devenus inutiles avec l'introduction des vaccins et des antibiotiques. On réduit également le nombre d'heures de formation de 44 à 40 heures par semaine, et l'on introduit des cours de recyclage pour celles qui en ont besoin[32]. Ainsi, il s'agit, pour le comité, de renforcer le côté moral de l'enseignement, d'implanter des cours de sociologie, de morale sociale et d'enseignement religieux, d'établir des cours de perfectionnement pour les infirmières cadres et les enseignantes, de renouveler les examens pratiques (parce que ceux qui sont en vigueur sont désuets) et de souligner l'importance des cours de psychologie[33]. En 1945, les soins infirmiers doivent répondre au besoin de recrutement et de recyclage des anciennes infirmières. Des

32. Desjardins, *op. cit.*, p. 135-136 et *AOIIQ*, Rapport du comité des écoles.
33. *AOIIQ*, Rapport du comité des écoles.

bourses du gouvernement sont également offertes dans le but d'augmenter le nombre d'étudiantes[34].

Quelques années plus tard, lors de l'enquête de la Commission Tremblay (Commission royale d'enquête sur les problèmes constitutionnels, rapport publié en 1956), le mémoire présenté par l'AIPQ en 1954 réitère encore le besoin d'institutrices qualifiées, la nécessité de les rémunérer convenablement et de bons manuels en français, rédigés conformément aux méthodes et techniques utilisées dans les écoles et hôpitaux du Québec[35]. L'insuffisance scolaire empêche les étudiantes d'entreprendre des études supérieures : souvent, celles qui viennent des régions rurales n'ont pas atteint le niveau de la 11e année. Il faut donc changer la formation des infirmières. On insiste sur la nécessité pour l'infirmière d'acquérir des connaissances nouvelles, et de convaincre le ministère de l'Éducation que le cours secondaire général et scientifique ne suffit plus. C'est alors que le ministère institue en 1967 le programme de techniques infirmières au cégep, et met fin aux écoles d'infirmières des hôpitaux et au pouvoir des institutions religieuses dans le domaine de l'enseignement, dans la foulée des Lois d'assurance-hospitalisation, des hôpitaux et d'assurance-maladie des années 1960.

Toutefois, si cette dernière mesure règle la question des écoles d'hôpitaux, le problème plus large de la formation des infirmières reste entier. L'AIPQ appuie l'instauration du cégep comme établissement couvrant la formation de base des infirmières. Mais cette mesure aura des effets en cascade. En 1967, la formation des auxiliaires passe de l'école au secondaire professionnel et pour les infirmières, des écoles au cégep. L'AIPQ laisse entre les mains du gouvernement et des divers groupes de pression le pouvoir qu'elle exerçait auparavant sur l'ensemble de la formation infirmière. Avec cette nouvelle formation, deux filières, l'une collégiale et l'autre universitaire, confèrent le même titre à l'infirmière. Il n'en faut pas plus pour ajouter à la confusion existante l'inéquité d'un système à deux entrées et à sortie unique.

Certes, l'AIPQ avait à cœur de retirer la formation de l'hôpital et de son carcan. À cette étape, la décision qu'elle prend de collaborer

34. Desjardins, *op. cit.* p. 134.
35. *AOIIQ*, OIIQ, Mémoire à la Commission Tremblay, p. 18.

avec l'État conduit à un renversement paradoxal, où elle doit partager ses prérogatives avec de nombreux autres intervenants. L'État, les écoles publiques, les enseignantes, leurs syndicats, les fonctionnaires ont le pouvoir de contrecarrer les projets de l'Association.

La mise sur pied du cours collégial répond aux problèmes aigus de personnel qui affectent les écoles et les services de nursing dans les hôpitaux. À l'Hôtel-Dieu de Montréal, par exemple, cette formule permet l'autonomisation des services de nursing, avec l'ouverture de deux postes de directrice, des programmes nouveaux (comprenant des cours de sociologie, psychologie et religion) et l'intensification de l'enseignement clinique. Le recrutement d'un personnel enseignant plus nombreux et d'infirmières qualifiées — institutrices cliniques, monitrices et infirmières responsables de stages ou de surveillances — permet aux infirmières d'assurer un plus grand nombre d'heures d'enseignement (56,2% pour l'année 1962-1963)[36]. Les écoles d'hôpitaux connaissent en outre une diminution de leur clientèle : le nombre d'étudiantes inscrites passe de 325 en 1957 à 277 en 1967 ; celles-ci viennent plutôt de milieu urbain, 75% en 1967 sont issues de milieu modeste et arrivent sans grande formation. Enfin leur programme est désuet, leur formation pratique nulle : à la fin des années 1960, l'étudiante fait de 16 à 18 stages différents d'une durée pouvant varier de 1 à 24 semaines, tandis que l'enseignement clinique est souvent disjoint[37]. Dans ce contexte, les écoles d'hôpitaux paraissent inopérantes, peu efficaces en termes de formation de personnel compétent. Le nouveau programme collégial fait au contraire une grande place aux sciences de la nature et aux sciences humaines : 135 heures de psychologie et 90 heures de sociologie. La religion et la doctrine sociale chrétienne sont évacuées du programme, les techniques infirmières, introduites dans les écoles d'hôpitaux, restant telles quelles[38].

Ces changements interviennent dans le contexte de la Révolution tranquille. Les secteurs de la santé et de l'éducation sont entièrement transformés. Le modèle emprunté par les sciences infirmières est

36. Johanne Daigle, « L'émergence et l'évolution de l'Alliance de infirmières de Montréal », mémoire de maîtrise, Université du Québec à Montréal, 1983, p. 464.
37. Petitat, *op. cit.*, p. 199-200.
38. Petitat, *op. cit.*, p. 203-204.

hybride. Il s'appuie sur les définitions identitaires et organisationnelles de la profession pour tenter d'aller plus loin. Le développement des programmes d'études dans les hôpitaux, l'avancée de la recherche en sciences infirmières et l'évolution vers un statut professionnel reconnu pour les infirmières les poussent ainsi à demander la reconnaissance pleine et entière de leur statut. La revendication salariale en est un des éléments.

Les revendications salariales ou la tentation syndicale

Avant 1946, le salaire et les conditions de travail des infirmières sont précaires. Très peu de changements ou d'améliorations ont lieu de 1920 à 1946. Le salaire hebdomadaire moyen des infirmières de Montréal est de 11,51$ en 1921 et de 17$ en 1941[39]; il correspond à celui des institutrices et de la main-d'œuvre féminine en général, à l'exception des sténodactylos qui sont moins bien payées (entre 10$ et 17,50$)[40]. À ce salaire de base, il faut ajouter le coût de la nourriture et du logement, qui est pris en charge par l'hôpital, comme c'est le cas pour les religieuses[41]. Ainsi, le salaire des infirmières est nettement plus bas que celui des catégories d'emploi similaires ; celui des institutrices s'élève en moyenne à 402$ en 1931, à 419$ en 1941, à 1085$ en 1951 et à 2555$ en 1961[42].

Certes, leur salaire ne se compare pas à celui des domestiques de Montréal, qui gagnent en moyenne 7,74$ par semaine d'environ 49 heures en 1921, salaire qui ne varie pas beaucoup et tend même à baisser en fonction du nombre d'heures travaillées par semaine (en 1941, les domestiques gagnent en moyenne 217$ par année, pour

39. Voir Johanne DAIGLE, «L'émergence et l'évolution de l'Alliance des infirmières de Montréal», mémoire de maîtrise, Université du Québec à Montréal, 1983, tab. 4, p. 70; calculs effectués à partir des *Recensements du Canada*; 1921, vol. 3, tab. 40; 1931, vol. 5, tab. 2 et 23; 1941, vol. 6, tab. 1.
40. PETITAT, *op. cit.*, p. 174.
41. Johanne DAIGLE, *op. cit.*, p. 73.
42. Marise THIVIERGE, « Les institutrices laïques à l'école primaire catholique au Québec, de 1900 à 1964 », thèse de doctorat, Université Laval, 1981, p. 326. Tableau effectué à partir du rapport du surintendant de l'instruction publique de 1931 à 1961 et des recensements du bureau fédéral de la statistique.

Tableau 10.1 Salaires moyens annuels des différents métiers, au Québec 1931-1961

MÉTIER	1931	1941	1951	1961
Institutrices	402	419	1 085	2 555
Filles de table	450	295	744	1 125
Coiffeuses	685	448	1 196	1 700
Téléphonistes	738	643	1 395	2 276
Teneuses de livres	829	691	1 449	2 212
Sténodactylos	917	741	1 605	2 664
Infirmières diplômées	962	644	1 380	2 722

Source: Rapports du surintendant de l'instruction publique de 1931 à 1961 et des recensements du bureau fédéral de la statistique, *in* THIVIERGE, *op. cit.*

une moyenne de 39 semaines d'activités)[43]. Il est également difficile de comparer la charge de travail requise dans les hôpitaux avec celle du monde du travail. Dans les années 1920, les travailleurs montréalais passent en moyenne de 60 à 75 heures à l'usine, et en 1919, la Loi du salaire minimum fixe le salaire annuel pour une femme célibataire à 634$ par année, même si ce chiffre est rarement atteint, la loi n'étant pas respectée. En 1921, pour les hommes (de 25 à 49 ans) qui travaillent à l'heure, un salaire de 1100$ par année ou de 21,25$ par semaine leur est versé. Les manœuvres gagnent 900$ par année ou 17,30$ par semaine, leur salaire se comparant avantageusement à celui des infirmières.

Ainsi, il apparaît assez clairement que le salaire n'est pas ce qui incite les infirmières à s'engager dans cette voie durant les années 1920-1930. Métier dur et exigeant, où la vocation est essentielle, il confère une rémunération minimale pour une personne seule, sans besoins. Les chiffres de l'emploi féminin l'attestent: en 1921, 51% des travailleuses ont moins de 25 ans[44]. Durant ces années, le métier d'infirmière n'est pas considéré comme un travail mais encore

43. Recensement du Canada, 1921, 1931 et 1941, femmes âgées de 14 ans et plus pour 1941, et de 10 ans et plus pour les deux autres années.
44. Lucia FERRETTI et Yvan LAMONDE, *La culture ouvrière à Montréal: 1880-1920. Bilan historiographique*, Québec, IQRC, 1982, p. 95 et p. 100.

comme une vocation. Les préoccupations salariales sont à peu près inexistantes.

La question des salaires et des conditions de travail, longtemps passée sous silence au sein de la profession, tant la mystique du travail féminin apostolique et bénévole reste profondément ancrée dans les mentalités, commence à émerger dans les années 1930. Elle apparaît comme une des stratégies adoptées par l'Association des infirmières de Québec pour se démarquer des autres associations d'infirmières. Ainsi, l'AGMCL recommande dans les années 1937-1941, un salaire minimum dans les hôpitaux d'au moins 50$ par mois, là où l'infirmière serait logée et nourrie, et de 8$ de plus si elle ne bénéficie pas du logement[45]. À Montréal en 1946, les infirmières des hôpitaux de Verdun, de Pasteur et de Cartierville gagnent autant que les travailleuses d'usine, mais elles travaillent de plus longues heures[46].

Si la situation ne semble pas s'améliorer, du moins le problème est-il l'objet de réflexions et de revendications. Les infirmières laïques sont devenues majoritaires dans les hôpitaux du Québec. Avec la guerre, durant laquelle celles à l'emploi du gouvernement touchent des revenus trois fois plus élevés[47], leurs conditions d'emploi sont réévaluées[48]. Elles réclament des conditions équivalentes à celles des autres travailleurs. Les administrations hospitalières, qui voient la possibilité de ne plus avoir à assumer leur logement et leur nourriture, les appuient. Le transfert du lieu de résidence à l'extérieur des hôpitaux qui s'amorce à cette période a aussi comme conséquence d'augmenter les frais de subsistance des infirmières. Cette période marque précisément le tournant pris par la profession, en termes de reconnaissance juridique et salariale. Leurs conditions de travail s'améliorent sensiblement, et le nombre d'heures travaillées diminue[49], mais les changements ne deviennent significatifs qu'après l'arrivée de l'État employeur, après que les infirmières ont eu recours à

45. Robert GERMAIN, *Le mouvement infirmier au Québec. 50 ans d'histoire*, Montréal, Bellarmin, 1985, p. 128.
46. Johanne DAIGLE, *op. cit.*, p. 175.
47. *Ibid.*, p. 67.
48. *Ibid.*, p. 74.
49. Géraldine DUMAS, *Le syndicalisme chez les infirmières de la Province de Québec*, CSN, Service d'organisation, 1965.

la grève. Comment alors expliquer la stagnation dans laquelle est plongée la profession durant les années 1940-1960 ?

La faible cohésion du mouvement syndical, qui, comme on l'a vu dans un précédent chapitre, représente plutôt les intérêts de l'épiscopat que celui des travailleuses, est certainement à prendre en considération. Mais d'autres facteurs, comme la situation politique, l'idéologie professionnelle des infirmières et l'attitude de leur corporation, entrent en ligne de compte. D'abord, le réseau hospitalier, administré en majorité par les communautés religieuses, contrôle 72,8% de l'ensemble des lits d'hôpitaux en 1948 ; et c'est encore le cas en 1958. Cette présence continue d'exercer des pressions à la baisse sur les revendications salariales ; lorsque les infirmières s'expriment, elles se heurtent à une idéologie de charité, corporatiste, peu propice à leur satisfaction[50]. En outre, et malgré les tentatives infructueuses du gouvernement libéral d'Adélard Godbout de mettre sur pied une Commission de l'assurance-maladie du Québec (dissoute en 1945 avec l'arrivée au pouvoir de Maurice Duplessis[51]), les administrations hospitalières continuent d'agir de façon isolée, traitant ces questions au cas par cas. Pour faire face à ce type de rapport à l'employeur et à la décentralisation des revendications qui en découle, l'adoption en 1944 de la Loi des relations ouvrières assurant une reconnaissance légale aux syndicats confère un pouvoir de négociation à des associations sectorielles et à des syndicats de boutique. Plus encore, les associations catholiques hostiles à l'AIPQ, mais aussi à l'AIM, vont défendre des positions corporatistes plutôt que syndicales, freinant ainsi le processus de revendication plus global des infirmières. Ces syndicats favorables aux employeurs jouiront de certains avantages, comme l'utilisation des locaux de réunions dans les hôpitaux, etc., minant ainsi la crédibilité de ceux qui veulent revendiquer[52] de façon plus militante.

Ainsi, le rapport conflictuel qui existe entre les associations représentant les infirmières est également à la source de ces problèmes ; le conflit qui s'est installé entre les modèles professionnel et syndicaliste contribuera à affaiblir la représentation de l'AIPQ et à ralentir les progrès de l'Alliance des infirmières de Montréal dans le milieu hos-

50. *Ibid.*, p. 130.
51. *Ibid.*, p. 128.
52. *Ibid.*, p. 147.

pitalier. Ces dernières se retrouveront toutes deux devant les tribunaux pour défendre leur légitimité, ce qui aura pour conséquence un climat malsain, marqué par la rigidité et le sectarisme. Derrière ce conflit, se profile une situation où les infirmières sont prises en otage par différents groupes d'intérêts et placées devant un dilemme qu'elles ne peuvent résoudre. Dans ce contexte, l'attentisme et l'idéologie du don de soi prévalent sur l'action ou la revendication.

Il faut attendre l'intervention de l'État avec la Loi de l'assurance-hospitalisation en 1961 et la Loi des hôpitaux en 1962 pour envisager un véritable changement dans les conditions de travail des infirmières et dans la perception qu'elles se font de leur profession. Le syndicalisme leur apparaîtra comme un élément de modernité, qui leur permettra de croire qu'elles peuvent concilier un travail bien payé et une profession au service des malades[53]. Les travailleurs hospitaliers, y compris les infirmières, vont massivement se syndiquer à la CSN, dont l'AIM va devenir une filiale[54]. Plusieurs facteurs expliquent cette conception nouvelle de leur rôle et l'amélioration de leur rémunération. Il leur est désormais possible de réclamer une part plus équitable des fonds publics, lesquels sont plus faciles à revendiquer que ceux qui viennent des budgets privés ou des organisations charitables. Leur reconnaissance professionnelle étant désormais assurée, elles n'hésitent pas non plus à imiter les médecins dans leur volonté d'augmenter leurs revenus[55].

Mais si elles commencent à être persuadées de la justesse de leurs revendications, il leur faudra recourir à une vaste mobilisation pour obtenir satisfaction. Les conditions de travail et les salaires des infirmières demeurent peu enviables. En 1963, les revendications salariales de la Corporation des infirmières dépassent de beaucoup les salaires offerts dans le milieu hospitalier. Selon les directives de l'AIPQ, le salaire de l'infirmière devrait se situer entre 3900$ et 4980$ par année selon le degré de scolarité.

53. Petitat, *op. cit.* p. 172.
54. Louise-Hélène Trottier, « L'évolution de la profession infirmière au Québec, 1920 à 1980 », mémoire de maîtrise, Université de Montréal, 1982, p. 105.
55. *Ibid.*, p. 173.

AIPQ. « Salaires minimums. Directives et pratiques recommandées. En vigueur le 1er janvier 1963 »	
Infirmière en service général	
a. Sans cours postscolaire ni préparation en un domaine clinique spécial :	3 900 – 4 440$/an
b. Ayant reçu une préparation postscolaire et certificat dans un domaine clinique spécial :	4 080 – 4 620$/an
c. Ayant un cours universitaire d'au moins un an :	4 200 – 4 740$/an
d. Ayant un grade universitaire :	4 380 – 4 980$/an

Selon des données du ministère du Travail, le salaire moyen des infirmières en 1962 s'élève à 3720$ par année. En 1963, il varie entre 3744$ et 4316$ par année[56]. Comparée aux chiffres disponibles pour certains hôpitaux dans le reste du Canada, la situation salariale au Québec semble avantageuse. En 1947, au Toronto General Hospital, le salaire des infirmières (et celui des techniciennes, diététistes et physiothérapeutes aussi) s'élève à un montant variant entre 140 et 150$ par mois en moyenne, soit près de la moitié moins que le salaire d'une infirmière québécoise. Certes, le salaire d'une infirmière ontarienne ayant un poste de cadre ou d'enseignement peut atteindre 200$ par mois[57]. Cependant, les pharmaciens ainsi que les administratrices de nursing de cette province gagnent le double des infirmières, soit de 200 à 300$ par mois.

Dans un autre hôpital de l'Ontario, le Brandon General Hospital, les infirmières gagnent en moyenne 100$ par mois, tandis que les employés de la buanderie gagnent 121$ par mois[58]. En Colombie-Britannique, les salaires peuvent aller de 125$ à 500$ par mois, tandis que les heures de travail passent de 48 heures par semaine en 1946 à 37,5 heures en 1968. Ainsi, malgré la hausse des salaires et l'uniformisation des échelles de salaire dans les régions canadiennes,

56. Taux de salaires mensuels moyens du personnel sélectionné dans les hôpitaux qui ont fait rapport : Québec, au 1er octobre, 1962 à 1975. tiré de : Ministère fédéral du Travail, « Taux de salaire, traitements et heures de travail ».

57. Kathryn McPherson, *Bedside Matters : The Transformation of Canadian Nursing, 1900-1970*, Toronto, 1991, p. 225.

58. *Ibid.*, p. 233.

le salaire des infirmières demeure en deçà de ceux des autres travailleurs qualifiés. En 1961, le salaire annuel moyen pour les professionnels et les techniciens était de 5440$ pour les hommes et de 2996$ pour les femmes. Les infirmiers gagnaient en moyenne 3459$ par année et les infirmières gagnaient 2752$, ce qui peut s'expliquer par le fait que la plupart des infirmières travaillaient à temps partiel, mais aussi par la disparité attestée des salaires des hommes et des femmes. Ainsi, durant la période 1942-1968, les revenus des infirmières plafonnent et deviennent équivalents à ceux des institutrices et des secrétaires (3400$/année), mais non pas à ceux des autres femmes professionnelles comme les ingénieures (4779$), les femmes-médecins (4316$) ou les architectes (4191$). La différence de salaire peut être expliquée en partie par le grand nombre de femmes professionnelles (80%) qui travaillent plus de 40 semaines par année, par comparaison avec 70% des infirmières. En termes d'heures travaillées par semaine, d'autre part, 65% de l'ensemble des infirmières travaillent plus de 35 heures, alors que d'autres femmes professionnelles bénéficient d'une meilleure moyenne de revenu avec moins de membres travaillant toute la semaine[59].

Ce n'est donc pas la situation dans le reste du Canada qui suscitera l'émulation mais bien la dynamique propre aux infirmières du Québec qui leur permettra d'améliorer leurs conditions de travail. Le mouvement de grèves des années 1960 sera l'élément déclencheur du processus de révision radical du statut de l'infirmière. Des arrêts de travail importants vont débuter en 1963 avec des grèves qui ont lieu à l'hôpital Sainte-Justine et à l'Hôtel-Dieu de Montréal. La grève des hôpitaux en 1964 aboutit à la diminution des heures de travail à 36 heures et 1/4 par semaine, avec l'attribution de quatre semaines de vacances annuelles après un an de service. La première grève générale des hôpitaux du Québec en 1966 aboutit à l'augmentation substantielle des salaires, qui passent de la tranche de 76-87 en 1964 à 85-109[60]. Les infirmières obtiennent également la parité avec les salaires des infirmiers, qui étaient supérieurs à ceux des femmes depuis leur entrée dans la profession en 1944.

59. *Ibid.*, p. 234-235.

60. Trottier, Louise-Hélène, *op. cit.*, p. 107, tableau V: « Amélioration de certaines conditions de travail des infirmières, 1946-1976 ».

Le salaire annuel des infirmiers ayant un an d'expérience est de 4108$, tandis que celui de l'infirmière est de 3700$. Il en va ainsi pour ceux et celles qui ont quatre années d'expérience: 4680$ pour les infirmiers et 4212$ pour les infirmières[61]. La situation sera donc corrigée en 1966, les infirmiers et les infirmières bénéficiant désormais d'un salaire équivalent. Dans les hôpitaux, ces salaires se comparent à ceux des mécaniciens de machines fixes, des plombiers, des électriciens, des techniciens en électronique et des comptables ayant un an d'expérience.

Ainsi, les conditions de travail des infirmières se sont sensiblement améliorées depuis 1960. Le mouvement syndical, le glissement des notions de charité et de sacrifice vers celles de justice et de droit, la reconnaissance professionnelle ont amélioré le statut socio-économique des infirmières. On passe, dans les années 1950, des relations de travail soumises au despotisme des communautés religieuses à un salaire au mérite pour finalement aboutir, dix ans plus tard, à une relative uniformité du travail qui cache mal toutefois un système d'offre et de demande où chaque groupe d'emploi doit négocier le prix de ses services et de ses compétences.

C'est ce que l'on constate à l'occasion de la grève longue et dure dans laquelle se sont engagées les infirmières et leur syndicat, la FIIQ, en juin 1999. Ayant fait les frais des compresssions draconiennes dans le système de santé, les infirmières se portent aux avant-postes de la bataille pour le réajustement des salaires dans le secteur public, tout en exigeant une équité salariale avec les autres professionnels de la santé. Il est révolu le temps de la vocation: on parle désormais de trouver la rémunération adéquate pour la compassion dont font preuve quotidiennement les infirmières.

Pourtant, l'équivoque demeure quant au statut de ces femmes qui manifestent bruyamment leur mécontentement: bachelières, elles demandent un réajustement de leur salaire qui tienne compte de la durée de leurs études ; tandis que celles qui sortent du cégep et qui ont le même titre doivent recourir à l'ancienneté pour justifier les hausses salariales demandées. Ne devrait-on pas mettre fin à cette double filière en proposant une solution à ce problème ? Les infirmières devraient-elles suggérer la création d'une autre catégorie de

61. Germain, *op. cit.*

soignantes, des techniciennes avec un cégep, réservant le titre d'infirmière aux bachelières ? Les comparaisons qu'elles proposent avec les autres corps professionnels de la santé sont marquées par cette ambiguïté qui complique l'évaluation des normes d'équité salariale qu'elles demandent. La question de la formation détermine, on le voit, le salaire et légitime les revendications des conditions d'emploi.

Conclusion

Les soins infirmiers à la croisée des chemins[1]

Les infirmières représentent la profession la plus importante au Québec, et pas seulement en nombre: l'Office des professions leur a reconnu l'exclusivité de l'exercice, et le titre leur est réservé par la loi depuis 1974[2]. Fait encore plus significatif: de tous les intervenants de la santé, les infirmières jouissent de l'appui populaire le plus élevé[3], un appui qui ne se dément pas, même à l'occasion de leurs grèves. C'est assez dire la vitalité d'une profession qui demeure encore aujourd'hui la grande carrière féminine, bien qu'en un siècle, les raisons pour lesquelles on devient infirmière aient radicalement changé.

Ce sont ces transformations dans la conception et la pratique de la profession que nous avons voulu retracer tout au long de cet ouvrage: le type de formation, la définition des pratiques, la reconnaissance professionnelle et les mutations professionnelles dans le champ de la santé. À travers ces questions, résolues différemment

1. Ce texte présente certaines réflexions faites au cours de la conférence que j'ai donnée au congrès annuel de l'OIIQ, le 4 novembre 1996, à Montréal. Je voudrais remercier les organisatrices et la présidente de l'OIIQ, Gyslaine Desrosiers de leur invitation.
2. Article 36 de la Loi sur les infirmières et infirmiers.
3. De plus de 90%, d'après *Le Devoir* du 20 mars 1996.

selon les périodes, se lit une constante: la valorisation de la profession. Le statut des infirmières est indissociable de l'histoire des soins infirmiers partout dans le monde occidental depuis le XXe siècle, et la démarche qui se fonde sur l'autonomisation du champ d'exercice des soins définit les principaux contours de cette histoire. La question qui se pose alors est de savoir si cette façon d'aborder la profession est encore pertinente aujourd'hui.

Les diverses contraintes qu'ont eu à affronter les infirmières pour faire reconnaître leur profession, qui n'était que bénévolat et charité à l'origine, suscitent encore la controverse. L'opposition des médecins, le rôle des élites bourgeoises engagées dans le mouvement philanthropique auraient dévoyé ce métier pour en faire une profession sur le modèle médical[4]. Si nous avons largement pu vérifier cette hypothèse, nous avons aussi constaté comment l'idéologie de la professionnalisation a permis aux infirmières canadiennes de se construire une place dans le système de santé et de définir leur rôle autrement qu'en termes de service personnel ou féminin. L'identification d'un corpus complet de savoirs dûment théorisés fonde pour ainsi dire depuis toujours les soins infirmiers. Mais contrairement à la médecine, ces savoirs ne constituent pas encore un savoir scientifique propre jusque dans les années 1920 et 1930. Toutefois, les soins infirmiers ont réussi à intégrer d'autres paradigmes que ceux de la science, en particulier les définitions sociales du maternage (*nurturing*) des femmes et leur identification à un rôle et à une respectabilité[5], ce que l'on appelle aujourd'hui de façon large, le «*care*».

4. Susan REVERBY pour New York, et Meryn STUART pour le Canada, dans Dianne DODD et Deborah GORHAM (dir.), *Caring and Curing: Historical Perspectives on Women and Healing in Canada*, Ottawa, University of Ottawa Press, 1994. Pour ces analystes, le professionalisme de l'élite a entravé largement le développement d'une solidarité féministe par l'imposition de valeurs empruntées aux médecins et aux classes moyennes aisées auxquelles les pionnières de la réforme des soins infirmiers appartenaient.
5. C'est à Kathryn McPherson que l'on doit une révision assez complète de la vision féministe traditionnelle du rôle subordonné des infirmières. Sa démonstration établie à partir de l'étude des infirmières du Winnipeg General Hospital pourrait fort bien s'appliquer à celle que nous avons faite pour l'hôpital Nôtre-Dame de Montréal (Cohen 1995), Kathryn MCPHERSON, *Bedside Matters: The Transformations of Canadian Nursing, 1900-1970*, Toronto, Oxford University Press, 1996.

La définition des qualités requises pour devenir infirmière caractérise le combat des deux premières générations d'infirmières. Les pionnières réussissent à sortir les soins de l'ornière domestique, charitable et bénévole, dans laquelle ils sont englués pour en faire une profession dûment constituée et légalement reconnue par la loi d'enregistrement de 1920. Le prix à payer en échange de cette reconnaissance est élevé : les infirmières doivent dispenser des soins, y compris domestiques, aux malades ; elles font preuve d'une dévotion religieuse (le célibat dans 90% des cas avant la guerre) et d'une discipline militaire; enfin elles adoptent les méthodes de la médecine scientifique pour dispenser les soins. Ces quatre paramètres fondent l'éthique des soins infirmiers pour toute la première moitié du XXe siècle et sont modulés suivant une logique *tayloriste* ou organisationnelle dans le secteur anglo-protestant, ou une logique hiérarchique dans le secteur franco-catholique. Ces particularités, qui contribuent à maintenir vivaces des différences entre l'éthique professionnelle des Canadiennes anglaises et l'éthique de service des Canadiennes françaises, sont souvent amplifiées par des visions idéologiques qui leur sont extérieures.

D'abord exclusivement identifié au genre féminin, le métier d'infirmière est donc un moyen de socialisation : la surdétermination du féminin est accompagnée d'impératifs comme la vocation, la moralité, la discipline, la charité... et la science. Ainsi aux stéréotypes féminins existants, et eux-mêmes reconstruits, viennent se greffer d'autres caractéristiques que seule une élite de femmes peut manifester. Le contexte dans lequel cette histoire prend forme est également révélateur : on transgresse l'interdit du travail féminin, en construisant sur la spécificité de ce travail, au moment même où celui-ci est le plus clairement encadré par une réglementation stricte (lois limitant le travail des femmes et des enfants, par exemple).

Ainsi, l'administration des soins et l'organisation de la santé sont déterminées par l'existence d'un mouvement profond qui affecte le travail des femmes et modifie les perceptions sociales du féminin et du masculin. C'est sur cette base que le métier d'infirmière apparaît comme une véritable carrière pour nombre de femmes en quête d'un emploi qui soit compatible avec les stéréotypes de la féminité, alors en vigueur.

De nombreuses femmes, issues des couches sociales aisées, mais aussi plus tard de toutes les catégories sociales, en font leur profession. La progression numérique de la population infirmière[6] témoigne donc de la réussite de la stratégie professionnelle des pionnières. Par rapport aux femmes dans la population active, qui en constituent environ un quart entre 1901 et 1951, le nombre d'infirmières diplômées ne cesse de croître. Le métier apparaît comme une carrière prometteuse, qui profite même de la crise économique et de la guerre.

La stratégie professionnelle des infirmières reflète aussi une vision de leur intégration à un secteur en pleine mutation. À l'émergence d'une demande de soins (demande sociale, mais aussi demande de main-d'œuvre spécialisée dans les hôpitaux), on répond d'abord de façon très éclatée et selon les institutions (chaque hôpital devient un microcosme où ces tensions se font jour), puis de façon plus organisée : un corps spécialisé d'infirmières naît avec la réforme des soins, au tournant du siècle. Ensuite, différents moments marquent l'agrégation des soins infirmiers au système de santé et à l'État. La détermination des associations volontaires et professionnelles à définir la profession, avec la participation des médecins et des institutions hospitalières, a permis aux infirmières de prendre leur place dans ce système. Mais ça n'a pas été facile.

Alors que les associations canadiennes-anglaises préconisent d'emblée l'enregistrement comme meilleur moyen de reconnaissance, les associations canadiennes-françaises tentent de concilier mission apostolique et carrière professionnelle. Elles appellent de leurs vœux une plus grande uniformisation des soins qui se ferait sous l'égide de l'État. Cette revendication aboutit finalement à la création d'une corporation aux objectifs communs et à une structure semblable à celle des médecins. On peut se demander si cette stratégie, gagnante dans la première moitié du siècle, puisqu'elle aboutit aussi à obtenir l'alliance ou la neutralité des médecins et des administrations hospitalières, ne devient pas caduque avec l'explosion de la demande de soins.

6. D'abord identifiée dans le recensement comme aide familiale, puis comme membre des professions de la santé, etc., il est difficile de se fier à ces chiffres jusqu'au moment où le titre d'infirmière apparaît dans le recensement en 1911 (et chiffres comprennent aussi bien celles qui sont diplômées que celles qui sont en formation). Retenons la progression constante de la profession à partir de 1921, date à laquelle presque toutes les provinces ont accordé l'enregistrement et la reconnaissance professionnelle.

Avec la Seconde Guerre mondiale, et la pénurie d'infirmières qualifiées, on se trouve à un nouveau tournant, et les tenants de la stratégie professionnelle se heurtent à des obstacles majeurs. L'Église n'hésite plus à s'opposer ouvertement à l'autonomisation de soins infirmiers, laïques et professionnels. Certes, le tournant professionnel pris par certaines communautés religieuses, comme les Sœurs Grises, a permis de contourner assez tôt l'opposition de l'Église pour devenir l'option de la majorité des infirmières franco-catholiques et de leurs écoles. Mais cette stratégie connaît ses limites et se heurte à l'opposition de ceux qui militeront activement contre elle. Au faîte de son pouvoir, la stratégie professionnelle ne peut plus convenir, face à l'explosion numérique du corps infirmier et aux transformations rapides du système de santé. La rigidité des structures mises en place précédemment est ressentie comme un frein à l'expansion du corps infirmier, parce qu'elle divise entre elles les catégories de soignantes. Alors même qu'est adoptée la Loi des infirmières en 1946 et que se constitue l'Association des infirmières de la province de Québec (AIPQ), qui réglemente l'accès à la profession et la formation, nulle attention n'est portée à celles qui n'adoptent pas le credo scientifique et se contentent d'être des salariées. Sous l'impulsion des syndicats catholiques, ces dernières formeront à leur tour un syndicat, l'Alliance des infirmières de Montréal.

Devant faire face à une demande accrue d'infirmières pour un secteur hospitalier en pleine expansion (on ouvre 10 000 lits supplémentaires au Québec dans l'immédiat après-guerre) et pour des soins de santé publique plus diversifiés, les directions hospitalières assouplissent les conditions de l'emploi et ont recours plus massivement encore aux aides ou infirmières auxiliaires. Ce qui conduit l'AIPQ à déplorer le faible taux de formation des infirmières et à revendiquer dès les années 1960 une formation spécifique, collégiale ou universitaire, en dehors des hôpitaux (un rapport rédigé en 1959 émet de nombreuses critiques sur la qualité des instructeurs dans les hôpitaux, sur leur compétence, sur l'intérêt des stages que les infirmières doivent suivre, et sur l'insuffisance des salaires qui leur sont octroyés). La composition sociale et le recrutement plus diversifié des infirmières ne satisfont plus aux exigences des élites de la profession ; les revendications salariales et les conditions d'emploi (comme la semaine de 40 heures) sont l'objet de négociations menées par l'Alliance des infirmières de Montréal. Avec l'adoption de la loi sur l'assurance hospitalière en 1960, on passe des négociations aux grèves, dont les plus retentissantes, et victorieuses, sont celles menées par les infirmières de l'Hôtel-Dieu en 1962 et de Sainte-Justine en 1963.

Toutefois, la composition sociale diversifiée du corps infirmier conduit à terme à une opposition majeure entre les différentes catégories de soignantes. L'ambivalence extrême qui a marqué l'histoire de la profession est à la mesure de ces oppositions, qui se concrétisent autour de la question du rôle et du statut des auxiliaires. En 1935, l'AGMEPQ cherche à connaître ce qui se fait ailleurs en matière de régulation de l'éducation et de l'enregistrement des auxiliaires. L'AIPQ prévoit d'ailleurs inclure le contrôle des cours pratiques et théoriques aux auxiliaires dans la Loi des infirmières, mais ne réussit pas à faire passer ces propositions. En 1948, l'AIPQ est impliquée dans la fondation d'une école pour les auxiliaires à Montréal, sous la direction de Helen Fisher, mais on est loin de la réglementation envisagée. Encore en 1966, l'AIPQ, sous la houlette de sœur Bachand, propose la création d'un Collège de nursing qui aurait le contrôle de l'enseignement dispensé aux auxiliaires. L'opposition de la CSN, qui représente l'Alliance, d'autres syndicats d'infirmières, et de l'Association des hôpitaux de la province de Québec fait échouer le projet. Les infirmières ne parviennent pas à réglementer les auxiliaires, comme les médecins l'avaient fait avec elles. Le projet de Conseil des professions paramédicales ayant échoué aussi à régler la question du statut des infirmières, ce sera en fait avec la filière des techniques infirmières dans les cégeps que sera résolue la question de la formation des auxiliaires.

Ainsi s'ouvre la troisième période, celle que nous vivons, sur une note aiguë de discordance. Des années 1960, nous héritons un lourd passé, empreint de méfiance mutuelle, de compétition intense, et de questionnements sur la valeur des acquis passés. L'opposition des catégories entre elles et des spécialités et sous-spécialités est à son comble. La sectorisation et la parcellisation du travail infirmier vont à l'encontre de l'ambition des infirmières à présenter leur profession comme la seule à prendre globalement soin du malade. Les crises répétées de ce secteur ne semblent pas résolues, même si de nombreuses solutions ont été et sont encore proposées. Ainsi, dès 1962, recommandation est faite d'augmenter l'intervention et la compétence de l'infirmière pour faire face aux transformations des soins.

Avant même le virage ambulatoire, on parlait déjà des nouvelles exigences. Le lever et le congé précoces du malade « exigent qu'un enseignement plus complet lui soit donné dans la façon de prendre soin de lui-même, nécessitent des conseils à la famille et une intégration plus étroite des services hospitaliers et de santé publique pour assurer la continuité des soins[7] ».

Faute d'avoir compris le changement majeur que représente un patient responsable et autonome (doté en France par exemple d'une charte du malade hospitalisé, ou ici, d'associations de défense des malades et de recours judiciaires en cas de faute professionnelle), les services de santé ont retardé d'autant la révolution qui consiste à uniformiser la formation, à intégrer les soins dans des unités plus souples et plus efficaces, axées sur le travail en équipe.

Or les états généraux des infirmières du Québec de 1996, qui recommandent de maintenir un champ de compétence propre aux soins infirmiers dans leur globalité, s'éloignent sensiblement de cette orientation. La volonté d'autonomie qui y est présente s'inscrit dans la droite ligne de celle qui a été constamment revendiquée par les pionnières du nursing, avec des résultats plus ou moins satisfaisants. Aujourd'hui cette revendication est-elle encore fondée?

Une chose est sûre : toute réévaluation du travail infirmier implique de prendre en compte la relation au malade et aux autres professions de la santé, si l'on ne veut pas faire du champ de compétence (nommé en France le rôle propre) une autre revendication sectorielle. Quand on sait que l'on identifie près de 153 métiers différents dans les hôpitaux publics, on réalise combien est ardue la tâche de définir un rôle propre à l'infirmière (avec l'accomplissement de tâches précises et exclusives) qui vise à conférer aux soins infirmiers une plus grande autonomie et à leur reconnaître des savoirs propres. C'est pourquoi, il ne faut pas s'étonner de voir fleurir les solutions bureaucratiques qui tentent d'harmoniser en vase clos l'action de l'ensemble de ces intervenants. Les mesures restrictives recommandées par l'Office des professions, par exemple, abolissant l'exclusivité du champ d'exercice pour introduire une série d'actes exclusifs à chaque profession de la santé illustrent cette perspective. Elles renvoient à une longue tradition de batailles entre les différents intervenants de la

7. Commission royale sur les services de santé, 1962, p. 7 et 8.

santé, du temps où les administrations hospitalières s'opposaient aux autres corporations et syndicats... Aujourd'hui, on le sait, aucun arbitrage simple n'est possible entre les intérêts divergents des différents corps professionnels et syndicats, qui sont sommés de s'entendre sur des conceptions communes du service au public.

Comment alors atteindre le double objectif de l'autonomie professionnelle et de sa conciliation avec les soins au malade dans un environnement de soins radicalement neuf ? Une des stratégies utilisées depuis de nombreuses années par les associations d'infirmières est l'accent mis sur la formation et le développement de savoirs propres au sein d'une discipline reconnue par les institutions académiques. Cette question, qui suscite controverses et débats, est bien entendue fondamentale et fera l'objet d'un prochain ouvrage[8]. La division actuelle entre tenants de la formation collégiale et ceux de la formation universitaire recouvre des conceptions divergentes de la profession. Pour les uns, les soins infirmiers relèvent d'une spécialité, dont le « *care* » constitue le fondement scientifique, et qui nécessite une formation universitaire poussée et particulière. Pour les autres, la formation collégiale suffit à assurer les soins infirmiers généraux en milieu hospitalier et à fournir les contingents nécessaires à la croissance exponentielle de la demande. Cette différence de perspective qui se justifiait par la volonté de légitimer les professions entre elles, n'est-elle pas à l'origine de confusions tangibles encore aujourd'hui? Devrait-on cesser d'opposer les techniques de soin au « *care* », quand on sait l'inévitable chevauchement des pratiques soignantes? Ou doit-on considérer que seules des professionnelles dûment formées peuvent intégrer les connaissances humaines et biomédicales nécessaires pour humaniser les pratiques soignantes et donner un service professionnel?

La centralité du rôle de l'infirmière, construit sur des compétences spécifiques, non seulement techniques et relationnelles mais aussi organisationnelles, devra être reconnue au sein de l'équipe soignante. Les interconnexions multiples qui fondent aussi bien les relations des infirmières au patient et au médecin qu'aux autres intervenants de la

8. Esther LAMONTAGNE, « Histoire sociale des savoir-faire infirmiers au Québec de 1880 à 1970 », mémoire de maîtrise, Université du Québec à Montréal, 1999 qui sera intégré à une « Histoire de la faculté des sciences infirmières ».

santé devraient être au centre de la réflexion actuelle. Cette contribution des infirmières à l'organisation du système de santé a été, on l'a vu, centrale dans la reconnaissance de leur rôle par tous les intervenants. Elle est aujourd'hui encore essentielle, si les infirmières acceptent de la situer en dehors des revendications corporatistes traditionnelles.

Dans ce contexte, la stratégie d'un corps professionnel apparaît comme limitative, car elle s'inscrit dans la même logique sectorielle qui a conduit aux impasses qu'elle dénonce. Elle ne permet pas de mettre véritablement en œuvre ce qu'elle annonce comme son projet, qui est d'être le garant de l'intérêt du patient dans sa globalité, et se trouve décalée par rapport à ses objectifs. Peut-on, à partir des connaissances dont nous disposons, envisager d'autres perspectives, qui tiennent compte du rôle et de la compétence propres de l'infirmière sans que ces éléments deviennent des obstacles à l'accomplissement de ses tâches? Une vision renouvelée du rôle de l'infirmière consisterait à faire reconnaître son rôle d'intermédiaire essentiel entre la multiplicité des acteurs pour assurer la continuité de la prise en charge globale du patient. Ce rôle s'appuierait sur des compétences spécifiques, techniques, relationnelles et organisationnelles. Dans cette organisation, les compétences de chacun seraient reconnues, le travail de chacun serait spécifié, et le tout serait considéré comme autant d'éléments d'une compétence collective, ce qui renvoie à la signification même du terme d'équipe de soins[9].

Les querelles au sujet des domaines exclusifs de pratique et les revendications d'un champ de compétence propre qui visent à garantir l'autonomie professionnelle apparaissent aléatoires dans la crise que traverse le système de santé. Le tournant doit être pris et d'autres formules doivent être trouvées qui permettraient à tous et chacun d'assumer les responsabilités qui leur incombent. Car si les infirmières ont su par le passé devenir indispensables, à la fois comme agents et comme bénéficiaires de l'extension du secteur de la santé, c'est

9. De nombreux travaux d'anthropologues et d'historiens de la santé entrevoient de sortir de l'impasse par l'identification claire des enjeux professionnels. Voir les numéros de *Sciences sociales et santé* consacrés aux infirmières (1995 et septembre 1996), en particulier dans ce dernier numéro (vol. 14, n° 3), le dossier sur le Québec, rassemblé par M. PERREAULT et Francine SAILLANT ainsi que le commentaire fort évocateur de France LERT, p. 103-116.

parce qu'elles ont développé différentes stratégies pour occuper ce rôle de pivot, et ce malgré l'extrême division de leurs organisations. Il s'agit aujourd'hui de reconnaître les forces et les faiblesses des stratégies utilisées dans le passé pour s'en émanciper complètement et créer des conditions satisfaisantes d'exercice de la profession, avec les éléments pertinents aujourd'hui.

Plusieurs intervenantes en sont d'ailleurs fort conscientes, quand elles tracent la voie à suivre[10]. La reconnaissance du caractère féminin des soins reste ainsi la base de l'identité de l'infirmière, qui peut se réapproprier son expertise propre[11] et être la médiatrice privilégiée par le milieu (que ce soit par les patients ou les professionnels de la santé). Ce sont d'ailleurs ces fonctions d'intermédiaires entre le système de santé et les patients qui sont désormais reconnues et attribuées aux infirmières par les récentes réformes de la santé[12]. Leur intervention dans des services spécifiques, comme Info-Santé ou dans les CLSC est également calculée en termes d'économie de soins de santé (elle réduit l'achalandage chez le médecin, en plus d'assurer la prise en charge individuelle des usagers et leur responsabilisation, etc.) et d'efficacité[13]. Enfin, tout le monde réalise l'importance de coordonner l'action des syndicats et de l'Ordre afin de réaliser le but ultime de la profession, qui est la qualité des soins[14]. Les divisions entre Montréal et Québec, entre anglophones et francophones, bachelières et cégépiennes... doivent être dépassées pour promouvoir l'expertise infirmière autonome[15], basée sur une formation uniformisée (entrée unique à la profession et aux mêmes fonctions)[16]. Les solutions à la crise des soins infirmiers sont en somme connues. Il reste à les appliquer.

10. Olive GOULET et Clémence DALLAIRE (dir.), *Soins infirmiers et société*, Montréal, Gaëtan Morin Éditeur, 1999.
11. Francine SAILLANT, « Les soins, phénomène social total : plaidoyer pour une pratique ancrée de l'interdisciplinarité », *ibid.*, p. 159-174.
12. Lorraine FOURNIER, « Pourquoi le virage ambulatoire. Les déterminants de la réforme québécoise des services de santé et ses conséquences pour la profession infirmière », *ibid.*, p. 7-31.
13. Gyslaine DESROSIERS et Marie VALOIS, «L'efficience et l'efficacité de la pratique infirmière dans un système en mutation», *ibid.*, p. 57-78.
14. Denise LÉVESQUE-BOUDREAU, « L'ordre professionnel et le syndicat : la synergie est-elle possible ? », *ibid.*, p. 79-100.
15. Olive GOULET, «L'autonomie professionnelle et la pratique infirmière», *ibid.*, p. 135-158.
16. Olive GOULET, «La consolidation de la formation», *ibid.*, p. 225-256.

Liste des sigles

AAM	Archives de l'Archevêché de Montréal
ACIC	Association canadienne des Infirmières catholiques
AFDLS	Archives des Filles de la Sagesse
AGMCL	Association des Gardes-malades catholiques licenciées
AGMEPQ	Association des Gardes-malades enregistrées de la Province de Québec
AHDM	Archives de l'Hôtel-Dieu de Montréal
AHND	Archives de l'hôpital Notre-Dame
AHSJ	Archives de l'hôpital Sainte-Justine
AIC	Association des Infirmières canadiennes
AICC	Association des Infirmières catholiques du Canada
AIM	Alliance des infirmières de Montréal
AIPQ	Association des Infirmières de la Province de Québec
AJM	Association Jeanne-Mance
ASHSJHDM	Archives des Sœurs hospitalières de Saint Joseph de l'Hôtel-Dieu de Montréal
AOIIQ	Archives de l'Ordre des Infirmières et Infirmiers du Québec
ARHSJ	Archives des Religieuses hospitalières de Saint Joseph
ASCQ	Archives des Sœurs de la Charité de Québec
ASE	Archives des Sœurs de l'Espérance

ASGM	Archives des Sœurs Grises de Montréal
ASGPVM	Archives des Sœurs Grises de la Province de Ville-Marie
ASH	Archives du Sherbrooke Hospital
AUMG	Archives de l'Université McGill
AVM	Archives de la Ville de Montréal
BICC	*Bulletin des gardes-malades catholiques*
CMAJ	*Canadian Medical Association Journal*
CNAM	Canadian Nurses Association of Montreal
CRO	Commission des relations ouvrières
CTCC	Confédération des travailleurs catholiques du Canada
CSN	Confédération des Syndicats nationaux
FDLS	Filles de la Sagesse
FNSJB	Fédération nationale Saint-Jean-Baptiste
GMCF	*La Garde-Malade Canadienne-Française*
GNAPQ	Graduate Nurses' Association of the Province of Quebec
HDM	Hôtel-Dieu de Montréal
HND	Hôpital Notre-Dame
HSJ	Hôpital Sainte-Justine
IMY	Institut Marguerite-d'Youville
MGH	Montreal General Hospital
MGHSN	Montreal General Hospital School of Nurses
OIIQ	Ordre des Infirmières et Infirmiers du Québec
SPIQ	Syndicat professionnel des Infirmières du Québec
SPIIQ	Syndicats professionnels des Infirmières et Infirmiers du Québec
TGH	Toronto General Hospital
UMC	*L'Union médicale du Canada*
VON	Victorian Order of Nurses

Bibliographie et sources

Sources primaires utilisées

Archives de Sœurs de la Charité de Québec (*ASCQ*)

Procès-verbaux de l'AGMCL, 1929-1932 : AGMCL, Assemblée des Conseillères de l'AGMCL, 16 mai 1929 ; AGMCL, 7e Assemblée Générale, 17 novembre 1931, Allocution de l'abbé Chapleau, aumônier-fondateur de l'AGMCL) ; AGMCL, 8e Assemblée Générale, 22 novembre 1932.

Archives de l'Archevêché de Montréal (*AAM*)

Correspondances : Mgr Bruchési/Révérende Mère des Sœurs de l'Espérance, 9 février 1901 ; Mgr Bruchési/maire et échevins, 6 mars 1901; Révérende Mère des Sœurs de l'Espérance/Mgr Bruchési, du 13 mars 1901 au 18 avril 1904.

GAGNON, Blanche, *Les amis du Cœur de Jésus*, S.E., Québec, 30 mai 1915.

Projet d'entente, 1921 ; Ordonnances de la visite canonique faite à l'Hôtel-Dieu, du 19 au 28 octobre 1922 ; Eugène Saint-Jacques, Mémoire à la Supérieure, 1924.

Archives des Religieuses hospitalières de Saint Joseph (*ARHSJ*)

Petit coutumier des Religieuses hospitalières de Saint Joseph, sous la règle de Saint-Augustin, 1872, chap. v ; Les offices de la Communauté, Hôtel-Dieu de Saint-Joseph, 1900-1907 ; Registre de l'école des gardes malades de 1901 à 1970 ; Dossiers des élèves de l'école des gardes-malades de 1925 à 1946 ;

Rapport de la visiteuse officielle des écoles d'infirmières, Hôtel-Dieu de Montréal, 1930-1970 ; Correspondances ; Gabrielle Brossard, présidente de l'Association Jeanne-Mance/Mère Lacas, supérieure, 17 décembre 1932 ;

Livre des minutes de l'Association Jeanne-Mance, 1921-1938 ; Résumé des activités de l'Association entre 1917 et 1921 ; Eugène Saint-Jacques, Pour les archives de l'Hôtel-Dieu : réminiscences médicales de la période 1900, mars 1931 ; Historique de la fondation de l'école des gardes-malades de l'Hôtel-Dieu de Montréal, texte composé à partir d'un récit oral de Sœur Marthe Dupuis à Sœur Béatrice Hébert ; *Le Symphatique*, journal des infirmières de l'Hôtel-Dieu de Montréal ; Allocution de la Supérieure à Monsieur le président et messieurs les médecins, 1924 ; Règles et constitution pour les Religieuses hospitalières de Saint-Joseph, 1928 (constitution renouvelée en 1924) ; S.A., Notice historique : Hôtel-Dieu de Montréal, 1929 ; Rapport financier de l'association Jeanne-Mance pour 1931-1932-1933, 1934 ; Règlements de l'Association Jeanne-Mance, Montréal, 1934 ; Cf. Constitutions de l'A.C.I.C, 1936. 1 ; Historique du Registre Ville-Marie ; Livre des minutes de l'A.C.I.C, 1935-1941 et 1943-1946 ; Rapports des Congrès Internationaux des Infirmières Catholiques, Rome, 1934 et Londres, 1937.

Archives de l'Université McGill (*AUMG*)

Committee of Management of the Montreal General Hospital (vol. C. 21 à C. 37 qui couvrent la période de 1876 à 1918), notamment Quarterly Report of the Committee ; Minutes of the Committee of Management 1871-1875 ; Rapport financier spécial du Committee of Management, Circular concerning the Training School for Nurses ; Course of Instruction ; Report of the Training School, year ending 1st April 1892 ; « Nurses' Life in the Montreal General Hospital », *The Dominion Illustrated Monthly*, vol. 1, n° 9, octobre 1892, p. 544-548 ; Bylaws Medical and Nursing Section ; Staff General Record.

Archives du Sherbrooke Hospital (*ASH*)

Meeting of Governors, Record Book number 2, 1888-1913 ; Visiting Governors' Report, 22 décembre 1906 ; Annual Meeting of the Corporation for 1900, 11 février 190 ; Règlements du Training School for Nurses of the Sherbrooke Hospital ; *Sherbrooke Hospital School of Nursing, 1898-1972*, Alumnae Association of Sherbrooke Hospital School of Nursing, Waterloo, 1972 ; Executive Committee Minutes, 1917-1922, 1923-1932, 1929-1943, 1939-1943 ; Rapports annuels de la surintendante, 1920-1943.

Archives de l'Ordre des infirmières et infirmiers du Québec (*AOIIQ*)

AGMEPQ : Procès-verbaux 1917-1925 ; Minutes 1917-1925 ; Dossier correspondance 1922-1946 ; AIPQ : Draft bill 1962-63 (15 janvier 1963) ; notes explicatives contenues dans la 1re lecture du Bill 92 en 1966 ; Correspondances : Rachel Bureau/Jean Lesage, 21 mai 1965, télégramme Fédération des Écoles de Puériculture et de soins aux enfants malades/l'AIPQ, 17 février 1966, District 6/M. Reimer, 17 février 1966 ; « Suggestion de Lesage : Conseil des professions paramédicales », *La Presse*, 11 mars 1996 ; Observations de l'AIPQ sur le projet de créer un conseil supérieur des professions paramédicales ; Bill 89 sanctionné en 1969.

Archives des Sœurs Grises de Montréal (*ASGM*)

Historique : Vie Communautaire et extrait du contrat intervenu entre l'HND et la communauté des SG, 25 septembre 1882 ; Hôpitaux ; Correspondance ; l'Hôpital Général de Montréal/circulaire aux hôpitaux, nº 21, 3 avril 1899, supérieure générale/trésorier du bureau d'administration, juin 1926 ; Hommage à Mère Mailloux, 1941 ; Chroniques, lettre du 26 février 1940.

Archives des Sœurs Grises de la Province de Ville-Marie (*ASGPVM*)

Brochure souvenir, 1936 ; Dossier Supérieure/Médecins Ententes, lettre du directeur médical de l'hôpital Notre-Dame à la sœur supérieure, le 12 novembre 1937 ; Assemblée spéciale au bureau de la Sœur Supérieure, le 8 juillet 1949.

Archives de l'hôpital Notre-Dame (*AHND*)

Procès-verbaux du bureau d'administration, vol. 2, 15 décembre 1892 au 12 novembre 1907 ; Réunion des Hospitalières de l'Ouest, extrait d'une conférence prononcée par Sœur Duckett sur les hôpitaux, 1917 ; Souvenir de la 3e réunion, Sœur Lemyre, 1931 ; Rapports annuels ; Communiqué de la Faculté de Médecine adressé aux directrices d'écoles de gardes-malades, le 26 juillet 1922.

Archives des Sœurs de l'Espérance (*ASE*)

Copies de lettres importantes et de lettres annuelles, 1901-1911 ; Rapport de la situation de la Maison de Montréal, mars 1904 ; Journal du couvent de Montréal, 1903-1916, 1916 ; Maison de Montréal — visite de 2e ordre 1919-1956, Visite de la Mère Marie Félicie Gasnier, Directrice de Branche du 1er mai au 23 août 1919 ; du 31 décembre 1909 et du 31 décembre 1910 ; *Journal de la Maison de Montréal*, 1903 à 1916, 1er janvier 1906 ;

Visites de 1er ordre de 1908 à 1954 ; visite de la Mère Emmanuel Girard, assistante générale, du 25 février au 30 juillet 1913 ; Procès-verbaux des Conseils du 13 mai 1904 au 9 octobre 1911, 5 janvier 1910 ; S.A. Premier demi-siècle de l'Espérance au Canada, Maison de la rue Sherbrooke, 1901-1951 ; Pétition adressée à l'honorable Conseil législatif de Québec siégeant en parlement, 1904.

Archives de la Ville de Montréal (*AVM*)

Rapport annuel du service de santé de 1910 ; Rapport annuel du service de santé de 1911 ; Rapports annuels du service de santé de 1924 et de 1928 ; lettre du Dr S. Boucher, directeur du service de santé à Jules Crépeau, directeur des services, 2 mars 1928 ; Extrait du procès-verbal de la séance de la Commission d'hygiène de la Cité de Montréal, tenue le jeudi 18 janvier 1934; Prévisions budgétaires pour l'administration de la Cité de Montréal, année 1901 ;

Dossier d'Anny Montgomery: A. Montgomery, « Causerie médicale », *Le Journal de Françoise*, 1re année, no 1, 29 mars 1902.

Vingt-six infirmières sur les 71 embauchées entre 1940 et 1950 et dont les dossiers de retraite ont été disponibles.

Archives de l'hôpital Sainte-Justine (*AHSJ*)

Minutes du Comité exécutif 1907-1912, 1919-1925, 1925-1931; Rapports annuels 1908, 1911, 1914 ; Minutes du bureau médical 1908-1928 ; Traité entre Comité exécutif et Filles de la Sagesse, 1er mars 1910 ; dossier Aides 1909-1963 ;

Dossier Infirmières bénévoles 1924-1945, Historique de 1926; dossier École des infirmières, correspondance générale 1908-1933, divers 1920-1957, communication de la présidente du Conseil d'administration aux finissants élèves gardes-malades, 10 juin 1925, Conseil d'administration/madame Pierre-F. Casgrain, 21 mars 1939; dossier Université de Montréal 1922-1960, Conseil d'administration/Faculté de médecine, 18 octobre 1922, madame Beaubien/recteur de l'Université de Montréal, 20 avril 1940; dossier Association des infirmières de l'hôpital Sainte-Justine 1925-1952; Statuts et règlements de l'Association, 1925; dossier AGMEPQ: Rapport de la visiteuse officielle des écoles de l'AGMEPQ, soumis à sœur Valérie de la Sagesse, 10 juin 1931; lettre du Conseil d'administration concernant le congrès de l'Association canadienne des infirmières, 12 février 1942, 20 novembre 1940, Rapport de la visiteuse des écoles de l'AGMEPQ sur l'hôpital Sainte-Justine, 26 mai 1931; dossier infirmières, Infirmières de l'extérieur-correspondance générale, lettre du Conseil d'administration à 2 gardes-malades, 25 septembre 1924; Garde Juliette Trudel (1930-1964), Conseil d'administration/présidente de l'Association des gardes-malades de l'hôpital Sainte-Justine, 7 mai 1937; Garde Juliette Trudel, allocutions diverses, historique de l'Association des gardes-malades de l'hôpital Sainte-Justine par Danielle Benoît, présidente, 26 mai 1938, conventum, Cercle d'étude « Les Glaneuses », janvier 1948, Biographie sœur Valérie de la Sagesse, Garde Marie Hepworth (1928-1966), lettre au Conseil d'administration, 12 août 1938, Garde Madeleine Gagnon (1940-1975), prêtre de l'Hôtel-Dieu/hôpital Sainte-Justine, 6 juillet 1933, Avis Divers (1933-1957), 28 juillet 1944, Justine Lacoste-Beaubien/mère Florent-Marie, Supérieure provinciale à Ottawa, 30 décembre 1930; dossier élèves; 11 janvier 1939, lettre de Sœur Valérie de la Sagesse à mademoiselle A.-M. Rioux, 11 janvier 1939; Cours préscolaire (1945-1958), Sœur Valérie de la Sagesse/présidence du Conseil d'administration, 2 octobre 1945; Écoles Ménagères Provinciales, 1915-1929; exposé sur l'hôpital Sainte-Justine fait par la secrétaire du Conseil d'administration, 5 mai 1929; Canadian Nurses Association, 1924-1970; Gouvernement provincial, Commission provinciale d'enquête sur les hôpitaux de Montréal, 1941 à 1944, Questionnaire rempli par l'hôpital Sainte-Justine, avril 1942; dossier Filles de la Sagesse (AFDLS) 1909-1947; Régie interne, 1923-1965, résolution du Conseil d'administration, lettre, 17 juin 1920; école des enfants, 1926, 1928, 1941; Rapport sur l'état du personnel, l'état financier et disciplinaire à l'hôpital Sainte-Justine, 1956, Conseil d'administration/mère supérieure provinciale, 7 novembre 1922; mère supérieure/Conseil d'administration, 9 novembre 1922; Chroniques, bénévoles 1919, lettre des supérieure générale et supérieure provinciale, 6 mai 1911, lettre, 13 mars 1913; Traité entre le Comité exécutif de l'Hôpital Sainte-Justine et la supérieure générale des Filles de la Sagesse, 2 février 1916.

J.-P. ARCHAMBAULT, *Sur les pas de Marie. Congrégations de femmes au Canada français, Montréal,* Imprimerie du Messager, 1929, p. 283-285.

Recensement du Canada

Lois

Statuts du Québec, 10 George V
Statuts du Québec, 12 George V
S.Q. 1924, c. 112

Entrevues orales

Entrevue Alice Girard
Entrevue D. Lefebvre
Entrevue sœur G. Dupuis
Entrevue M. Dupras-Frégeau

Revues professionnelles

L'infirmière canadienne
La Veilleuse
La Garde-Malade Canadienne-Française
Bulletin des infirmières catholiques de Canada
L'Union Médicale du Canada
Canadian Medical Aassociation Journal
L'Action Médicale
Blanc et Rose

Manuels et traités sur les soins infirmiers

NIGHTINGALE, Florence, *Notes on Nursing: What it is, And What it is Not*, Londres, Harrison and Sons, 1859.

ALLARD, Sœur, *Principes élémentaires concernant le soin des malades*, Montréal, 1931.

Institut Marguerite-d'Youville, *Le soin des malades. Principes et techniques*, Montréal, 1955.

Bibliographie

ABBOTT, Andrew, *The System of Professions: An Essay on the Division of Expert Labour*, Chicago, University of Chicago Press, 1988.

ABU-SAAD, Hyda, *Nursing: A World View*, St. Louis, Mosby, 1978.

ACKER, Françoise, «La fonction de l'infirmière. L'imaginaire nécessaire», *Sciences sociales et santé*, juin 1991, vol. 9, nº 2, p. 123-143.

ACTON, Janice, Bonnie SHEPARD et Penny GOLDSMITH, *Women at Work, 1850-1930*, Toronto, Canadian Women's Educational Press, 1974.

ALLEMANG, Margaret May, « Nursing Education in the United States and Canada, 1873-1950 : Leading Figures, Forces, Views on Education », thèse de Ph. D., University of Washington, 1974.

ALLEN, Richard, *The Social Passion: Religion and Social Reform in Canada, 1914-1920*, Toronto, University of Toronto Press, 1971.

ANDERSON, Odin Waldemar, *Toward an Unambiguous Profession? A Review of Nursing*, Chicago, Center for Health Administration Studies, 1968.

ASHLEY, Joann, *Hospital Paternalism and the Role of the Nurse*, New York, Teachers' College Press, 1976.

AUSTIN, Anne L., History of Nursing Source Book, NY, Putuam's Sons, 1957.

BAILLARGEON, Denyse, « L'encadrement de la maternité au Québec entre les deux guerres : les gardes de La Métropolitaine, les Gouttes de lait et l'Assistance maternelle », *Bulletin du regroupement des chercheurs en histoire des travailleurs québécois*, été-automne 1990, vol. 16, 2-3: 19-46.

—, « Care of Mothers and Infants in Montreal between the Wars: The Visiting Nurses of Metropolitan Life, Les Gouttes de lait, and Assistance maternelle », in Dianne DODD et Deborah GORHAM (dir.), *Caring and Curing : Historical Perspectives on Women and Healing in Canada*, Ottawa, University of Ottawa Press, 1994, p. 163-181.

BALY, Monica E., *Nursing and Social Change*, Londres et New York, Routledge, 1995.

BENOIT, Emmanuel Persillier, « La femme auprès du malade à notre époque », conférence donnée au Cercle Ville-Marie de Montréal, Montréal, Eusèbe Sénécal et fils, 1895.

BERNIER, Jacques, *La médecine au Québec. Naissance et évolution d'une profession*, Québec, Presses de l'Université Laval, 1989.

BERNIER, Sœur Jeanne, RHSJ, « L'Hôpital de Jeanne Mance à Ville-Marie. Son évolution à travers les siècles », thèse présentée à l'École d'administration hospitalière, Montréal, 1955.

BIENVENUE, Louise, « Le rôle du VON dans la croisade hygiénique montréalaise (1897-1925) », mémoire de M. A. (histoire), UQAM, 1994.

BLAIR, Karen, *The Clubwoman as Feminist: True Womanhood Redefined. 1868-1914*, New York, Holmes and Meier, 1980.

BOCK, Gisela et Pat THANE (dir.), *Maternity and Gender Policies: Women and the Rise of the European Welfare States, 1880s-1950s*, Londres, Routledge, 1991.

BOLTANSKI, Luc, *Prime éducation et morale de classe*, Paris, Mouton, 1969.

—, *Les cadres : la formation d'un groupe social*, Paris, Éditions de Minuit, 1982.

BOUCHER, Lysette, « Le corporatisme dans le syndicat des infirmières et le syndicat des professionnels du Québec ainsi que chez les médecins », thèse de M. A. (relations industrielles), Université de Montréal, 1983.

BOURDIEU, Pierre, *Le sens pratique*, Éditions de Minuit, Paris, 1980.

BRUNELLE-LAVOIE, Louise et Jovette DUFORT-CARON, *L'hôpital Saint-Vincent-de-Paul de Sherbrooke 1909-1984*, Sherbrooke, 1984.

BUELTZINGSLOEWEN, Isabelle von, « Confessionnalisation et médicalisation des soins aux malades au XIXe siècle », *Revue d'histoire moderne et contemporaine*, 1996,

BULLOUGH, Vern, Bonnie BULLOUGH et Marietta STANTON (dir.), *Florence Nightingale and Her Era : A Collection of New Scholarship*, New York, Garland, 1990.

BULLOUGH, Vern et Bonnie, *The Care of the Sick : The Emergence of Modern Nursing*, Crown Helm London, 1979.

CASS, Susstein (dir.), *Feminism and Political Theory*, Chicago, Chicago University Press, 1990.

CHADWICK, Owen, *The Secularization of the European Mind in the 19th Century*, New York, Cambridge University Press, 1975.

COBURN, Judi, « I See and I Am Silent : A Short History of Nursing in Ontario », in Janice ACTON, Bonnie SHEPARD et Penny GOLDSMITH (dir.), *Women at Work, 1850-1930*, Toronto, Canadian Women's Educational Press, 1974.

CHARLES, Aline, *Travail d'ombre et de lumière. Le bénévolat féminin à l'hôpital Sainte-Justine 1907-1960*, Québec, Institut Québécois de Recherche sur la Culture, 1990.

COHEN, Helen A., *The Nurses' Quest for a Professional Identity*, Ca., Addison-Wasley Pub, 1981.

COHEN, Yolande et Michèle GÉLINAS, « Les infirmières hygiénistes de la Ville de Montréal : du service privée au service public », *Histoire Sociale*, 1989, vol. 22, n° 44, p. 219-246.

COHEN, Yolande et Michèle DAGENAIS, « Le métier d'infirmière: savoirs féminins et reconnaissance professionnelle », *Revue d'histoire de l'Amérique française*, automne 1987, vol. 41, n° 2, p. 155-177.

COHEN, Yolande et Louise BIENVENUE, « Émergence de l'identité professionnelle chez les infirmières québécoises (1890-1927) », *Bulletin Canadien d'Histoire de la Médecine*, 1994, vol. 11, n° 1, p. 119-151.

COHEN, Yolande, « La contribution des Sœurs de la Charité à la modernisation de l'Hôpital Notre-Dame, 1880-1940 », *The Canadian Historical Review*, juin 1996, vol. 77, n° 2, p. 182-220.

COHEN, Yolande et Éric VAILLANCOURT, « Le développement de l'identité professionnelle des infirmières canadiennes-françaises à travers leurs revues (1924-1956) », *Revue d'histoire de l'Amérique française*, vol. 50, n° 4, printemps 1997, p. 537-570.

COLLIÈRE, Marie-Françoise, *L'univers de la profession infirmière*, Paris, Presses de Lutèce, 1991.

—, *Promouvoir la vie. De la pratique des femmes soignantes aux soins infirmiers*, Paris, Inter Éditions, 1982.

COLLINS, Sheila M., « Nursing: the Next 100 Years », *Journal of Advanced Nursing*, mai 1981, vol. 6, n° 3, p. 165-171.

COMMAILLE, Jacques, *Les stratégies des femmes*, La Découverte, Paris, 1993.

CONDLIFFE LAGEMANN, Ellen (dir.), *Nursing History: New Perspectives, New Possibilities*, New York, Teachers' College Press, Columbia University, 1983.

COOPER, Barbara J., « 'That We May Attain to the End We Propose to Ourselves...' The North American Institute of The Blessed Virgin Mary, 1932-1961 », Ph. D. Dissertation, York University, 1989.

DAIGLE, Johanne, « L'émergence et l'évolution de l'Alliance des infirmières de Montréal, 1946-1966 », mémoire de M. A. (histoire), Université du Québec à Montréal, 1983.

—, «Devenir infirmière : le systeme d'apprentissage et la formation professionnelle à l'Hôtel-Dieu de Montréal : 1920-1970 », thèse de Ph. D. (histoire), Université du Québec à Montréal, 1990.

DAIGLE, Johanne, Nicole ROUSSEAU et Francine SAILLANT, « Des traces sur la neige... La contribution des infirmières au développement des régions isolées du Québec au XXe siècle », *Recherches féministes*, 1993, vol. 6, n° 1, p. 93-103.

—, «Le service médical aux colons. Gestation et implantation d'un service infirmier au Québec (1932-1943)», *Revue d'histoire de l'Amérique française*, vol. 52, n° 1, été 1998, p. 47-72.

DANYLEWYCZ, Marta, *Profession: religieuse. Un choix pour les Québécoises, 1840-1920*, Boréal, 1988.

DARSIGNY, Maryse, Francine DESCARRIES, Lyne KURTZMAN et Évelyne TARDY (dir.), *Ces femmes qui ont bâti Montréal*, Montréal, Les Éditions du Remue-Ménage, 1994.

DAVIES, Celia (dir.), *Rewriting Nursing History*, New Jersey, Barnes and Noble, 1980.

DELOUGHERY, Grace L., *History and Trends of Professional Nursing*, St. Louis, Mosby, 1977.

DEL REY, Alisa et Jacqueline HEINEN, *Quelle citoyenneté pour les femmes? La crise des États providence en Europe*, Paris, L'Harmattan, 1996.

DESJARDINS, Édouard, *Histoire de la profession infirmière au Québec*, Montréal, AIPQ, 1971.

DESJARDINS, Paul, *La vie de toute grâce de Jeanne Mance, fondatrice de l'Hôtel-Dieu de Montréal et première infirmière laïque*, Montréal, Bellarmin, 1979.

DESJARDINS, Rita, « L'Hôpital Sainte-Justine 1907-1921 », mémoire de M. A. (histoire), Université de Montréal, 1989.

DESLAURIERS, Lucie, « Histoire de l'Hôpital Notre-Dame de Montréal 1880-1924 », mémoire de M. A. (histoire), Université de Montréal, 1984.

DES RIVIÈRES, Madeleine, *Une femme, mille enfants. Justine Lacoste-Beaubien*, Montréal, Bellarmin, 1987.

DESROSIERS, Georges, Benoît GAUMER et Othmar KEEL, *La santé publique au Québec. Histoire des unités sanitaires de comté 1926-1975*, Montréal, PUM, 1997.

—, « Joseph-Albert Baudouin (1875-1962) : professeur d'hygiène », *Bulletin canadien d'histoire de la médecine*, 1993, vol. 10, p. 251-268.

DIÉBOLT, Évelyne et M.-F. COLLIÈRES, *Pour une histoire des soins et des professions soignantes*, Lyon, AMIEC, 1988.

DIEBOLT, Évelyne, (dir), « Femmes et soins », *Pénélope*, Paris, 1982.

—, « 80 ans d'associations professionnelles infirmières en France (1906-1984) », *Pénélope*, automne 1984, vol. 11, p. 122-130.

DION, Carole, « La femme et la santé de la famille au Québec, 1890-1914 », mémoire de M.A. (histoire), Université de Montréal, 1984.

DODD, Diane et Deborah GORHAM (dir.), *Caring and Curing: Historical Perspectives on Women and Healing in Canada*, Ottawa, University of Ottawa Press, 1994.

DOLAN, Josephine A., *Nursing in Society : A Historical Perspective*, Philadelphie, Saunders, 1978.

DUFRESNE, Francine, « Évolution de la professionnalisation des infirmières. Les associations d'infirmières au Québec: 1920-1959 », mémoire de M. A. (relations industrielles), Université de Montréal, 1982.

DUMAS, Géraldine, *Le syndicalisme chez les infirmières de la Province de Québec*, CSN, Service d'organisation, 1965.

DUMONT-JOHNSON, Micheline, « Des infirmières, cols roses ? », *Nursing Québec*, 1980, vol. 1, n° 6, p. 10-19.

EHRENREICH, Barbara et Deirde ENGLISH, *Sorcières, sages-femmes et infirmières. Une histoire des femmes et de la médecine*, Montréal, Éditions du Remue-ménage, 1976.

EPPS, Bernard, *Le Second Bienfait: cent ans d'histoire du Sherbrooke Hospital, 1888-1988*, Sherbrooke, 1988.

ETZIONI, Amitai, *The Semi-Professions and their Organisation: Teachers, Nurses, Social-Workers*, New York, Free Press, 1969.

FARLEY, Michael *et al.*, « Les commencements de l'administration montréalaise de la santé publique (1865-1885) », *HSTC Bulletin*, 1991, 21, p. 85-109.

FAUTEUX, Albina, SGM, *L'Hôpital général des Sœurs de la Charité (Sœurs Grises) depuis sa fondation jusqu'à nos jours*, Montréal, Imprimerie de la Maison Mère, 1915-1943, 3 vol.

Fédération des CLSC du Québec, *Les CLSC face aux enjeux des années '90: une nécessaire consolidation*, 1986.

FERRETTI, Lucia et Yvan LAMONDE, *La culture ouvrière à Montréal: 1880-1920 : bilan historiographique*, Québec, IQRC, 1982.

FERLAND-ANGERS, Albertine, *L'école d'infirmières de l'Hôpital Notre-Dame, 1898-1948*, Montréal, Éd. Contrecœur, 1948.

FORGET, Nicolle, Francine HAREL GIASSON et Francine SÉGUIN, *Justine Lacoste-Beaubien et l'Hôpital Sainte-Justine*, Sainte-Foy, Québec, PUQ et Presses HEC, 1995.

FOUCAULT, Michel, *Naissance de la Clinique*, Paris, PUF, 1963.

FOURNIER, Marcel, Yves GINGRAS et Othmar KEEL, *Science et médecine au Québec : perspectives socio-historiques*, Québec, IQRC, 1987.

FREIDSON, Eliott, *Profession Powers : A Study of the Institutionalisation of Formal Knowledge*, Chicago, 1986.

—, *The Power of Knowledge*, Wisconsin University Press, 1987.

GAMARNIKOW, Eva, « Nurse or Woman : Gender and Professionalism in Reformed Nursing, 1860-1923 », in Pat HOLDEN et Jenny LITTLEWOOD (dir.), *Anthropology and Nursing*, Routledge, 1991, p. 110-129.

GARCEAU, Guy-Anne et Odile LAROSE, *Analyse des concepts « care » et « cure » en nursing*, Montréal, Université de Montréal, 1973.

GAUCHER, Dominique, *Le maternage mal salarié : travail sexué et discrimination salariale en milieu hospitalier*, Montréal, Presses de l'Université de Montréal, 1983.

—, « La formation des hygiénistes à l'Université de Montréal, 1910-1975 », *Recherches sociographiques*, janvier-avril 1979, vol. XX, n° 1, p. 59-85.

GAUMER, Benoît, Georges DESROSIERS et Othmar KEEL, « Contribution de l'École d'Hygiène de l'Université de Montréal à un enseignement francophone de santé publique, 1946-1970 », *RHAF*, hiver 1994, vol. 47, n° 3.

GAUMER, Benoît, « Le réseau de santé public au Québec de la fin du XIXe siècle au milieu du XXe : une opportunité d'engagement politique et social pour des médecins hygiénistes québécois de l'époque », Actes du Colloque tenu à l'ULB, *Socialisme*, hors-série, septembre 1993, p. 67-84.

GERMAIN, Robert, *Le mouvement infirmier au Québec. 50 ans d'histoire*, Montréal, Bellarmin, 1985.

GIBBON, John Murray, *The Victorian Order of Nurses for Canada, 1897-1947*, Montréal, Southam Press, 1947.

—, et Mary MATTHEWSON, *Three Centuries of Canadian Nursing*, Toronto, Macmillan, 1947.

GILLIGAN, Carol, *In a Different Voice : Psychological Theory and Women's Development*, Cambridge, Mass., Harvard University Press, 1982.

GOULET, Denis, François HUDON et Othmar KEEL, *Histoire de l'hôpital Notre-Dame de Montréal*, Montréal, VLB, 1993.

GOULET, Denis, *Histoire de la Faculté de Médecine de l'Université de Montréal 1843-1993*, Montréal, VLB, 1993.

GOULET, Olive et Clémence DALLAIRE (dir.), *Soins infirmiers et société*, Montréal, Gaëtan Morin Éditeur, 1999.

GOULET, Olive (dir.), *La profession infirmière. Valeurs, enjeux, perspectives*, Boucherville, Gaëtan Morin Éditeur, 1993.

GUÉRARD, François, *Histoire de la santé au Québec*, Montréal, Boréal, 1996.

HOLCOMBE, Lee, « Women in White. The Nursing Profession », in *Victorian Ladies at Work : Middle-Class Working Women in England and Wales (1850-1914)*, Hamden, Co., Archon Books, 1973.

HOLDEN, Pat et Jenny LITTLEWOOD, *Anthropology and Nursing*, Londres, Routledge, 1991.

IMBERT, Françoise et Danièle KERGOAT (dir.), *Les infirmières et leur coordination, 1988-1989*, Paris, Éd. Lamarre, 1992.

INNIS, Mary Quayle, *Nursing Education in a Changing Society*, Toronto, University of Toronto Press, 1970.

JECKER, Nancy Ann S. et D. I. SELF, « Separating care and cure: an analysis of historical and contemporary images of nursing and medecine », *The Journal of Medecine and Philosophy*, 1991, 16, p. 285-306.

JOHNSON, Terence, *Professions and Power*, Londres, MacMillan, 1972.

JUTEAU, Danielle et Nicole LAURIN, *Un métier et une vocation. Le travail des religieuses au Québec de 1901 à 1971*, Montréal, Presses de l'Université de Montréal, 1997.

KALISH, Philip A. et Beatrice J., *The Advance of American Nursing*, Boston, Little, Brown and Company, 1978.

KEATING, Peter, *La Science du Mal. L'institution de la psychiatrie au Québec, 1800-1914*, Boréal, 1993.

KEATING, Peter et Othmar KEEL, *Santé et société au Québec: XIXe-XXe siècles*, Montréal, Boréal, 1995.

KEDDY, Barbara *et al.*, *The Nurse and Mother Surrogate,* « History of Nova Scotia Nurses from 1920s and 1930s », Health Care Women Institute, 1984-1985, 4, p. 181-193.

KELLY, Nora, *Quest for a Profession: the History of the Vancouver General Hospital School for Nursing*, Vancouver, Vancouver General Hospital School of Nursing Alumnae Association, 1973.

KENNEALLY, Rhona R., « The Montreal Maternity Hospital, 1843-1926 : Evolution of a Hospital », mémoire de M. A. (histoire), Université McGill.

KÉROUAC, Suzanne *et al.*, *La pensée infirmière*, Laval, Éditions Études Vivantes, 1994.

KERR, Janet C., *Le nursing et la loi canadienne*, Montréal et Toronto, Les Éditions HRW Ltée, 1974.

—, *Canadian Nursing : Issues and Perspectives*, St. Louis et Toronto, Mosby, 1996.

KERR, Janet C. et Jannetta MACPHAIL, *Concepts in Canadian Nursing*, St. Louis et Toronto, Mosby, 1996.

KINNEAR, Mary, «Nursing: "One of the Truest and Noblest Callings"», in *Subordination, Professional Women, 1870-1970*, Montréal, McGill-Queen's University Press, 1995, p. 98-122.

KNIEBIELHER, Yvonne et Catherine FOUQUET, *La femme et les médecins*, Paris, Hachette, 1983.

— (dir.), *Cornettes et blouses blanches*, Paris, Hachette, 1984.

KOVEN, Seth et Sonya MICHEL (dir.), *Mothers of a New World: Maternalist Politics and the Origins of Welfare States*, New York et Londres, Routledge, 1993.

LAHAISE, Robert, « L'Hôtel-Dieu du Vieux-Montréal » in *L'Hôtel-Dieu de Montréal, 1642-1973*, Montréal, Hurtubise HMH, 1973.

LAMONTAGNE, Esther, «Histoire sociale des savoir-faire infirmiers au Québec de 1880 à 1970», mémoire de M. A. (histoire), Université du Québec à Montréal, 1999.

LAPOINTE-ROY, Huguette, *Charité bien ordonnée*, Montréal, Boréal, 1987.

LARSEN, Jenniece, « The Nursing Profession Viewed as a Political Pressure Group : Selected Review of the Litterature », *Nursing Papers/Perspectives en nursing*, hiver 1980, vol. 12, nº 4, p. 17-32.

LAURIN, Nicole, Danielle JUTEAU et Lorraine DUCHESNE, *À la recherche d'un monde oublié. Les communautés religieuses de femmes au Québec de 1900 à 1970*, Montréal, Le Jour, 1991.

LAYTON ROBERTS, R., *Illustrated Lectures on Nursing and Hygiene*, London, Lewis, 1890.

LAZURE, Hélène, « L'infirmière », in Jacques DUFRESNE *et al.* (dir.), *Traité d'anthropologie médicale : l'institution de la santé et de la maladie*, Québec et Lyon, IQRC, PUQ et Presses Universitaires de Lyon, 1985, p. 631-643.

LEININGER, Madeleine M., *Nursing and Anthropology : Two Worlds to Blend*, New York, John Wiley and Sons, 1970.

— (dir.), *Care: The Essence of Nursing And Health*, Detroit, Wayne State University Press, 1984.

LEROUX-HUGON, Véronique, *Des saintes laïques à l'aube de la IIIe République*, Paris, Sciences en situation, 1992.

LESEMANN, Frederic et Claire CHAUME, *Familles-providence. La part de l'État*, Montréal, Éd. Saint-Martin, 1989.

LINTEAU, Paul-André, René DUROCHER et Jean-Claude ROBERT, *Histoire du Québec contemporain. De la Confédération à la crise (1867-1929)*, Montréal, Boréal, 1989.

LIPPMAN, Doris T., *The Evolution of the Nursing Textbooks in the United States from 1873 to 1953: A Preliminary Survey*, Columbia University Teachers' College, 1980.

LOUX, Françoise, *Le jeune enfant et son corps dans la médecine traditionnelle*, Paris, Flammarion, 1978.

LOVENDUSKI, Joni et Pippa NORRIS (dir.), *Gender and Part Politics*, Londres, Sage, 1993.

MACDERMOTT, Hugh E., *History of the School for Nurses of the Montreal General Hospital*, Montréal, The Alumnae Association.

MARSHALL, Dominique, *Aux origines de l'État-providence*, Montréal, Presses de l'Université de Montréal, 1998.

MCINTYRE, Linda B., « Towards a Redefinition of Status: Professionalization in Canadian Nursing, 1939-1945 », thèse de M. A. (histoire), University of Western Ontario, 1984.

McPherson, Kathryn M., « Nurses and Nursing in Early Twentieth Century Halifax », mémoire de M. A. (histoire), Dalhousie University, 1982.

—, *Bedside Matters : The Transformation of Canadian Nursing, 1900-1990*, Toronto et New York, Oxford University Press, 1996.

Melosh, Barbara, *The Physician's Hand : Work, Culture and Conflict in American Nursing*, Philadelphie, Temple University Press, 1982.

Mitchell, Estelle, s.g.m., *L'essor apostolique. Sœurs de la Charité de Montréal, Sœur Grises, 1877-1910*, Ottawa, 1981.

Mitchinson, Wendy et Janice Dickin McGinnis (dir.), *Essays in the History of Canadian Medicine*, Toronto, McClelland and Stewart, 1988.

Morin-Turcotte, Anne-Marie, «Métier d'autrefois, métier de femme : l'infirmière dans les colonies», *Le Témiscouata. Revue d'histoire régionale*, février 1980, vol. 1, n° 1, p. 9-11.

Morrison, T. R., « The Child and Urban Social Reform in Late Nineteenth Century, Ontario », thèse de Ph. D., University of Toronto, 1971.

Munroe, Marjorie D., *The Training School for Nurses, Royal Victoria Hospital, 1894-1943*, Montréal, Gazette Printing, 1943.

Nelson, Barbara et Najma Chowdhury (dir.), *Women and Politics Worldwide*, New Haven et Londres, Yale University Press, 1994.

Nordmark, Madelyn Titus, *Scientific Foundations of Nursing*, Lippincott, 1975.

Notter, Lucille E., *Professional Nursing : Foundations, Perspectives and Relationships*, Philadelphie, Lippincott, 1976.

Nursing History and the Politics of Welfare, London et New York, Routledge, 1996.

Orloff, Ann, « Gender and the Social Rights of Citizenship », *American Sociological Review*, juin 1993, vol. 58, p. 303-328.

Paul, Pauline, « The Contribution of the Grey Nuns to the Development of Nursing in Canada », *The Canadian Bulletin of Medical History*, 1994, vol. 11, n° 1, p. 207-217.

Pedersen, Susan, « Social Policies and the Reconstruction of the Family in Britain and France 1900-1945 », thèse de Ph. D., Harvard University, 1989.

Perron, Normand, *Un siècle de vie hospitalière au Québec. Les Augustines et l'Hôtel-Dieu de Chicoutimi, 1884-1984*, Québec, Presses de l'Université du Québec, 1984.

Petitat, André, *Les infirmières. De la vocation à la profession*, Montréal, Boréal, 1989.

Pierre-Deschênes, Claudine, « Santé publique et organisation de la profession médicale au Québec *1870-1918* », *Revue d'histoire de l'Amérique française*, vol. 35, n° 3, décembre 1981.

REVERBY, Susan, « The Search for the Hospital Yardstick: Nursing and the Rationalization of Hospital Work », in Susan REVERBY et David ROSNER (dir.), *Health Care in America : Essays in Social History*, Philadelphie, Temple University Press, 1979.

—, *Ordered to Care: The Dilemma of American Nursing, 1850-1945*, Cambridge University Press, 1987.

RIEGLER, Natalie N., « The Work and Networks of Jean I. Gunn, Superintendent of Nurses, Toronto General Hospital, 1913-1941: A Presentation of Some Issues in Nursing During Her Lifetime 1882-1941 », thèse de Ph. D., University of Toronto, 1992.

RIOPELLE, Lise, Louise GRONDIN et Margot PHANEUF, *Soins infirmiers. Un modèle centré sur les besoins de la personne*, Montréal, McGraw-Hill, 1984.

ROBERTS, Joan I. et Thetis M. GROUP, *Feminism and Nursing: An Historical Perspective on Power, Status, and Political Activism in the Nursing Profession*, Westport, Praeger, 1995.

RODGER, Ginette, *Rapport du comité d'étude sur la formation en sciences infirmières*, Québec, s. é., 1980.

ROOKE, Patricia et Rodolph Leslie SCHNELL, *No Bleeding Heart : Charlotte Whitton, a Feminist on the Right*, Vancouver, University of British Columbia Press, 1987.

ROSENKRANTZ, B., «The Search For Professional Order in 19th Century American Medicine» in Judith WALZER LEAVITT et Ronald NUMBERS (dir.), *Sickness and Health in America*, Madison, University of Winsconsin Press, 1986.

ROSS-KERR, Janet C., *Prepared to Care. Nurses and Nursing in Alberta*, Edmonton, The University of Alberta Press, 1998.

ROUSSEAU, François, *La croix et le scalpel. Histoire des Augustines et de l'Hôtel-Dieu de Québec*, tomes 1 et 2, Sillery, Septentrion, 1989.

SARFATTI LARSON, Magali, *The Rise of Professionalism*, University of California Press, 1977.

SAVARD, François et Jean-Marc GAGNON, *Histoire du Nursing*, Montréal, Le Renouveau pédagogique, 1970.

SCOTT, Joan W., *Gender and the Politics of History*, New York, Columbia University Press, 1988.

SHEEHAN, Nancy M., « Women's Organizations and Educational Issues, 1900-1930 », *Canadian Women Studies/Cahiers de la femme*, automne 1986, vol. 7, n° 3.

SKOCPOL, Theda, *Protecting Soldiers and Mothers*, Harvard University Press, 1992.

Sociologie du Travail, Numéro spécial, «Les professions», 1972, n° 2.

STARR, Paul, *The Social Transformation of American Medicine. The Rise of a Sovereign Profession and the Making of a Vast Industry*, Basic Books, New York, 1982.

STEUDLER, Francois, *L'hôpital en observation*, Paris, Colin, 1974.

TÉTREAULT, Martin, « Le discours de la santé publique comme discours idéologique », *Nouvelles recherches québécoises*, vol. 1, nº 2, 1977.

THIVIERGE, Marise, « Les institutrices laïques à l'école primaire catholique au Québec, de 1900 à 1964 », thèse de doctorat, 1981.

THIVIERGE, N. et M. TREMBLAY, « Féminisation des sciences de l'administration et l'insertion des diplômées dans la carrière », in Nicole THIVIERGE (dir.), *Savoir et développement: pour une histoire de l'UQAR*, Rimouski, GRIDEQ/UQAR, 1994, p. 191-224.

TROTTIER, Louise-Hélène, « Évolution de la profession infirmière au Québec, 1920-1980 », thèse de M. A. (sociologie), Université de Montréal, 1982.

TUNIS, Barbara Logan, *In Caps and Gowns : the Story of the School for Graduate Nurses, McGill University, 1920-1964*, Montréal, McGill University Press, 1966.

VAILLANCOURT, Éric, « Les rapports médecins-infirmières au Canada et au Québec : analyse de l'interdiscursif à travers leurs revues professionnelles (1867-1920) », mémoire de M. A. (histoire), Université du Québec à Montréal, 1995.

VAILLANCOURT, Yves, *L'évolution des politiques sociales au Québec, 1940-1960*, Montréal, Les Presses de l'Université de Montréal, 1988.

VALVERDE, Mariana, *The Age of Light, Soap, and Water : Moral Reform in English Canada, 1885-1925*, Toronto, McClelland & Stewart, 1991.

VOISINE, Nive (dir.), *Histoire du catholicisme québécois*, vol. 1 et 2, Boréal, 1983 et 1984.

WEIR, Georges, *Survey of Nursing Education in Canada*, Toronto, University of Toronto Press, 1932.

WESTFALL, William, *Two Worlds: The Protestant Culture of Nineteenth-Century Ontario*, Kingston, Montréal, McGill-Queen's University Press, 1989.

WILSON-JAMES, Janet, «Writing and Rewriting Nursing History: A Review Essay», *Bulletin of the History of Medecine*, hiver 1984, vol. 58, p. 568-584.

WITZ, Annie, *Professions and Patriarchy*, Londres et New York, Routledge, 1992.

Table des matières